Nursing Faculty Development in Universities

大学护理教师发展研究

沈 曲 ◎著

厦门大学出版社
XIAMEN UNIVERSITY PRESS
国家一级出版社
全国百佳图书出版单位

图书在版编目(CIP)数据

大学护理教师发展研究/沈曲著.—厦门:厦门大学出版社,2021.6
ISBN 978-7-5615-8218-3

Ⅰ.①大…　Ⅱ.①沈…　Ⅲ.①高等学校—护理学—师资培养—研究　Ⅳ.①R47

中国版本图书馆 CIP 数据核字(2021)第 094330 号

出版人	郑文礼
责任编辑	眭　蔚　黄雅君
出版发行	厦门大学出版社
社　　址	厦门市软件园二期望海路 39 号
邮政编码	361008
总　　机	0592-2181111　0592-2181406(传真)
营销中心	0592-2184458　0592-2181365
网　　址	http://www.xmupress.com
邮　　箱	xmup@xmupress.com
印　　刷	广东虎彩云印刷有限公司

开本	787 mm×1 092 mm　1/16
印张	13.75
字数	310 千字
版次	2021 年 6 月第 1 版
印次	2021 年 6 月第 1 次印刷
定价	45.00 元

本书如有印装质量问题请直接寄承印厂调换

厦门大学出版社
微信二维码

厦门大学出版社
微博二维码

前　言

当下,我国高素质的大学护理教师严重不足,存在教师队伍整体素质不高、教师培养缺少整体系统规划、教师的水平严重影响了高等护理教育质量等问题。这些问题的产生并不仅仅由某项护理教师培训制度不当所致,而是由我国大学护理教师发展缺乏整体性、系统化设置所引发。要想较好地解决我国大学护理教师发展中存在的诸多问题,激发教师的教学和科研热情,就有必要从大学护理教师工作满意度、教师发展入手进行全面而深入的研究。此外,笔者注意到国内有关护理教师发展相关主题的图书还很少,鉴于此,以大学护理教师为研究对象,以工作满意度、离职倾向、教师发展为切入点,通过文献研究与实证研究相结合的方法对大学护理教师相关问题进行了比较系统、深入的研究。

本书共分7章。第一章介绍了本书的研究背景和研究思路、方法。第二章介绍了本书的理论根基——大学护理教师发展的理论基础。第三章阐述了有关工作满意度、离职倾向、教师发展的问卷调查结果,构建并验证了大学护理教师发展、工作满意度和离职倾向关系的作用机制理论逻辑模型。第四章阐述了我国大学护理教师访谈结果,进一步探究我国大学护理教师发展中存在的问题。第五章综合文献研究和质性访谈结果,阐述了美国大学护理教师发展现况。第六章综合理论探索和实证研究的主要发现,从国家层面、社会层面、院校层面和教师自身4个层面提出了进一步改善我国大学护理教师发展的政策性建议和对策。第七章就本研究的可能创新之处、研究中存在的一些不足以及后续研究的展望提出一些看法。

本研究得出以下主要结论:

(1)大学护理教师工作满意度属于中等水平,管理政策、发展机会和人际关系是影响大学护理教师工作满意度的重要因素。

(2)大学护理教师的离职倾向处于较低水平,相对较为稳定。管理政策和人际关系是影响大学护理教师离职倾向的重要因素。

(3)总体上,大学护理教师参与教师发展项目还远远不够,且效果不太理想。培训是大学护理教师主要参与的教师发展模式,大部分大学护理教师发展还是以自学为主。

(4)通过数理统计方法进行分析,验证了本研究大学护理教师发展、工作满意度和离职倾向作用机制模型的有效性。

(5)我国大学护理教师的整体水平有待提升。大学护理教师对"教师发展"没有清晰的认识,主动发展能力不强。在教学和科研发展方面,缺少护理实践取向的职前职后一体化的整体系统规划;在组织发展方面,缺乏护理教师教学发展中心平台和组织环境的支持。

(6)美国大学护理教师发展主要包括准教师发展、新入职教师发展和职业中后期教师发展三部分。美国大学护理教师发展主要依托大学教师教学发展中心、卓越护理教育教学中心、专业护理教育学会等机构来实施大学护理教师发展项目。具体项目主要包括激励项目、能力提升项目、支持项目。主要维度为教学和科研发展,在教学发展方面,合作教学、同伴支持和教学指导被认为是非常重要的教学发展方式;在学术发展方面,强调通过组建研究团队进行合作研究和跨学科研究。最后,以案例研究的形式系统介绍了宾夕法尼亚大学护理教师导师制和美国罗伯特·伍德·约翰逊基金会护士教育学者资助项目。

(7)从多个理论的视角进行反思,为大学护理教师发展体系的建构和完善提供理论支撑。

(8)根据综合理论探索和实证研究的主要发现,从国家层面、社会层面、院校层面和教师自身4个层面提出了进一步改善我国大学护理教师发展的政策性建议和对策:在国家层面,构建职前职后一体化的大学护理教师发展新体系和新机制;在社会层面,建立院校(师范院校或教育学院/医疗机构/护理院系)合作、工学结合的大学教师发展新模式;在教师层面,要充分调动大学护理教师自我发展的主动性和积极性,构建教师学习共同体。

本书所具有的可能创新之处在于:首先,综合应用多种方法对大学护理教师发展进行深入而全面的理论探索和实证研究,弥补了相关研究视角相对单一之不足。其次,尝试性地对大学护理教师的工作满意度、离职倾向和教师发展的运行机制构建理论逻辑模型,并通过数理统计方法验证了该理论逻辑模型的有效性;再次,基于问卷调查和访谈研究结果,借鉴美国大学护理教师发展经验,构建了从国家层面、社会层面、院校层面和教师自身层面适合我国大学护理教师发展的逻辑体系。

大学护理教师发展领域还有很多问题值得进一步探讨和研究,希望本书能为该领域的进一步研究起到一个抛砖引玉的作用。本书可作为护理研究生和本科生的参考书、护理学院/系教师的工具书、医院临床带教老师的参考书籍,供医学相关专业、教育学等读者阅读。鉴于笔者研究水平有限,本书难免存在错漏之处,敬请广大读者批评和赐教。

沈 曲

2020 年 1 月

目　录

第一章　绪　论

大学护理教师对高等护理教育发展而言意义重大，对大学护理教师进行科学合理的培养、培训和管理是推进我国高等护理教育事业持续健康发展的一个重要保障。我国的高等护理教育有其独特的历史背景和现实状况，经历了从起步、中断、恢复探索到改革发展几个曲折阶段，到目前为止已经形成了一定的规模。[①]

要培养出高质量的高级护理人才，需要有高质量、高水平的教师队伍。当下，对大学护理教师发展现况、存在的问题、如何进一步优化等方面缺乏深入的研究。因此，针对护理本科教育的大学护理教师发展的相关问题进行研究具有重要的理论和实践意义。

第一节　选题缘由与研究意义

完善大学护理教师发展是我国高等护理教育改革和发展的现实需求，也是高等护理教育质量得以提升的现实诉求，同时也是国家实现"健康中国"战略目标的重要保障条件。当下，对大学护理教师发展进行研究不仅具有重要的理论意义，更具有直接的现实指导价值。

一、选题缘由

本研究选取大学护理教师作为研究对象，围绕其"如何发展"展开研究。为什么要选择大学护理教师发展作为研究问题，主要的原因是什么？下面主要基于社会背景的考量、大学护理教师发展问题的重要性，并结合研究者的工作经历和研究兴趣来阐释选题缘起。

（一）高素质护理人才在实现"健康中国"战略目标中发挥重要作用

2016 年 8 月，全国卫生与健康大会召开，"健康中国"建设被提到了前所未有的高度。随后，中共中央和国务院印发了《"健康中国 2030"规划纲要》，将"共建共享、全民

---

① 李小妹，高睿.我国护理学本科教育概述[J].中华护理教育,2015,12(7):490-495.

健康"作为"健康中国"的战略主题。[①] 在 2017 年的十九大报告中也明确提出要实施"健康中国"战略,要完善国民健康政策,为人民群众提供全方位、全周期的健康服务,强调要把人民健康放在优先发展的战略位置。健康中国以实现全民健康为目标,以提高人民健康水平为核心,为人民群众提供优质高效的医疗卫生服务,建立有利于全民健康的社会环境和社会管理体制,为人民群众提供全方位、全周期的健康服务。护理人员在全球卫生保健中发挥着极其重要的作用,构成卫生保健人力最大的组成部分并提供80％的卫生保健服务。[②③④] 由此可见,高素质护理人才在实现"健康中国"战略目标中发挥了重要作用,也就是说,要实现伟大的"健康中国"梦,就需要一批高素质的护理人才,那么,大学就必须具有一支高素质的护理教师。在这样的背景下,加强对大学护理教师发展相关方面的研究必须引起足够的重视。

(二)大学护理教师发展是提升高等护理教育质量的现实诉求

护理学是一门比较年轻的学科,佛罗伦萨·南丁格尔于 1860 年在英国的圣多马医院开办了第一所正规的护士学校,首创了科学的护理学专业。在 20 世纪 20 年代,中国进入本科护理教育的起步阶段,是世界上最早开展本科护理教育的国家之一。1920年,北京协和医学院护士学校正式开始招收学生,学制 4～5 年,对象为高中毕业生,入学要求高,5 年制的毕业生在获得护校毕业证书的同时获得文学士或理学士的学位证书。[⑤⑥] 至 1951 年,协和医学院共培养了 263 名护理骨干,这些毕业生日后成为中华人民共和国护理界的中坚力量。[⑦] 中华人民共和国成立后,由于国民经济发展计划的调整,以及大众医疗卫生服务的需要,为满足当时医院对护士的迫切需求,在 1950 年的第一届全国卫生工作会议上,护理教育被列为中等专业教育,学制 2 年。[②] 1966—1976 年"文化大革命"期间,停办护理教育,形成断层。直至 1983 年,我国本科护理教育恢复。天津医学院成为我国第一个恢复本科护理教育并设立护理系的医学院,并于 1983 年开始正式招收护理专业本科生,学制 5 年。[①] 1984 年,国家教育委员会和卫生部在天津召开了"全国护理专业教育座谈会",决定在高等医学院校内设置学士学位护理专业,成为

① 中共中央、国务院."健康中国 2030"规划纲要[EB/OL].http://www.gov.cn/zhengce/2016-10/25/content_5124174.htm.

② HUNTER,WILSON,STANHOPE,HATCHER,HATTAR,HILFINGER MESSIAS,POWELL. Global Health Diplomacy:An Integrative Review of the Literature and Implications for Nursing[J].Nurs Outlook,2013,61(2):85-92.

③ KENNEDY.The WHO and Nursing.Nurses and Midwives Seek to Increase Their Roles in Global Health[J].The American journal of nursing,2008,108(6):79-80.

④ PRETO, BATISTA, VENTURA, MENDES. Reflecting on Nursing ContriButions to Global Health[J].Rev Gaucha Enferm,2014,36(spe):267-270.

⑤ 邹恂.现代护理新概念与相关理论[M].北京:北京大学医学出版社,2004:1-4.

⑥ 李懿秀.从护士生到教师[M]//话说老协和.北京:中国文史出版社,1987:231-247.

⑦ 赵婉莉.北京协和医学院高等护理教育的历史回顾及启示[J].护理学报,2012,19(6):21-23.

我国高等护理教育史上一个重要的转折点。[①②] 当年,全国共有 10 所高等院校申请并得到批准招收护理本科生,且于 1985 年开始陆续正式招生,学制为 4～5 年,毕业后授予医学学士学位。[②] 20 世纪 90 年代以后,开设本科护理专业的院校逐年增加,招生规模也不断扩大,护理本科教育进入了迅速发展阶段。[①] 1999 年,国家开始实行本科生扩招政策,本科护理教育也进入了大众化阶段。据不完全统计,截至 2006 年,全国共有 192 所院校招收护理本科生,招收学生的数量达 2 万多名。与 1985 年相比,院校数目增加了 10 多倍,招生数量增加了近 50 倍。[②] 2015 年,已有 278 所院校开办本科护理专业。[①]

近 30 年来,我国高等护理教育取得了长足的进步,护理学科得以迅速发展,目前已经建成了专科、本科、硕士研究生、博士研究生培养的护理教育体系。2011 年,护理学又从临床医学的二级学科中分化出来,成为一级学科。可以说,我国的护理教育和护理学科正处于重要的发展和转折时期。根据我国《护理事业发展规划纲要(2016—2020年)》的要求,在"十三五"期间计划培养 120 万注册护士,全面提高护理人才培养质量。[③] 这对护理教育尤其是高等护理教育质量提出了更高的要求。大学护理教师的质量决定着高等护理教育的质量,因此,需要针对大学护理教师发展中的种种问题进行系统、深入的研究,以便建立系统的、多元化的、终身的教师发展体系,不断提升大学护理教师队伍的质量与水平,提升办学水平和护理人才培养质量,促进我国高等护理教育的可持续发展。

(三)大学护理教师发展乃本人的研究旨趣

作为一名护理专业教师,本人的研究兴趣是高等护理教育。研究者在医院从事临床护理工作多年,硕士毕业进入高校从事护理教学工作,以前从未接触过教学,进入工作岗位后也没有经过系统的培训,全靠自己在做中改、教中学,成长之路甚是曲折,十多年后才慢慢从一个不会讲课的新教师逐渐自我成长为一个受欢迎的护理老师,这一路的艰辛可想而知。因此,由于个人的工作经历,大学护理教师的工作状态和教师发展一直是本人的关注重点。大学护理教师的工作状况如何?对自己的工作满意吗?接受过什么样的教学发展项目?效果好不好?这些教师是如何成长起来的?这些问题一直萦绕在我的脑海。另外,本人于 2015 年赴美国罗格斯大学护理学院访学一年,对国际上的大学护理教师发展实践有了一些新的认识,从而促使我想去拨开笼罩在"大学护理教师发展"上的层层迷雾,一探究竟。

---

① 郑修霞.我国本科护理教育发展的概况、面临的机遇及挑战[J].中华护理教育,2009,6(03):139-141.

② 陈明,杨靖,杨金花,严世荣.我国高等护理教育发展背景与现状分析及启示[J].护理学报,2011,18(09):33-36.

③ 中华人民共和国国家卫生和计划生育委员会.全国护理事业发展规划(2016—2020 年)[EB/OL].http://www.nhfpc.gov.cn/yzygj/s3593/201611/92b2e8f8cc644a899e9d0fd572aefef3.shtml.

二、研究意义

从"三分治疗、七分护理"的说法可以看出护理在医疗服务体系中的重要作用。一家好的医院不但要配备高科技的医疗仪器设备、高水平的医师队伍,同时也需要高素质的护理人才,而要培养高素质的护理人才必须要有一支高素质的护理教师队伍。研究大学护理教师发展问题,至少具有以下意义。

(一)有助于推动和完善护理教师发展理论研究

大学护理教师发展的内涵是什么?相比其他普通大学教师发展有何特殊性?大学护理教师发展存在着什么样的问题,其背后深层次的原因是什么?大学护理教师对工作满意吗?稳定性如何?深入的调查分析和反思有利于深化对大学护理教师发展本质的理解,揭示大学护理教师发展的一般规律。大学护理教师发展研究是一个新领域,国内相关方面的专业化、系统化的研究很少,运用大学教师发展观来研究大学护理教师发展尚未发现。因此,本研究基于大学教师发展观对大学护理教师发展进行结构化、系统化研究,有助于弥补护理教育界对大学护理教师发展研究的缺憾,起到推动和丰富大学护理教师发展研究的目的,同时对拓宽高等教育理论的应用范围也有一定的学术价值。

(二)为大学护理教师发展改革提供理论依据和实践参考

我国本科护理教育起步比较早,中华人民共和国成立后,护理教育经历了一段低谷期,致使高层次的护理教师出现断层,严重影响了我国高等护理教育的发展。直至20世纪80年代,逐渐实现了本科护理教育的恢复阶段、精英教育阶段和大众化教育阶段。[①]本科层次的护理学专业的教育质量,是护理学专业生存与发展的生命基础,也是可持续发展的根本。要培养出高素质应用型护理人才,离不开一支高水平大学护理教师队伍。当下,我国大学护理教师严重不足,学历和职称结构不合理,整体素质不高,这些问题的存在导致急需对大学护理教师发展进行改革。大学护理教师发展是一个系统、复杂的工程,首先是体制机制问题,其次才是实践层面如何具体操作的问题。针对我国大学护理教师发展方面的研究存在不足的问题,本研究尝试对大学护理教师发展进行深入而全面的理论探索和实证研究,力图在揭示大学护理教师发展规律的基础上,深入探析大学护理教师的发展内涵,通过量化研究和质性访谈揭示我国大学护理教师的发展现况,借鉴已有的关于大学教师发展的理论研究成果和美国大学护理教师发展的实践经验,基于大学护理教师多维发展概念框架来构建适合我国实际情况的大学护理教师发展体系,为我国大学护理教师发展改革提供理论依据和实践参考。期望研究结果能进一步深化对大学护理教师发展理论的探索,提高人们对大学护理教师发展体系的理性认知,并促进当下各护理院/系对大学护理教师发展的进一步改革。

(三)有助于提升高等护理教育教学质量

培养合格的护理人才是护理学院/系的根本任务,教学质量是学校的生命线,也是高等护理教育实现可持续发展的本质内涵。原清华大学校长梅贻琦先生曾说:"所谓大学者,非有大楼之谓也,有大师之谓也。"梅先生的论述生动地说明了以学术大师为代表的高水平师资对大学发展的重要性。高等护理教育教学质量的提升有赖于大学护理教师整体水平的提高。对大学护理教师发展问题进行研究,有利于了解大学护理教师的工作状况和教师发展中存在的问题,据此分析大学护理教师发展的特殊性,为政府、学校和护理学院/系的职能部分提供决策依据,提升管理和服务水平。同时,通过构建适合我国国情的大学护理教师发展体系,促进大学护理教师的整体发展,提升高等护理教育的教学质量。

三、研究目的

本研究综合运用实证研究与逻辑思辨相结合的研究范式。首先,通过问卷调查研究方法对大学护理教师进行工作满意度、离职倾向、教师发展的测评。其次,在定量研究与定性研究的基础上,构建我国大学护理教师发展的理论逻辑初始模型,通过数理统计方法来验证该模型。再次,通过对大学护理教师的访谈来进一步探究我国大学护理教师发展存在的问题,为相关问题的解决提供理论依据;同时采用文献研究和对美国大学教师进行访谈调查来描绘美国大学护理教师发展的实践,为我国大学护理教师发展提供可资借鉴的具体做法与经验。最后,以美国护理教师发展为国际参照,基于大学护理教师多维发展观框架,构建适合我国国情的大学护理教师发展体系,为开展大学护理教师发展项目提供理论指导和实践指南。

第二节 相关概念与研究问题

一、相关概念

概念是研究开展的逻辑起点,它指引着研究的方向与目标。本研究涉及的核心概念有护理学、护理本科教育、大学护理教师、教师发展、多维学术观、工作满意度、离职度、大学护理教师发展等,这些概念的内涵比较丰富,有必要对其进行界定,并明确其外延。

（一）护理学

护理学是一门比较古老但又年轻的专业。其实自从有了人类,就出现了护理活动,但直到19世纪中叶,南丁格尔才首创了科学的护理专业,这标志着护理专业化的开始和现代护理学的诞生。护理学是一门以自然科学与社会科学为理论基础,研究有关预防保健和治疗疾病及康复过程中的护理理论、知识、技术及其发展规律的综合性应用科学。[①] 护理学作为提供健康照顾服务的一门专业,已经从医院走向了家庭、社区和社会,面对所有有健康需求的个体,护理的范围也从疾病护理延伸到从健康到疾病的全过程护理。护理学已逐渐发展成为一门与临床医学不同的独立学科,更多地体现出其特有的科学性、社会性及服务性。2011 年,教育部学位管理与研究生教育司(国务院学位委员会办公室)发布了新的学科目录,将护理学从二级临床医学学科划分为一级学科。本文的护理学是指在综合性院校或医学院校开设的本科层次的护理学专业。

(二)护理本科教育

《现代汉语词典》对"本科"的解释是"大学或学院的基本部分,学生毕业后可获学士学位"。"本科"是"本科教育"的简称,是指人才培养的层次和规格,是"尚未取得学士学位的大学生的教育",一般实施通识教育及有关某一专门领域的基础和专业理论、知识和技能教育,修业年限一般为四年。[②] 根据《国际教育标准分类法(2011)》,本科属于第六级的教育,分为学术型和专业型。对护理学科来说,全国 300 多所开办护理本科教育的护理学院/系中,除了少数几所研究能力和综合办学能力比较强的护理学院/系所应该定位培养学术型的护理本科人才,其他院校中的护理本科教育都应该定位培养专业型的护理人才。应用型高等教育应被定义为一种本科层次的专业性技术型人才培养活动,从属于职业教育体系。[③] 在这里主要探讨专业型护理本科教育的特点以及培养这类人才的大学护理教师的特殊性。当下,我国护理本科教育没有按照《国际教育标准分类法(2011)》的标准进行分类,定位不明确。在我国高等教育体系中,本科教育处于高等教育层次的中间,是相对于专科教育、研究生教育而言的。护理本科教育的任务是培养能在各类医疗卫生保健机构从事护理工作的高级应用型专业人才。[④] 本文的护理本科教育指的是,修业期限为 4 年或 5 年,毕业后可以获得理学或医学学士学位,相对于护理的专科教育和研究生教育而言。

(三)大学护理教师

根据《中华人民共和国教师法》的定义,教师是履行教育教学职责的专业人员,承担教书育人、培养社会主义事业建设者和接班人、提高民族素质的使命。大学教师即在高等教育机构中专门从事教育教学工作的教师。本研究中的大学护理教师是指在高等护理教育机构即护理学院/系,教授护理学本科层次、从事教学科研工作的护理专业教师,不包括从事中专或专科护理教育的教师,也不包括从事护理研究生教育的硕士生导师和博士生导师以及公共课教师、教学管理人员、服务人员等。

---

① 李小妹.护理学导论[M].4 版.北京:人民卫生出版社,2017.

② 严雪怡,杨金土,孟广平.联合国教科文组织国际教育标准分类(ISCED)[J].机械职业教育,1997(10):41-45.

③ 刘亮.我国应用型高等教育新探:概念与历史——基于《国际教育标准分类法(2011)》的视角[J].河北师范大学学报(教育科学版),2017(6):106-111.

④ 姜安丽,段志光.护理教育学(供本科护理学类专业用)[M].4 版.北京:人民卫生出版社,2017.

（四）教师发展

教师发展强调的是教师由非专业人员发展成为专业人员的过程，强调教师是一种专门的职业，专业发展突出的是专业人员所应该具备的专业理论、专业技术等。教师专业化（teacher's professionalization）和教师发展两个概念既有区别又有联系。共同之处：两者都强调教师职业是一种专门职业，教师是专业的从业人员。区别：两者侧重不同，教师专业化侧重于对教师职业的专业标准的外部要求，强调教师群体；教师发展注重教师的内在发展，强调教师的自我发展，认为教师不仅是专业发展的对象，也是自身专业发展的主人，强调教师的专业性和自主性。教师发展的最终目标是提高教师职业的"专业性"和教师自身的专业水平。1991年，美国教育联合会对"教师发展"提出了全面的界定：教师发展基本围绕4个目的，即个人发展、专业发展、教学发展和组织发展。具体如下：个人发展包括采取整体计划，提高教师人际交往能力，维持健康，进行职业规划；专业发展包括促进个人成长，获得或提高与专业工作相关的知识、技能与意识；教学发展包括学习材料的准备、教学模式与课程计划的更新；组织发展是改善与营造有效的组织氛围，促使教师采用新的教学实践。[①] 盖夫明确了大学教师发展的教学发展（过程）、个人发展（态度）和组织发展（结构）等维度。[②] 本研究中，大学护理教师发展是一个动态循环的过程，是由大学护理教师个人发展（态度）、教学发展（过程）、专业发展（过程）和组织发展（结构）4个维度的相关活动组成的，受到多种因素的影响，各因素之间相互作用，紧密联系，不可分割。以大学护理教师发展为核心，建立大学护理教师个人发展、教学发展、专业发展及组织发展四维模型。

（五）多维学术观

多维学术观由美国著名教育家欧内斯特-博耶提出，他对高等教育的学术内涵进行了重新诠释，认为学术应该包含"教学的学术""探究的学术""应用的学术""整合的学术"4个方面。[③] 这4个维度的学术既独立又相互关联。其中，教学的学术强调教学的重要地位，认为教学本身也是一种学术，"没有教学的支撑，学术的发展将难以为继"；探究的学术是对知识的探索和追求，是最高的学术目的，探究的学术需要以专业方式来推进；应用的学术是指大学教师应该能够应用其领域的专业知识，将自己的专业活动与实际应用联系起来，这就要求教师将理论结合实践，成为"反思的实践者""问题的解决者"，为社会提供学术性知识应用服务；整合的学术是指通过建立各个学科间的联系，把专门知识放到更大的背景中去考察，反映学科间的交融和渗透。在博耶看来，以上4个

---

① ASSOCIATION.Faculty Development in Higher Education.Enhancing a National Resource[M]. Washington,DC:Office of Higher Education,1992.

② GAFF.Toward Faculty Renewal:Advances in Faculty,Instructional,and Organizational Development[M].San Francisco:Jossey-Bass,1975:14.

③ CARTER,BOYER.Scholarship Reconsidered:Priorities of the Professoriate[J].Bioscience,1992, 42(1):151.

学术维度是一个有机的整体,不同的大学应该根据学校的教育使命来处理不同学术之间的关系,明确自己的主要学术任务。

本研究中,对大学护理教师而言,其多维学术观 4 个维度的学术内涵与一般的大学教师应该是有差异的,需要与本科层次护理教育的内涵与特点相适应,如应用的学术,不只是理论联系实际,更应该是问题的解决,学术追求的重点应该是教学的学术和应用的学术。

(六)工作满意度

教师工作满意度是教师对其所从事工作及环境条件的一种态度和看法,是教师工作绩效、身心健康和相关行为的一项重要指标。[①] 高校教师在工作过程中会产生一种自己的需求与期望是否被满足和实现的心理感受及认知,这种心理感受及认知不仅直接反映出高校教师对工作性质、工作环境、薪酬待遇是否满意,还反映出高校教师的自身价值和人生理想是否实现,从而影响其在工作中的表现和行为,对教学质量乃至国家的高等教育质量会产生重要影响。本文主要研究大学护理教师对其所从事的教师职业、工作本身和环境状况的态度与看法,采用郭爱等人编制的高校教师工作满意度量表修订版的评分来测量。[②]

(七)离职倾向

离职是员工寻找到新的工作机会而离开现有工作单位或组织的行为。离职行为一般比较难以测量,所以很多研究者用离职倾向来预测离职行为,用离职倾向反映员工工作稳定性状态的程度。Miller 和 Katerberg 认为离职倾向是员工在实施离职行为前,对离职问题进行评估衡量的过程,也就是离开组织寻找其他工作机会倾向的一种态度。[③] 还有研究者认为离职倾向是员工脱离现有工作或组织的一种倾向性打算和渴求。Mobley 则认为离职倾向是员工对工作不满意,产生离职的想法,并寻求和估计外部工作机会的过程中形成的一种离开现有组织或工作的一种倾向性状态,这种状态与其做出最终的离职行为具有正相关。[④]

本文研究大学护理教师的离职倾向,也就是大学护理教师对组织或工作不满,在做出整体性评估后,想要离开现在工作单位意愿的程度,用香港学者樊景立等在 1998 年

① 石梅.中学教师积极心理与工作满意度关系:心理适应性的中介作用[D].陕西:陕西师范大学,2016.

② 郭爱.高校教师工作满意度及离职倾向研究[D].天津:天津财经大学,2014.

③ MILLER,KATERBERG,HULIN.Evaluation of the Mobley,Horner,and Hollingsworth Model of Employee Turnover[J]. Journal of Applied Psychology,1979,64(5):509-517.

④ MOBLEY.Intermediate Linkages in the Relationship Between Job Satisfaction and Employee Turnover[J].Journal of Applied Psychology,1977,62(2):237-240.

改编的离职倾向量表的评分来测量。[①]

(八)大学护理教师发展

2006 年教育部颁布的《全国普通高等学校本科专业目录》中对护理专业的属性和培养要求进行了规范,更注重培养应用性人才,强调直接为社会服务。[②] 本科层次的护理教育是以培养技术应用型的高素质护理人才为主要目标,其服务对象是患者和健康人,培养目标是为医院、学校、社区、康复疗养院等医疗行业领域培养能从事护理临床、护理科研、护理教育、护理管理、社区护理等工作的高素质应用型护理人才。这种应用型人才的培养目标也对大学护理教师发展提出了特殊的要求,也就是说,大学护理教师具有普通教师职业的一般特征,也具有自身的特殊性。大学护理教师的基本特征是由本科护理教育的培养目标和本科护理教育的性质所决定的,即由护理本科教育的特殊性决定的。

大学护理教师至少有 3 种类型:理论型、实践型和双师型,双师型教师队伍建设是提高高等护理教育教学质量的关键。大学护理教师资格具有双重实践特征:一方面是教学的具体组织和实施,另一方面是作为护理人员的临床实践。本科护理教学以及大学护理教师的特点,决定了大学护理教师发展与普通高校教师发展的差异与不同主要表现在:职业性、服务性、实践性。大学护理教师发展最终目的是提升教师职业的"专业性"和教师本人的护理专业水平,即包括 4 个方面的内容:个人发展、专业发展、教学发展和组织发展。

本研究中的大学护理教师发展是指在高等护理教育机构即护理学院/系教授护理学本科层次、从事教学科研工作的护理专业教师的发展。本研究旨在了解大学护理教师整体工作状况,包括对工作的满意程度、工作的稳定性状况,以及研究包括个人发展、教学发展、专业发展和组织发展 4 个方面在内的大学护理教师发展状况,探讨教师发展与工作满意度、离职倾向的关系。

二、研究问题

本书拟研究的核心问题是我国大学护理教师"如何"发展的问题,包括大学护理教师"如何"发展的实然状态和应然状态。具体而言,主要研究以下几个问题:

(1)我国大学护理教师工作状态也就是工作满意度状况如何? 工作稳定性如何? 是否愿意在所处岗位上继续工作? 哪些因素影响其工作满意度和离职倾向? 大学护理教师参与了一些什么教学发展项目,效果如何? 大学护理教师发展与工作满意度和离职倾向的关系如何?

(2)我国大学护理教师在专业发展、教学发展、组织发展和个人发展方面的现况如

---

① TSUI,FARH.Where Guanxi Matters:Relational Demography and Guanxi in the Chinese Context[J].Work Occupations,1997,24(1):56-79.

② 李小妹,高睿.我国护理学本科教育概述[J].中华护理教育,2015,12(7):490-495.

何,问题和不足是什么?

(3)美国大学护理教师发展状况如何? 美国大学护理教师发展对象是谁,发展机构有哪些,发展内容和形式有哪些?

(4)基于本研究发现、相关理论以及参照国际经验,如何构建适合我国护理学院/系的教师发展体系? 我国大学护理教师发展应该是怎样的? 从国家层面、社会层面、院校层面和教师层面,具体的策略和内容是什么? 如何从个人发展、专业发展、教学发展、组织发展4个维度来构建大学护理教师发展的内容体系?

根据以上重点关注的几个问题,本书设计了以下6个部分的内容:

(一)第一章"绪论"

绪论部分首先着眼于对现存问题的分析,回答了为什么要研究大学护理教师发展等问题;立足于国内外研究现状的梳理,找到了本研究的起点以及研究的重点;界定本研究的基本概念。其次,从大学教师发展、大学护理教师发展和大学护理教师工作满意度3个方面对文献进行了综述。最后,介绍了本研究的思路、方法和设计,从量性研究和质性研究两个方面来阐释本研究具体的设计和实施方案,包括研究目的、研究对象和研究方法。

(二)第二章"理论之维:大学护理教师发展的理论基础"

本章介绍了大学护理教师发展的相关理论,包括大学教师发展的相关理论、多维学术观、教师工作满意度理论、教师职业生涯发展理论、教师专业发展评价理论等,推导出用于指导本研究的大学护理教师多维发展概念框架,为本研究的进一步开展奠定了坚实的理论基础。

(三)第三章"问卷调查:工作满意度、离职倾向和教师发展现况及其运行机制"

本章采用了量性调查研究方法对大学护理教师工作满意度、离职倾向、大学护理教师发展模式状况进行研究;分析工作满意度、离职倾向的群体差异以及可能的影响因素;采用数理统计方法分析大学护理教师发展、工作满意度和离职倾向之间的关系,教师发展对工作满意度和离职倾向的影响以及作用机制。

(四)第四章"质性访谈:我国大学护理教师发展现况"

目前我国大学护理教师的发展状况如何呢? 通过对大学护理教师进行访谈和问卷调查,结合定量和定性资料对大学护理教师发展的现状进行分析,探究存在的问题。

(五)第五章"国际参照:美国大学护理教师发展现况"

本章主要采用文献研究和访谈分析来梳理美国护理教师发展状况,包括美国大学护理教师发展类型、组织机构、具体项目、维度和方法,最后以案例研究的形式介绍美国宾夕法尼亚大学护理教师导师制和美国罗伯特伍德约翰逊基金会护士教育学者资助项目的具体运行情况。

（六）第六章"理论反思与对策建议"

首先,总结本研究的主要发现;其次,从多维学术观理论、大学教师发展相关理论、工作满意度理论、教师职业生涯发展理论、教师专业发展评价理论等理论视角进行反思,为大学护理教师发展体系的建构和完善提供理论支撑;最后,针对已有研究中发现的主要问题,结合理论探索的相关启发,借鉴美国大学护理教师发展经验,构建了从国家层面、社会层面、院校层面和教师自身层面适合我国大学护理教师发展的逻辑体系。

第三节 文献述评与概念框架

我国关于教师发展的研究相对较晚,但从 20 世纪 90 年代开始,很快成为教育理论界和教师们关注的热点问题之一。从基础教育领域内的教师发展研究逐渐扩展到对高等教育领域的教师发展的关注,但相较而言,对后者的研究还不多,对本科护理教师发展的研究则更少。本研究是关于大学护理教师发展的研究,涉及的关键词主要包括"护理""护理教师""教师发展""大学教师发展""满意度""离职倾向"等。笔者于 2018年 9 月分别以主题词或关键词的不同组合在中国期刊网进行精确检索,其中,用"大学教师发展"或"高校教师发展"共检索到博士论文 302 篇,硕士论文 3360 篇;用"护理"和"教师发展"检索到博士论文 1 篇,硕士论文 4 篇,期刊论文共 21 篇;用"护理教师"和"满意度"检索到相关硕士论文 1 篇,相关期刊论文 3 篇。从文献发表的状况可以看出,目前我国护理教育界对大学护理教师的关注很少,值得深入研究。

本节主要针对大学护理教师发展、满意度和离职倾向的相关文献进行检索、阅读、整理,检索工具主要包括英文 ProQuest、ISI Knowledge Web、EBSCO、Elsevier 等数据库,中文中国国家知识基础设施工程（Chinese National Knowledge Infrastructure,CNKI)、万方、维普等数据库,以及重要的学术搜索引擎百度学术,使用检索词护理(nursing)、护理教师(nursing faculty)、教师发展(faculty development)、工作满意度(job satisfaction)、离职倾向(turnover intention)等多种形式和组合进行检索,搜索比较经典文献以及最新研究进展,对已有关于大学教师发展的文献进行分析、概括,为本研究提供有价值的材料和思路。下面主要从大学教师发展相关研究、大学护理教师发展相关研究、大学护理教师工作满意度相关研究以及大学教师发展理论 4 个方面的相关研究进行文献综述。

一、大学教师发展相关研究

国外从 20 世纪 60 年代开始关注大学教师发展,成果较多。大学教师发展又可以称为高校教师发展,通常用"faculty development"(FD)来表示。对于这一概念,不同的学者有不同的理解。1975 年,伯格威斯特（William H. Bergquist)和菲利普斯（Steven

R.Phillips)出版了《大学教师发展手册》,认为大学教师发展是由教学、组织和个人发展3个相互联系的部分组成,3个部分相辅相成,共同构成一个统一的教师发展模型,通过改变态度、过程和结构,可以促进大学教师发展[①]。学者盖夫(Jerry Gaff)提出了"大学教师发展、教学指导发展和组织发展"的概念,他认为教师发展是一个"提高能力,扩展兴趣,胜任工作从而促进教师专业与个人发展的过程"。[②] 1988 年,罗伯特·J. 门吉斯(Robert J. Menges)和克劳德(Claude)出版的《教学、课程和高校教师发展的重要文献》(*Key Resources on Teaching, Curriculum, and Faculty Development*)介绍了有关教学、学习、课程和高校教师发展方面的 600 多篇著作和论文。[③] 美国教育协会(The National Education Association, NEA)于 1991 年发表了《大学教师发展:国力的提升》报告书,对教师发展提出了相对全面、系统的界定,认为教师发展包括专业发展、教学发展、个人发展,课程开发和组织发展。[④]

自从博耶提出多维学术的概念,许多学者便围绕多维学术和教师发展进行了一系列的研究,不断发展、丰富和完善大学教师发展内涵。博耶在《对学术的反思》一书中系统阐述了多维学术观(multiple-scholarship)理念,他在《对学术的反思》报告中提出,由于时代发展,大学和学院应该对学术有一个更鲜活博大的理念,拓宽学术的范围,以激励大学教师发展全方位的才能;他认为学术应该包含 4 个维度教学学术(scholarship of teaching)、探究学术(scholarship of discovery)、应用学术(scholarship of application)、整合学术(scholarship of integration);博耶试图搭建一个关于多维学术理念的模型,模型中包括上述 4 个学术维度,而这 4 个维度看似相对独立,但实质上又有互相关联、互相重叠之处,报告中对多维学术的每一个维度都进行了详细的阐释说明。[⑤] 1997 年,查尔斯·格拉塞克(Charles Glassick)等人基于博耶 1994 年主持的对美国 4 年制大学和学院调查的教师角色和权利的研究报告,发表了后续报告《学术评价:教授工作的评估》(*Scholarship Assessed:Evaluation of the Professoriate*)。该报告旨在为高校提供"真正全面的学术理念",提供标准来引导教师学术政策和评价,为全面、完整的学术生命争

① BERGQUIST,PHILLIPS.A Handbook for Faculty Development[J].Faculty Development,1975:299.

② GAFF. Toward Faculty Renewal:Advances in Faculty,Instructional and Organizational Development[M]:San Francisco:Proquest/Csa Journal Div,1975:14.

③ MENGES, MATHIS. Key Resources on Teaching, Learning, Curriculum, and Faculty Development:a Guide to the Higher Education Literature[M]:San Francisco:Jossey-Bass Publishers,1988.

④ BLEDSOE.Faculty Development in Higher Education.Enhancing a National Resource.To Promote Academic Justice and Excellence Series[M].Washington,DC.:National Education Association,Office of Higher Education,1991.

⑤ CARTER,BOYER.Scholarship Reconsidered:Priorities of the Professoriate[J].Bioscience,1992,42(1):151.

取新的尊严和地位。[①]

  有大量的国外文献是有关大学教师发展的具体实践经验介绍，其中不少介绍了美国大学教师发展的具体项目，提供了比较丰富的大学教师发展案例；还有一些介绍了医学方面的大学教师发展项目。松尼诺（Sonnino）等人调查了 2000 年以来美国医学院校教师发展机构的发展情况，包括主要功能、预算、人员配备、效能指标等，表明了自 2000 年以来，美国的医学院校教师发展专门机构不断增加，主要功能是聘任、晋升和任期考核以及其他 8 项职能。[②] 卢（Lu）等人设计了一个针对医院临床教师发展的项目，采用客观结构化教学练习（objective structured teaching exercise，OSTE）为工具来训练和评估临床教师如何教授医学生有关医学伦理方面的知识。[③] 布兰奇（Branch）等人采用随机对照研究比较了一个大学教师发展项目，8 家医学教学中心参与了该研究，每家医学教学中心的七八名教师组成一组参与该教师发展项目，经过 18 个月培训，结果表明该项目有利用增强教师人文教学和角色榜样的能力。[④] 为拓展教师的国际视野，登（Ten）的团队在英国、加拿大、荷兰、瑞典的 5 家医学院校开展了一项国际医学教育者交流项目，每两年在不同的医学院校开展 2 周的教师发展活动，包括小组讨论、短时演讲、参观以及积极参与所在医学院校的教学活动，与所在学校的老师进行一对一的深入交流，结果表明该项目可以有效提高教师的自身能力，拓展其国际视野，对教师本人的职业发展、日常工作和学校均有一定的影响，可得出该运行模式能够作为医学院校教师发展的途径之一。[⑤]科茨（Coates）等人根据博耶的多维学术的教学学术概念，认为每个专业都应该由专门医学教育研究人员来设计、测试和优化教育干预措施，介绍了美国医学高校协会教育分会开展的一个针对医学教育研究证书的项目（Medical EducationResearch Certificate，MERC），为医学教育者提供课程，帮助他们获得或提高对医学教育的研究能力，促进有效的交流与合作。[⑥] 综上，这些丰富的案例、项目可以为我国开展大学教

  ① GLASSICK，HUBER，MAEROFF.Scholarship Assessed：Evaluation of the Professoriate[M]. San Francisco：Jossey-Bass，1997.

  ② SONNINO，REZNIK，THORNDYKE，CHATTERJEE，RÍOS-BEDOYA，MYLONA，NELSON，WEISMAN，MORAHAN，WADLAND.Evolution of Faculty Affairs and Faculty Development Offices in US Medical Schools：A 10-Year Follow-up Survey[J].Academic Medicine，2013，88(9)：1368-1375.

  ③ LU，MYLONA，LANE，WERTHEIM，BALDELLI，WILLIAMS.Faculty Development on Professionalism and Medical Ethics：the Design，Development and Implementation of Objective Structured Teaching Exercises (OSTEs)[J].Med Teach，2014，36(10)：876-882.

  ④ BRANCH，CHOU，FARBER，HATEM，KEENAN，MAKOUL，QUINN，SALAZAR，SILLMAN，STUBER，WILKERSON，MATHEW，FOST.Faculty Development to Enhance Humanistic Teaching and Role Modeling：A Collaborative Study at Eight Institutions[J].Journal of General Internal Medicine，2014，29(9)：1250，1255.

  ⑤ TEN CATE，MANN，MCCRORIE，PONZER，SNELL，STEINERT. Faculty Development Through International Exchange：the IMEX Initiative[J].Med Teach，2014，36(7)：591-595.

  ⑥ COATES，LOVE，SANTEN，HOBGOOD，MAVIS，MAGGIO，FARRELL.Faculty Development in Medical Education Research：a Cooperative Model[J].Academic Medicine，2010，85(5)：829-836.

师发展提供有益的经验借鉴。

最近十多年来,国内对大学教师发展的研究逐渐深入、广泛,研究成果和研究视域也逐渐丰富起来。厦门大学潘懋元先生的《高校教师发展简论》及《大学教师的发展与教育质量的提升》①,以及刘海峰的《大学教师的生存方式》②、张亚群的《论大学教师专业发展的途径》③、张宏玉的《论我国高校教师的专业发展及其途径》④、李秀美等的《教学学术视角下的大学教师专业发展研究》⑤、周光礼和马海泉的《教学学术能力:大学教师发展与评价的新框架》⑥、罗云的《大学教师发展:从实践回归理论的探究》⑦等著作和文章,对什么是大学教师发展、大学教师发展的国际趋势、大学教师的角色身份与独特性等问题进行了深入的研究。

对于大学教师发展的内涵,学者们有不同的意见。潘懋元先生认为大学教师发展有广义和狭义之分,广义的大学教师发展,包括一切在职大学教师,通过各种途径、方式的理论学习与工作实践,使自己的专业化水平持续提高,不断完善,相当于把大学教师摆在终身学习体系中。狭义的大学教师发展,特指初任教师的教育提高,帮助初任教师更快更好地进入角色,适应教师专业化工作,并敬业乐业。大学教师发展应当包含3个层面:一是学术水平——基础理论、学科理论、跨学科的知识面;二是教师职业知识、技能——教育知识和教学能力层面;三是师德——学术道德、教师职业道德层面。⑧ 张宏玉则认为教师专业发展主要包括5个向度的内容:教师信念、专业知识、专业能力、专业态度和动机、自我专业发展需要和意识。⑨

国内学者基于多维学术观推动了对我国大学教学改革和大学教师发展展开的深入探讨。魏嵘在多维学术观的理论基础上提出我国高校教师奖励制度的构建必须以全面的学术观为理念,建立了适合不同使命高校的学术生产模型,探讨了奖励制度新模型的运行。⑩ 王建华认为教学工作是大学教师发展中一个十分重要的方面,应借鉴博耶所提出多维学术观中的"教学学术"的相关理论,重构学术内涵,确立"教学学术"的观念,加强关于大学教学本身的科学研究。⑪范怡红、谭敏以美国大学教师发展与教师奖励制度和挪威科技大学案例研究为切入点,深入考察了在20年间多维学术观理念对北美

① 潘懋元,罗丹.高校教师发展简论[J].中国大学教学,2007(01):5-8.
② 刘海峰.大学教师的生存方式[J].教育研究,2006,12:29-33.
③ 张亚群.论大学教师专业发展的途径[J].大学(研究与评价),2007,2:46-51.
④ 张宏玉.论我国高校教师的专业发展及其途径[J].黑龙江高教研究,2008(06):77-79.
⑤ 李秀美,刘玉静,袁娜.教学学术视角下的大学教师专业发展研究[J].中国高等教育,2012(01):35-36.
⑥ 周光礼,马海泉.教学学术能力:大学教师发展与评价的新框架[J].教育研究,2013(08):37-47.
⑦ 罗云.大学教师发展:从实践回归理论的探究[J].中国高教研究,2013(09):81-85.
⑧ 潘懋元.大学教师发展与教育质量提升——在第四届高等教育质量国际学术研讨会上的发言[J].深圳大学学报(人文社会科学版),2007(01):23-26.
⑨ 张宏玉.论我国高校教师的专业发展及其途径[J].黑龙江高教研究,2008(06):77-79.
⑩ 魏嵘.基于博耶学术观的高校教师奖励制度初探[J].中国成人教育,2007(16):36-37.
⑪ 王建华.大学教师发展——"教学学术"的维度[J].现代大学教育,2007(02):1-5,110.

及北欧大学教师发展所产生的影响,从中寻求对中国高校教师发展足资借鉴的举措。[①]
潘金林、龚放在探析多维学术观基本内涵的基础上,提出多维学术观在教与学学术文化
的形成、教师评价与激励制度的变革、本科生学习方式的创新以及博士生教育内涵4个
方面的拓展。[②] 卢乃桂基于多维学术观进行调查,结果表明教师的学术工作出现了多
重的分层与分割,只重视"发现的学术""教学与应用的学术"被边缘化,"整合的学术"也
有待进一步发展,应建立完善统一的学术观并在相应的制度建设中予以保障。[③] 范怡
红的《中国与欧洲大学教师发展比较研究》从大学使命的延伸入手,提出需要关注大学
教师的多维学术发展,将多维学术观与四维大学教师发展理念(个人发展、专业发展、教
学发展和组织发展)相结合作为研究的理论框架,提出了融多维学术观与四维大学教师
发展为一体的大学教师发展理念,以这种理念为基础探讨和研究欧洲大学教师发展并
构思我国未来大学教师发展体系。[④] 霍秉坤基于多维学术观中的教学学术概念,探讨
大学教师教学学术成长阶段的模式,结合实证研究,从"如何发展好的教学""教师的学
术性教学""影响教师教学学术成长的因素"三方面讨论促进大学教师教学学术成长的
策略。[⑤] 朱炎军分析教学学术研究起源、进展及趋势,认为教学学术研究对推进大学教
学的变革以及高等教育质量的提升起到了积极作用,但同时依然存在着诸多的理论争
议和实践障碍,表现为理论的合理性研究亟待深入、制度化推进不足、学科适用性欠缺
等方面,未来应进一步完善大学教学学术理论,教学学术的合理性、实现路径的针对性
和可行性,以及具体学科的运用展开研究将成为未来研究的趋势。[⑥]

　　高校教师发展存在的问题以及如何促进高校教师发展是学者们最为关注的问题。
王晓瑜认为教学学术概念的界定一直存在不确定性,很难在高校得以推广、评估和制度
化,他对关于教学学术的若干理论问题,如学术性教学与教学学术的循环关系、科研与
教学学术的多重关系、道德问题、构建教学学术评价框架进行初步探究。[⑦] 钟秉林分析
高校教师发展存在的主要矛盾和关键问题,如重科研、轻教学,重引进、轻培养,中青年
教师的教学能力不足,缺乏有效的教师职业发展规划和制度保障等,提出通过完善制度
建设、加大经费投入、加强教师发展、改善待遇等来加强高校教师队伍建设。[⑧] 罗云剖
析当前我国高校直接影响大学教师发展实践的因素主要是技能取向的培训与标准化量

---

① 范怡红,谭敏.多维学术观与大学教师发展:理论与实践研究[J].教育研究与实验,2009(06):
27-31.

② 潘金林,龚放.走向多元学术:博耶的学术生态观及其实践意义[J].教育理论与实践,2010(16):
16-19.

③ 卢乃桂,李琳琳,黎万红.高校教师聘任制改革背景下学术工作的分层与分割[J].高等教育研究,
2011(07):56-62.

④ 范怡红.中国与欧洲大学教师发展比较研究[M].成都:西南交通大学出版社,2013.

⑤ 霍秉坤,徐慧璇,黄显华.大学教师教学学术的成长阶段及发展策略[J].清华大学教育研究,2013
(04):56-63.

⑥ 朱炎军.大学教学学术研究:缘起、进展及趋势[J].开放教育研究,2014(02):64-71.

⑦ 王晓瑜.大学教师发展教学学术的若干理论问题探究[J].教师教育研究,2009(05):13-18.

⑧ 钟秉林.高度重视高等学校教师发展问题[J].中国高等教育,2011,18:4-6.

度的评核,其后果是教师专业实践内在意义的丧失和学术社群的破坏,大学教师很可能在对外部利益的追逐游戏中变成没有灵魂的专家;最后借用韦伯、麦金泰尔等人的智慧尝试从理论上探讨可能的发展思路。①

美国大学教师发展起步比较早,相对比较成熟,我国学者对美国大学教师发展也进行了比较深入的研究。吴振利从历史、现况和理想状态研究了美国大学教师教学"如何发展"的问题,阐述了美国大学教师教学发展的目标、内容、机构、状态以及实施方式,详细介绍了其准大学教师教学发展制度以及主要的教学发展方式。② 徐延宇概述了美国高校发展历程,指出高校发展的几种组织结构,通过4个典型案例介绍了高校教师发展的实施过程。③ 赵芸研究了美国高校新教师发展存在的问题以及应对策略,结合研究案例进一步呈现当前美国高校新教师发展的具体措施。④ 叶伟敏基于密歇根大学案例分析了美国大学青年教师教学发展状况。⑤

总体来看,关于大学教师发展的理论阐述比较多,实践案例比较少,对美国的教师发展关注也比较多,但研究还有待进一步深入和拓展,特别是关于不同类型、不同专业教师的专业发展研究还需丰富。虽然目前关于大学教师发展的研究还不充分,但已有的研究成果对我们深入开展大学护理教师发展研究提供了重要的理论支撑。

二、大学护理教师发展相关研究

在过去的 20 余年,各国的护理院校普遍面临护理教师短缺、护理专业教师发展不能满足护理教育蓬勃发展需要的窘境。2006 年,世界卫生组织就提出了大多数成员国有护士教师短缺问题,目前文献也表明护理教育界学术劳动力短缺迫在眉睫。⑥⑦⑧ 例如,美国有关报告就指出,护理教师的短缺是护理教育的障碍之一。美国护理学院协会(American Association of Colleges of Nursing,AACN)关于 2016—2017 年度护理学士和硕士生入学和毕业数据的报告显示,出于师资、临床医院、教室空间、临床教师、预算控制等方面的考量,美国的护理院校在 2016 年拒绝了 64067 名合格申请者修读护理学士和研究生课程,其中最主要的原因就是护理教师不足。⑨ 2016 年 AACN 关于护理教

---

① 罗云.大学教师发展:从实践回归理论的探究[J].中国高教研究,2013(09):81-85.

② 吴振利.美国大学教师教学发展研究[D].吉林:东北师范大学,2010.

③ 徐延宇.高校教师发展:基于美国高等教育的经验[M].北京:教育科学出版社,2009.

④ 徐延宇.高校教师发展:基于美国高等教育的经验[M].北京:教育科学出版社,2009.

⑤ 叶伟敏.美国大学青年教师教学发展研究[D].福建:福建师范大学,2013.

⑥ MEDICINE.The Future of Nursing:Leading Change,Advancing Health[M].Washington,DC:The National Academies Press,2011.

⑦ ALLAN,ALDEBRON.A Systematic Assessment of Strategies to Address the Nursing Faculty Shortage,U.S[J].Nursing Outlook,2008,56(6):286-297.

⑧ MCDERMID,PETERS,JACKSON,DALY.Factors Contributing to the Shortage of Nurse Faculty:a Review of the Literature[J].Nurse Educ Today,2012,32(5):565-569.

⑨ NURSING.Nursing Faculty Shortage Fact Sheet[EB/OL].https://www.aacnnursing.org/Portals/42/News/Factsheets/Faculty-Shortage-Factsheet-2017.pdf.

师空缺职位的特别调查结果显示,美国护理教师空缺率为7.9%,其中大多数空缺护理教师职位(92.8%)需要博士学位。[2]护理教师老龄化和教师退休等原因导致了中级和高级护理教师短缺。因此,如何解决护理教师的短缺成了护理学术界深入探讨的问题。

(一)国外大学护理教师发展相关研究

来自美国、加拿大、英国、澳大利亚、土耳其、韩国等国家的护理学者就如何加强护理教师的培养和教育进行了广泛研究,下面将从教师导师制、新教师培训、教师发展项目等几个方面展开综述。

1.教师导师制

护理教师导师制已被确定为帮助解决全球护理教师短缺的一种潜在方式。[1] 新教师刚参加工作,常常面临诸多压力,主要包括不能很好地平衡科学研究和教学工作,缺乏合作关系,得不到及时的反馈、认可和激励,不切实际的期望,资源不足,工作和个人生活之间缺乏平衡等[2][3],很难"适应"学术环境。[4] 而导师可以为新的护理教师提供有条理的指导,可以让教师更好地驾驭学术环境,更轻松地过渡到新的角色和责任[5],可以提升职业承诺,吸引人才,提升留职率。[6] 导师制被定义为在一段时间内的一种发展、授权和培育关系,在尊重、共事和肯定的氛围中相互分享、学习和成长。[7] 萨瓦卡(Sawatzky)在一项针对教师的导师需求评估项目中发现35%的受访护理教师没有导师指导经历,说明目前新教师导师制没有全面铺开,没有体系化、制度化,而所有学术环境的新教师都应该有机会接受导师指导。[8] 导师制要取得成功,离不开高素质导师的指导。其中,职业生涯功能和关怀被认为是导师的重要角色和责任,精通教学和关怀是"良好导师"的重要品质。可见,提供帮助与支持是导师角色的核心。

(1)指导模式:一般的护理教师导师制包括二元导师、同伴指导、小组指导、远程指

①　ORGANIZATION.Working together for health:The world health report[EB/OL].http://www.who.int/whr/2006/whr06_en.pdf? ua=1.

②　SMITH.Effective Approaches to New Faculty-Development[J].Journal of Counseling and Development,1994,72(5):305.

③　BRENDTRO,HEGGE.Nursing Faculty:One Generation Away from Extinction? [J].Journal of Professional Nursing,2000,16(2):97-103.

④　SAWATZKY,ENNS. A Mentoring Needs Assessment:Validating Mentorship in Nursing Education[J].J Prof Nurs,2009,25(3):145-150.

⑤　NICK,DELAHOYDE,DEL PRATO,MITCHELL,ORTIZ,OTTLEY,YOUNG,CANNON,LASATER,REISING,SIKTBERG.Best Practices in Academic Mentoring:a Model for Excellence[J].Nurs Res Pract,2012:1-9.

⑥　GWYN.The Quality of Mentoring Relationships' Impact on the Occupational Commitment of Nursing Faculty[J].Journal of Professional Nursing,2011,27(5):292-298.

⑦　CHRISTMAN.The Mentor Connection in Nursing[J].Nursing Administration Quarterly,1999,23(2):90.

⑧　SAWATZKY,ENNS. A Mentoring Needs Assessment:Validating Mentorship in Nursing Education[J].J Prof Nurs,2009,25(3):145-150.

导、学习伙伴关系指导、高度相关的指导、星座指导等几种指导模型。① 二元导师模式（dyad mentorship model）是指受指导者与更有经验的导师配对，是最常见的一种指导模式，这种指导模式需要指导双方积极参与指导，导师和受指导者之间责任平等，获得机构和学院的支持。②怀特（White）在一项定性研究中探索二元导师制辅导计划的新教师体验，发现建立开放式沟通的互惠关系是二元导师模式取得成功的关键。③

同伴导师模型（peer mentorship model）是由两名或两名以上经验或职称相似的教师组成，作为平等的合作伙伴和导师进行互动，以实现双方确定的预期目标。同伴指导是一个相互协作的过程，其中每位成员都通过提供指导、专业知识、支持、咨询和建议来指导其他成员。④Jacelon采用定性研究探讨了一所大型研究型大学的4名终身护理教师组成的同伴导师指导小组，通过与自己的同伴导师分享经验来互相指导，发现同伴导师都会根据自己的强项，帮助成员增长知识和技能，并强化了彼此的关系⑤，Lewallen对新教师实施的同伴导师计划发现同伴指导为缓解压力提供了一个安全的环境，通过允许成员在支持性的小组环境中完成学术工作，同时确保所有成员能够采取成功的具体策略来帮助其减轻压力。⑥

小组指挥模式（group mentorship model）一般是一名导师指导一群志同道合的人（被指导者），他们有一个共同的学习和发展目标。⑦ Blauvelt 和 Spath 介绍了一所中西部大学新护士教师的正式辅导计划，结果表明小组指导提供了讨论和交流、鼓励和支持的机会，受指导者也觉得很受益，在自己有问题和疑惑的时候可以寻求导师的帮助；通过为不同的临床教师团队提供培训和支持网络，发现小组指导可以优化资源利用。⑧

星座指导模型（constellation mentoring model）是指多名导师指导一位被指导者，

① NOWELL,NORRIS,MRKLAS,WHITE.A Literature Review of Mentorship Programs in Academic Nursing[J].Journal of Professional Nursing,2017,33(5):334-344.

② OWENS,HERRICK,KELLEY.A Prearranged Mentorship Program:Can It Work Long Distance? [J].Journal of Professional Nursing,1998,14(2):78-84.

③ WILSON,BRANNAN,WHITE.A Mentor-Protege Program for New Faculty,Part Ⅱ:Stories of Mentors[J].J Nurs Educ,2010,49(12):665-671.

④ COLLING, GRABO, ROWE, STRANEVA. How to Develop and Sustain a Peer-Mentored Research Work Group[J].Journal of Professional Nursing,1998,14(5):298-304.

⑤ JACELON,ZUCKER,STACCARINI,HENNEMAN.Peer Mentoring for Tenure-Track Faculty[J].Journal of Professional Nursing,2003,19(6):335-338.

⑥ LEWALLEN,CRANE,LETVAK,JONES,HU.An Innovative Strategy to Enhance New Faculty Success[J].Nurs Educ Perspect,2003,24(5):257-260.

⑦ MATTHEW-MAICH, MINES, BROWN, LUNYK-CHILD, CARPIO, DRUMMOND-YOUNG, NOESGAARD,LINTON.Evolving as Nurse Educators in Problem-Based Learning Through a Community of Faculty Development[J].Journal of Professional Nursing,2007,23(2):75-82.

⑧ BLAUVELT,SPATH.Passing the Torch:a Faculty Mentoring Program at One School of Nursing[J].Nursing Education Perspectives,2008,29(1):29-33.

导师们通过积极关注并采取行动推动受指导者的职业生涯,以促进彼此的个人和职业发展。[1] Hadidi 等讨论了采用 2 名教师导师指导一位被指导者的星座指导模式,这种指导模式可以让被指导者有机会体验不同指导风格导师的辅导,获得更加丰富而深入的理解。[2]

远程指导模型(distance mentoring model)是通过网络的方式提供远程指导。Brannagan 和 Oriol 在一个针对兼职教师的在线指导计划中,导师和学员在在线虚拟会议中相互介绍,并鼓励他们通过电子邮件、电话或在线视频会议保持沟通。[3] Kathie Lasater 对参与了为期一年的远程辅导计划的 23 名学员或导师进行访谈,了解到导师和受指导者首先进行面对面交流,然后通过网络保持沟通以克服距离带来的困难[4]

学习合作模式(learning partnerships model)是基于共同拥有、平等管控和相互尊重的一种指导形式。[5] Penman 和 Willsher 描述了在这种学习伙伴关系的指导模式中,护理教师通过彼此花时间相互学习、相互了解,并且乐于学习,双方都可以从个人和专业的关系中获益。[1]

高度相关的指导模式(highly relevant mentoring model)是教师根据自身需要参与专业发展,以完成与其最相关的任务的一种模式。[6] Lorraine Carter 介绍了高度相关的指导模式的框架以及一些实用的策略,以满足教授网络课程的教师的专业发展需求。在这种指导模式中,护理教师边工作边学习,同时获得一些实践机会来提升技能,而不是通过正式培训或参与一些团队去学习,这些培训或团队可能无法提供这种技能学习的机会。导师会帮助学员确认自己的不足以及需要提升技能的地方,同时会积极指导帮助学员实现技能自我发展。导师和受指导者要真正认可这种模式,选择具有优秀人际关系,指导、沟通和分析技能的导师被确定为有助于高度相关指导模式的有效开展。[2]

(2)教师导师制的影响:导师制是培养护理教师的一种重要方式。护理教师导师制

---

① HIGGINS,THOMAS.Constellations and Careers:Toward Understanding the Effects of Multiple Developmental Relationships[J].Journal of Organizational Behavior,2001,22(3):223-247.

② HADIDI,LINDQUIST,BUCKWALTER. Lighting the Fire with Mentoring Relationships[J]. Nurse Educator,2013,38(4):157.

③ BRANNAGAN,ORIOL. A Model for Orientation and Mentoring of Online Adjunct Faculty in Nursing[J].Nursing Education Perspectives,2014,35(2):128-130.

④ LASATER,YOUNG, MITCHELL, DELAHOYDE, NICK, SIKTBERG.Connecting in Distance Mentoring:Communication Practices That Work[J].Nurse Education Today,2014,34(4):501-506.

⑤ PENMAN,WILLSHER.Academic Partnerships at a Regional University Campus:A Fresh Look at Faculty Mentoring[J].Education in Rural Australia,2007,17(2):55-65.

⑥ CARTER, SALYERS, PAGE, WILLIAMS, ALBL, HOFSINK. Highly Relevant Mentoring (HRM) as a Faculty Development Model for Web-Based Instruction[J].Canadian Journal of Learning Technology,2012,38(1):16.

可以为新教师提供指导,帮助教师实现从临床护士到护理教育者角色的转换。[1] Specht 探讨了导师制对新护理教师(n=224)角色冲突和角色模糊程度的影响,认为有导师指导的参与者(n=192)的角色冲突水平和角色歧义比没有导师辅导的教师显著降低,指导体验质量水平越高,其角色冲突和角色模糊程度越低。[2] 这项研究的结果表明,教师导师的辅导可以降低新教师所经历的角色模糊程度和角色冲突水平,帮助新护理教师实现从实践角色到学术角色的过渡。此外,指导关系的质量与教师的情感职业承诺有关,高质量的指导关系可以提高护理教师的情感职业承诺,提升护理教师的留职率。[3] 有效的导师制计划有 3 个标志:首先,该计划得到了组织文化的支持,这种文化重视导师制并为其提供正式的制度支持;其次,导师是经验丰富的教育工作者,具有激情、自信和专业知识,可以指导他人进行卓越教学;最后,被指导者能随时与导师保持灵活交流。[4] 这种有效辅导计划可以提高学生对教学的满意度,增加教学学术活动,促进教学和学习取得卓越成就。[5]

2.入职教育计划

入职教育计划为新教师提供信息和支持,是全面而持续的教师发展过程中的一个重要组成部分,为新教师提供基于经验性证据(empirical evidence)的高效入职培训对新教师尽快融入新的工作环境,实现教师整合和角色转换非常重要。Morin 在 2004 年发表了一篇关于护理教师入职教育计划的综述文章,指出一般的教师发展计划都包括入职培训,这可以创造或培养一种积极氛围,内容包括教学、科研和服务的三大职责方面的信息,并确定一个特定的机构资源,如导师之类的人。[6] 通过入职培训,教师可以更有效地沉浸在新的环境中,导师制可以帮助新教师更快转换角色。[4] 由于护理是一门实践专业,护理教师不仅需要熟悉学校的学术环境,还需要熟悉他们实践的临床环境以及学生学习体验的结构,所以说,给予足够的时间来促进对这两种环境的熟悉可以促进新教师沉浸。[7] Choate 认为任何有效的入职教育计划都应该创造一个积极的环境,包括知识环境、学习环境、社交网络环境,不仅可以为新教员提供信息,还可以给予其支持

① SLIMMER.A Teaching Mentorship Program to Facilitate Excellence in Teaching and Learning[J]. Journal of Professional Nursing,2012,28(3):182-185.

② SPECHT. Mentoring Relationships and the Levels of Role Conflict and Role Ambiguity Experienced by Novice Nursing Faculty[J].J Prof Nurs,2013,29(5):e25-31.

③ GWYN.The Quality of Mentoring Relationships′ Impact on the Occupational Commitment of Nursing Faculty[J].Journal of Professional Nursing,2011,27(5):292-298.

④ SAWATZKY,ENNS. A Mentoring Needs Assessment:Validating Mentorship in Nursing Education[J].J Prof Nurs,2009,25(3):145-150.

⑤ SLIMMER.A Teaching Mentorship Program to Facilitate Excellence in Teaching and Learning[J]. Journal of Professional Nursing,2012,28(3):182-185.

⑥ MORIN,ASHTON. Research on Faculty Orientation Programs:Guidelines and Directions for Nurse Educators[J].Journal of Professional Nursing,2004,20(4):239-250.

⑦ MORIN,ASHTON. Research on Faculty Orientation Programs:Guidelines and Directions for Nurse Educators[J].Journal of Professional Nursing,2004,20(4):239-250.

和帮助。① 根据不同教师的背景给予个性化的入职教育计划,入职教育计划一般会开办一些研讨会或工作坊,会议一般包括以下 4 种类型:第一种是针对所有新教师的会议,使他们了解该学院/大学的运作细节(如学术咨询、特殊服务、程序、地点等);第二种是针对没有教学经验的全职教师举办的研讨会;第三种是针对曾经有全日制大学教学经验的新教师的高级研讨会;第四种是兼职教师的迷你培训。②

新教师的入职培训计划有必要以课程的形式正式确立下来。Hand 参加美国西部私立大学的结构化入职课程,每位新教师必须参加这门 20 小时的入职课程,课程内容非常丰富,为教师了解大学的运作、政策和程序,如何当一名教师奠定了基础。在此经历的基础上,Hand 提出了以下护理教师的入职培训课程的构想②。她认为高质量的正式入职培训计划基于开发合适的课程,以泰勒关于课程开发的 4 个关键问题作为课程的框架:学校应该寻求什么教育目的? 可以提供哪些可能实现这些目的的教育经历? 这些教育经历如何有效组织起来? 我们如何确定是否达到了这些目的?

第一,要组织一个有意义和实质性的教师入职课程,必须明确界定该课程的目的。③ 该计划的目的不应该是独立的,而要与大学和护理学院/系的使命、愿景和核心价值观紧密相关。为了使新教师入职培训计划完整,必须确定具体的主题和目标,一般的新教师入职课程中可能包含各种主题,如大学入门、教学学习/模型、课程管理、评分和评估、政策和程序、教师标准等,还可以增加其他相关或个性化主题以满足每个学校的独特需求。为了探索可能的资源以实现学习目标,可以使用以下新教师入职培训计划的目标:检查大学和护理学院的使命、愿景和目的;比较与新教师本人的核心价值观相关的大学和部门使命、愿景和目的;解释大学和部门课程开发过程;描述应在课堂上实施的教学最佳实践;描述课堂环境与学生学习之间的关系。

第二,通过学习体验来实现目标。③ 为了实现新教师入职培训计划的目标,必须确定具体的学习经历以实现这些目标。这些包括但不限于课堂教学、案例研究、自主学习、模拟/角色扮演、多媒体和课堂教学指导。课堂教学是迄今为止提供学习体验的最传统方式。在这种类型的学习体验中,教师将有机会练习课堂管理技能,如积极倾听、自信回应和谈判技巧。一般情况下,课堂教学不是孤立的,还可以包含其他类型的学习经验,如案例研究、模拟和角色扮演。案例研究在指导新教师的过程中非常有用,是对典型案例场景及其处理方式的讨论和分析。自主学习可以在任何时间和地点发生。在教师入职课程的背景下,自主学习能帮助新教师探索政策和程序,反思个人价值观,审视使命、愿景等,使他们能够很好地适应这种学习体验。模拟和角色扮演对新教师来说是一种比较理想的学习方式,因为教师可以表现出复杂的课堂情境,通过分析过程,从

① LYNCH,CHOATE.New Faculty:Starting Them Off in the Right Direction[J].Journal of the Association for Communication Administration,1998,27:139-146.

② HAND.Formalized New-Faculty Orientation Programs:Necessity or Luxury? [J].Nurse Educ,2008,33(2):63-66.

③ HAND.Formalized New-Faculty Orientation Programs:Necessity or Luxury? [J].Nurse Educ,2008,33(2):63-66.

错误中吸取教训,而不会产生不利后果。新教师还可以通过角色扮演上课,获得上课情况的反馈。多媒体为新教师的学习体验带来诸多便利,通过视频会议和虚拟教室等途径,学习者可以与不同专家进行互动,获得教师新角色的其他见解;另一种类型的教学多媒体是计算机模拟教学软件,学习者通过模拟教学,获得及时反馈。课堂教学指导是新教师入职培训计划中非常重要的组成部分。导师应该是一位经验丰富的教师,他具备必要的技能和经验,可以指导新教师开始第一门课程。课堂教学指导对新教师非常有帮助,新教师开始履行职责,同时可以得到导师的指导、反馈和支持,这是非常宝贵的资源。

第三,组织经验,为了使这些经验具有实质性的意义,它们必须具有连续性、顺序性和整合性。[①]首先,注意连续性。无论正在探索的主题或概念如何,连续性都是必不可少的。新教师入职课程中的课堂管理和实践内容不应独立于大学和护理学院/系的使命愿景和核心价值观;新教师入职课程应该包括在课程中观察和实践课堂管理技术的各种机会。也就是说,整个入职培训计划中使用的学习内容必须以支持连续性的方式进行组织。其次,要注意顺序性。学习概念和经验的顺序性可以通过多种方式完成,如从头到尾、从简单到复杂。对新教师培训来说,从简单到复杂可能是比较理想的方式。最后,要注意整合性。新教师入职培训计划要获得成功,学习者必须能够整合入职课程中获得的所有概念和知识。入职课程应该有顺序地展开,从简单到复杂,并允许学习者在课堂讨论、模拟和角色扮演、案例研究分析以及在最后的课堂教学指导中实现整合。新教师在入职课程期间实现内容整合的最后机会应该在课堂教学指导环节中进行。课堂展示是新教师将理论与实践相结合,展示他们在入职课程中学到的所有知识的最后机会。

第四,确定是否达到入职培训计划的目的。[①] 新教师入职培训计划的评估基于目标框架进行,这种评估基于一组具体的可衡量结果,并评估学习者实现这些目标的能力。对新教师的评估不是基于初步目标,而是基于他们整合理论、将入职课程的内容应用到课堂教学的能力。在这个过程中,评估员可以为新教师提供关于如何改进教学的全面反馈意见。

3.教师发展项目

护理教师短缺是困扰很多护理学院的一大难题,如何缓解护理师资短缺问题是很多国家、机构和学校非常关注的问题。一些国家政府、慈善组织、健康产业及学校投入了专项经费用来设立培育护理师资项目,或为将来的护理师资提供资助。下面将从教学发展项目、学术发展项目展开综述。

(1)教学发展项目:Gelula 研究了标准化的学生(standardised students,SSs)护理教师发展项目对提高教师临床教学技能的效果,该项目专注于提供反馈和简短的临床教学技能,采用观看标准化学生的录像、微型教学等方法,结果表明标准化学生能提供

---

① HAND.Formalized New-Faculty Orientation Programs:Necessity or Luxury? [J].Nurse Educ,2008,33(2):63-66.

高仿真、低风险、模拟环境,通过教师反思和新方法的模拟教学,可以有效提高护理教师的临床教学技能。[①] Roh 设计前后对照研究来评估模拟教学法对参与者学习认知的影响,16 名泰国学员完成了为期两天的模拟教学法护理教师发展项目,结果表明:在课程结束后,参与者模拟教学的自我认知学习取得了显著的提升,说明模拟教学法的教师发展项目可以产生良好的学习效果,同时提升学习态度。[②] 进一步的研究则必须测试教师的表现是如何影响以模拟为基础的学习领域的学习认知、情感和社会维度。针对护理教师的短缺,Maryann 调查了护理学员对兼职护理教师的需求,提出了解决护理教师短缺的策略,包括确定兼职教师的整体需求、兼职教师的任职培训和支持,教学秘书进行课程协调,把兼职教师纳入学校正式教师,为兼职教师开设正式教师发展课程。[③] 模拟教学是利用模拟技术创设出高仿真模拟患者和模拟临床场景,代替真实患者进行临床教学和实践的教学方法,高质量的护理实验师资非常重要。Griffin-Sobel 创建一个包括护士教育工作者、医学图书馆员、实验室技术人员和技术专家的跨学科团队来培训护理学院从事护理实践教学的老师,取得了不错效果。[④]

Petersen 设计了一个关于吸烟控制的教师发展和课程构建项目。目前的课程中,戒烟方面的循证护理干预措施非常少,为此,加拿大洛马林达大学护理学院设计了一个预防烟草依赖和治疗方面的教师发展项目,对课程进行重新设计,经过两年的实践,评估教师关于教授烟草依赖内容和技能的知识、信念和实践,同时阐释教师发展和课程开发的策略以及可利用资源。该研究为如何针对具体教学内容开展课程改革、培养教师提供了一个可供参考的框架。

(2)学术发展项目:Smith 根据博耶多维学术观理论,探讨澳大利亚护理学校教师学术定义的重新诠释,访谈结果表明很多意想和实际困难导致学术人员不符合传统研究的期望。大家普遍认为研究工作将有利于晋升,而对护理实践背景、行政任务繁重和兼具临床角色的老师是很不利的,表明应该对"研究"学术给予重新定位,对教师参与的其他工作应给予认可和奖励。[⑤]

① GELULA,YUDKOWSKY.Using Standardised Students in Faculty Development Workshops To Improve Clinical Teaching Skills[J].Medical Education,2003,37(7):621-629.

② ROH,KIM,TANGKAWANICH.Survey of Outcomes in a Faculty Development Program on Simulation Pedagogy[J].Nurs Health Sci,2016,18(2):210-215.

③ FORBES,HICKEY,WHITE.Adjunct Faculty Development:Reported Needs and Innovative Solutions[J].Journal of Professional Nursing,2010,26(2):116-124.

④ GRIFFIN-SOBEL, ACEE, SHAROFF, COBUS-KUO, WOODSTOCK-WALLACE, DORNBAUM.A Transdisciplinary Approach to Faculty Development in Nursing Education Technology[J]. Nursing education perspectives,2010,31(1):41-43.

⑤ SMITH,CROOKES,ELSE,CROOKES.Scholarship Reconsidered:Implications for Reward and Recognition of Academic Staff in Schools of Nursing and Beyond[J].Journal of Nursing Management,2012,20(2):144-151.

（二）国内大学护理教师发展相关研究

从文献发表状况可以看出，我国护理教育界还没有实现从教师培训到教师发展理念的转变，护理教师发展方面的文献不多，国内学者从 2004 年才开始关注护理教师发展方面的研究。以下主要从理论探讨、经验介绍、境外借鉴、调查或定性研究、干预研究几个方面对国内大型护理教师发展方面的相关研究进行文献综述。

1.理论探讨

亓秀梅等综述了护理教师能力要求以及培训模式的研究现状；指出了我国在护理教师能力认识和测评体系上存在的不足，并根据我国现状建设性地提出了以护理教师的职业生涯历程为依据，发展层次性的护理师资培训模式的设想。[①] 高晓红讨论了医学院校青年护理教师如何培养的问题：从接受岗前培训和资格认定、师德的培养、提高教学能力、丰富临床经验、加强青年教师的学术建设、明确考核要求方面阐述了对医学院校青年护理教师的要求和培养，为青年护理教师的培养提供了一些新的思路。[②] 王瑶结合护理专业青年教师的特点，探讨护理专业青年教师的选拔与培养策略，可为青年护理教师的培养提供新的思路。[③] 马芳初步探讨了护理教师发展的概念、困境，提出了在个体、组织层面的对策。[④]

徐敏等从教师学习共同体的定义及发展概况、类型、评价以及提高护理教师学习共同体建设的策略四个方面对护理教师学习共同体的研究进展进行了综述。[⑤] 陈勤等探讨了生态哲学视域下高校护理教师学习共同体的构建：在生态哲学理论的指导下，通过文献分析我国护理高校教师的现状，构建了多层次相互作用、相互促进的学习共同体，在实施过程中应注重学习生态系统的动态性，及时调整，为我国高校护理教师的成长和发展提供参考。[⑥] 姜小鹰归纳总结了 14 所认证院校的护理专业师资队伍建设中存在的问题，包括师资队伍的数量与结构有待进一步提升与完善、师资队伍的教学科研能力有待加强、师资队伍的管理机制有待创新与重视；并提出可以通过多种途径提升教师的学历与职称，培养与引进并举，以科研促学科发展，优化管理机制，完善师资队伍建设制度等建议。[⑦] 邵海燕等围绕护理"双师型"教师的概念、核心能力、建设现状、问题和建

① 亓秀梅,朱念琼.护理教师能力要求及培训模式的研究现状[J].解放军护理杂志,2006(03):36-8,45.

② 高晓红.论医学院校青年护理教师的培养[J].全科护理,2013,11(26):2486.

③ 王瑶.护理专业青年教师的选拔与培养策略[J].河南教育(高教),2014(09):30-31.

④ 马芳,宋建华.论护理教师专业发展[J].中国护理管理,2008(11):53-55.

⑤ 徐敏,陈勤.高校护理教师学习共同体的研究进展[J].中华护理教育,2017,14(12):948-951.

⑥ 陈勤,史岩,刘东玲,梅永霞.生态哲学视域下高校护理教师学习共同体构建[J].生物技术世界,2016(05):186.

⑦ 姜小鹰.护理学本科专业认证中师资队伍建设的问题及建议[J].中华护理教育,2016,13(07):488-491.

议 5 个方面对护理专业"双师型"师资队伍建设的研究进展进行了综述。[1]

2.经验介绍

何仲结合北京协和医学院护理学院的经验和做法,重点介绍了护理专业教师的选拔与培养。[2] 青年教师李菁也介绍了北京协和医学院护理学院的护理青年专职教师双路径导师制临床实践模式,即护理与医疗双导师指导下的"护理—医疗—护理"实践模式,经过为期 2 年的实践与探索,护理学院青年专职教师在教学、科研、临床和专业发展方面取得较大收获,特别是培养深度和培养灵活性的问题得到了很好的解决,这种新的实践模式为青年专职护理教师培养提供了新的方法和思路。[3] 钱凤娥等分析高校护理师资培养及团队建设中存在的问题,运用现代质量管理中 PDCA[计划(plan)、执行(do)、检查(check)和处理(act)]循环原理对护理师资培养及团队建设模式进行构建,提出一些护理教师培养新思路。[4] 刘娅林等介绍了院校一体化教学模式双师型护理师资队伍管理和培训体系,提出落实双师型师资队伍的选拔、培养及激励机制是队伍建设的有效举措,采用 ASK[态度(attitude)、技能(skill)、知识(knowledge)]三位一体制订科学、规范化的培养方案,共培养了临床双师型护理教师 30 余名,显著提高了护理课堂与临床教学质量,促进了护理教师队伍的发展。[5]

曾友燕等探讨护理专职教师与临床兼职教师互动培训模式的效果:采取分类按需聘任临床护理兼职教师,履行规范化的聘任程序,实施科学的岗前培训制度、科室共建制度、"结对子"辅导等专兼职教师互动培训方式,结果表明:经过近 3 年的运转,广泛调动了临床兼职教员参与教学的积极性,临床兼职教师的理论授课水平得到明显提高,提示建立兼职教师准入制度,引入专兼互动的师资培训模式,设立科学、公正的兼职教师绩效考评体系,稳定和促进临床护理兼职教师队伍可持续发展,能够提高临床护理教学质量。[6] 董光等通过对辽东学院护理师资队伍的年龄结构、学位结构、实践能力、教学科研能力及教学方法与模式进行分析,探讨高校护理师资队伍如何建设的问题。[7] 季丽丽等以合作理论、双因素理论为指导,探讨建立医院和教师积极参与的长效机制,形

---

① 邵海燕,姜金霞,王文静.护理专业"双师型"师资队伍建设的研究进展[J].护士进修杂志,2017,32(08):695-698.

② 何仲,沈宁,许岩,刘华平.护理专业教师的选拔与培养[J].中华护理杂志,2004(08):51-52.

③ 李菁,绳宇,邓寒羽,马伟光,张京煜,张欢,梁涛.护理青年专职教师双路径导师制临床实践模式的研究[J].中华护理杂志,2014(05):580-583.

④ 钱凤娥,毕怀梅,王进进,王涛,陈祖琨.基于 PDCA 循环的高校护理教师培养及团队建设模式设计[J].卫生职业教育,2018,36(05):2-4.

⑤ 刘娅林,陈红宇,张凤勤.院校一体化教学模式双师型护理师资队伍管理和培训体系的构建[J].全科护理,2015,13(34):3507-3509.

⑥ 曾友燕,孙菲,顾申,张玲娟,陆小英,储静.护理学院专职教师与临床兼职教师互动培训模式探讨[J].护理学报,2010(15):26-28.

⑦ 董光宇,刘强,刘新.对高校护理专业师资队伍建设的探讨[J].才智,2016(17):130-131.

成基于院校合作的护理双师型师资队伍建设的策略与实施途径。[①]

3.境外借鉴

顾耀华等总结了美国高校护理师资队伍建设的现状、困境及对策:发现美国师资队伍存在师资短缺严重的问题,主要原因是师资队伍老化、工资水平相对较低、缺乏合格候选人;为了应对护士及护理师资的持续短缺,美国从全国、各州、各组织、学校和医院层面出台了很多举措,可分为三大类:经济与政策支持、教育合作和教学创新。[②] 刘巍通过赴芬兰于韦斯屈莱应用科技大学健康与社会研究学院护理专业教师培训3个月的经历,总结了中国与芬兰护理教育的不同。[③] 张慧颖从教师的学历结构、职称结构、发表论文情况、参与临床及教学实践状况、研究方向、学院的科研平台和教学发展平台几个方面介绍了美国杜克大学护理学院师资队伍的建设情况。[④]

4.定量或定性研究

朱雪梅首次采用叙事研究方法,选取一名优秀护理教师作为研究对象,对其成长经历和教育生涯故事进行研究,进而解读研究对象是如何由一名普通教师成长为优秀教师的专业发展实质;该研究从优秀教师个体的成长历程入手,挖掘其成长的关键事件,分析促进其专业成长的因素,总结护理教师专业发展的经验,以期为护理教育管理者和教师提供些许启示与参考。[⑤] 白联缔基于美国护理课程设置提出了高校护理教师教学能力的一般结构和特殊结构,然后采用自行编制的"高校护理教师教学能力调查问卷"进行调查,了解护理教师的教学能力现状,分析在课程改革背景下教师教学能力存在的问题及影响因素,最后结合当前护理教师教学能力的实际情况,从学校、教师自身两方面提出促进我国高校护理教师教学能力发展的策略。[⑥] 王惠珍采用德尔菲方法构建了双师型护理教师资格的考评方法:遴选条件、培训方法、考核评价和认证。[⑦] 曾冬阳调查了护理专业教师发展存在的问题,主要包括培养模式单一、与临床实践脱节、教师存在明显的保守倾向,同时提出了尝试新的专业教师培养模式,采用教学与临床实践相结合等对策。[⑧]

张传坤调查了不同层面护理专业教师在职培训的现状及需求:采用自设问卷对山

① 季丽丽,战同霞,郝荣霞,卢国华.合作理论和双因素理论指导下护理双师型师资队伍培养路径探究[J].卫生职业教育,2016,34(21):16-19.

② 顾耀华,刘萍,邹智杰.美国高校护理师资队伍建设的现状与启示[J].中国护理管理,2017,17(02):282-287.

③ 刘巍,王继红,李晶文.护理专业中外合作办学教师培训模式探讨[J].中国农村卫生事业管理,2017,37(02):135-136.

④ 张慧颖,张艳,张倍倍,韩二环,王荣华,余自娟.美国杜克大学护理学院师资队伍建设状况及启示[J].中华护理教育,2017,14(08):639-641.

⑤ 朱雪梅.优秀护理教师专业发展的叙事研究[D].吉林:东北师范大学,2010.

⑥ 白联缔.高校护理教师教学能力发展研究[D].辽宁:辽宁医学院,2013.

⑦ 王惠珍,高星,翟惠敏,高钰琳."双师型"护理教师资格考评体系的研究[J].中华护理杂志,2009(06):565-566.

⑧ 曾冬阳.护理专业教师发展存在的问题及对策[J].卫生职业教育,2008(06):91-92.

东省 96 名本科院校、76 名高职高专院校护理专业教师开展调查,结果表明本科院校护理专业教师与高职高专院校护理教师参加在职培训的频次、形式、满意度比较差异无统计学意义;二者对科研培训需求均较高,认为应该培训护理科研知识的本科院校教师占87.5%,高职高专院校教师占92.1%,高职高专院校教师对临床实践技能培训需求高于本科院校教师;最后提出各院校均应加大护理专业教师在职培训力度,进一步完善在职培训内容,丰富培训形式,注重教师在职培训的个性化需求。[①] 孔静通过对天津、河北、四川、黑龙江、山西等省市的 16 所高校 210 名护理专职教师进行调查,了解其核心能力的现状和影响因素,结果表明高校护理专职教师核心能力总体水平偏低,影响因素包括学期教学时数、临床医学专业毕业、高级职称、副高职称和中级职称;提示可以通过加大教师教学实践锻炼,同时结合不同职称的结构特点,探索合理的方法促进教学实践和教学管理,进而提高教师核心能力水平。[②]

朴海善等采用问卷形式调查了护理学专兼职教师岗位胜任素质现况,结果表明专兼职护理教师整体在个人特质、师生关系、人际沟通、价值观、工作态度等方面均无统计学显著差异,两组在专业知识技能方面存在统计学显著差异($P<0.01$),提示倡导积极开展校院联合的教师培养模式,重视教师岗前培训和继续教育,不断完善个体化考评机制,促进高校人才管理,可真正缩小专兼职护理教师间的差异。[③] 陈巧力采用分层抽样调查方法对全国不同层次高等院校 266 名护理专业教师展开调查,结果表明 79.3% 教师的关怀能力处于低水平,主要影响因素为教师性质授课种类、领导倾听教师心声程度、人文关怀知识关注度和培训经历,教师对关怀的认知情况整体较好,但仍以治疗性关怀为主;提示应加强对教师人文关怀能力的培养,深入理解人文关怀内涵。[④]

5.干预研究

罗松娜等探讨高校护理教师情绪智力团体培训的方法和效果,选取某医科大学 37 名护理教师进行 9 次情绪智力团体培训;培训以情绪胜任力框架与理性情绪疗法理论为依据,培训主题包括初识情商、识别情绪、认知情绪、管理情绪、理解情绪、人际关系、激励自我、情商教学,培训方法主要有讲授、讨论、情境模拟、视频欣赏、案例分析、反思、个案分享、游戏等,随后比较培训前后护理教师情绪智力得分。结果表明培训后护理教师情绪智力总分及各维度得分均高于培训前($P<0.01$),提示情绪智力团体培训可有

① 张传坤.不同层面护理专业教师在职培训现状及需求的调查[J].中国高等医学教育,2015(07):28-29.

② 张传坤.不同层面护理专业教师在职培训现状及需求的调查[J].中国高等医学教育,2015(07):28-29.

③ 朴海善,潘淑均,华桂珍,杨丽娜,李胜玲.护理学专兼职教师岗位胜任素质现况调查分析[J].科教文汇(下旬刊),2018(05):19-21.

④ 陈巧力.高等院校护理专业教师人文关怀能力现状调查及影响因素分析[D].新乡:新乡医学院,2013.

效提高护理教师情绪智力水平。[①]

综上，国外护理学者就如何实施教师导师指导、新教师培训、教师发展项目等方面进行了广泛而深入的研究，取得了比较丰富的成果，为我国开展大学护理教师发展方面的研究提供了有益的借鉴。相比而言，国内学者对大学护理教师发展方面的研究还刚刚起步，主要采用经验探讨、问卷调查来对大学护理教师发展问题进行阐述，干预性的研究比较少。国内护理学者主要从护理教师发展的概念、困境，如何构建护理教师能力认识和测评体系，青年护理教师如何培养，学习共同体研究进展以及高校护理教师学习共同体的构建，护理专业认证院校的师资队伍建设中存在的问题以及"双师型"教师队伍如何建设等方面进行了理论探讨。

护理学者们还介绍了本院校的一些经验和做法，如护理青年专职教师双路径导师制临床实践模式、基于 PDCA 循环原理构建护理师资团队、院校一体化教学模式双师型护理师资队伍管理和培训体系、护理专职教师与临床兼职教师互动培训模式、基于院校合作的护理双师型师资队伍建设策略与实施途径。境外借鉴主要介绍了美国高校护理师资队伍建设的现状、困境及对策，采用案例形式介绍美国杜克大学护理学院师资队伍建设以及芬兰护理专业中外合作办学教师培训过程中的收获。可喜的是，在护理研究中首次有学者采用叙事研究方法来研究优秀护理教师的成长，此外，比较多的是采用调查研究的方法来了解护理教师的教学能力、在职培训现状及需求、核心能力的现状和影响因素、岗位胜任素质、人文关怀能力现况。可以看出，以上研究大部分从经验的角度来探讨，从理论的视角来深入探究，大学护理教师发展方面的研究还相当匮乏，对大学护理教师发展缺乏全面、系统、深入的研究，内容较为零散，在宏观和微观实施方面的变化发展还有待深入研究和分析。

三、大学护理教师工作满意度相关研究

教师是教学主体，是大学生存和发展的根本动力和源泉，教师的工作积极性是影响大学教学质量和办学水平的主要因素。关注教师发展，应该关注教师的工作状态和工作满意度水平。教师工作满意度是教师对所从事的职业以及工作条件和状况的一种总体的、带有情绪色彩的感受与看法。[②] 教师工作满意度不仅会影响教师工作的积极性，同时还会影响教师的心理健康。通过了解教师工作满意度整体状况，探讨影响教师工作满意度的相关因素，可以为促进教师发展和改革提供依据。

（一）工作满意度概述

工作满意度（job satisfaction）最早源于梅奥等人的霍桑实验，结果表明员工的工作情绪会影响其工作行为，员工所处的社会环境和心理因素是决定工作满意度与生产力

① 罗松娜，隋树杰，石华.高校护理教师情绪智力培训的效果研究[J].中华护理教育，2017，14(12)：897-899.

② 陈云英，孙绍邦.教师工作满意度的测量研究[J].心理科学，1994(3)：146-149.

的主要因素[①]。也就是说,员工工作满意度是受社会因素和心理因素共同作用的结果。该研究开创了工作满意度研究的先河。随后的 1935 年,美国学者霍波克出版了《工作满意度》(*Job Satisfaction*)一书,在书中首次提出了"工作满意度"的概念:个体在生理和心理上对其工作环境因素所产生的满意程度的感受,是对工作情境的一种主观反应[②]。自霍波克提出工作满意度这个概念后,国内外学者纷纷开始了工作满意度相关问题的探索和研究,研究领域主要集中在组织行为学和人力资源管理方面,而涉足教育领域的工作满意度研究并不多,特别是对大学教师工作满意度的研究还比较少。同时,对教师工作满意度的研究大部分还是沿用企业管理中工作满意度的理论和研究方法,没有真正体现出大学教师工作满意度的研究特点。通过文献回顾,发现国内外对护士的工作满意度颇为关注,但对大学护理教师工作满意度进行的系统研究还比较少,大部分是一些描述性的研究,了解护理教师工作满意度的状况以及可能的影响因素。

(二)国外护理教师工作满意度相关研究

全球护理教师都存在严重短缺状况,如何采取措施来吸引和留住护理教师,也促使一些学者对护理教师工作满意度进行相关研究,通过更好地了解影响教师工作满意度的因素可能有助于解决教师短缺问题。以下将简要介绍工作满意度理论、有关护理教师工作满意度的综述,然后从调查和干预两方面来对国际上护理教师工作满意度的相关研究展开综述。

目前的研究主要从 4 个理论角度关注教师的工作满意度:人力资本理论,强调薪资和福利对职业选择重要性;结构理论,强调制度特征对工作满意度的影响;自我决定理论,认为积极的外在环境可以提升工作能力和工作绩效;心理学理论,强调工作绩效和满意度之间的关系[③]。LiGui 在 2009 年的一篇综述中,从国际角度对 1976—2007 年发表的关于护理教师工作满意度的研究进行了全面的文献综述,综述分为两个部分[④][⑤]。第一部分系统回顾了 1976—2007 年的 30 年间护理教师工作满意度的研究,总结了针对护理教师的工作满意度的测量工具、护理教师工作满意度状况以及护理教师工作满意度的组成部分。结果表明,虽然使用的工作满意度量表不同,但工作满意度的组成部分基本相似,主要包括同事关系、工作本身、专业成长和晋升机会、薪酬和领导,尤其是专业角色、与临床同事的关系、工作的挑战性和自主权;此外,工作条件、工作时间、工作保障、学校声誉和研究时间似乎也是工作满意度的组成部分。工作描述指数量表(job

① 董朝辉.教师工作满意度研究[M].天津:中国社会出版社,2012.

② HOPPOCK.Job Satisfaction[M].New York:Harper and Brothers,1935.

③ WANG,LIESVELD.Exploring Job Satisfaction of Nursing Faculty:Theoretical Approaches[J].J Prof Nurs,2015,31(6):482-492.

④ GUI,BARRIBALL,WHILE.Job Satisfaction of Nurse Teachers:a Literature Review.Part I:Measurement,Levels and Components[J].Nurse Education Today,2009,29(5):469-476.

⑤ GUI,BARRIBALL,WHILE.Job Satisfaction of Nurse Teachers:a Literature Review.Part Ⅱ:Effects and Related Factors[J].Nurse Education Today,2009,29(5):477-487.

descriptive index，JDI)和一般工作量表(job in general scale，JIG)是评估工作满意度的最常用的量表，均已经过测试，具有较好的信效度。

第二部分重点探讨了工作满意度的影响。角色冲突和角色模糊、职业倦怠和领导风格常被认为会影响护理教师的工作满意度，然而，授权、领导者期望、组织氛围等因素对工作满意度也会产生影响，建议在未来的研究中进一步确定组织特征对护理教师工作满意度的影响，特别是薪资、护理教师人数、学生人数和年度合同长度对工作满意度的影响；此外，某些社会人口统计学变量，如年龄、教龄、坚韧性与一致感(hardiness and sense of coherence)被发现与工作满意度相关，而工作满意度与护理教师留任、离职意愿、职业倦怠和工作效率之间的关系尚未得到证实。

1.护理教师工作满意度调查方面的研究

Holopainen 等人(2007 年)分析了护理教师职业健康相关方面的研究，发现护理教师对他们的工作总体上非常满意，觉得工作既富有挑战性又有趣。[①] 其中，良好的学生关系、同事及管理层的支持能提高护理教师的工作满意度；护理老师非常重视其专业独立性，工作条件不佳可能会增加其不满；此外，变化、时间压力、持续高负荷与高压力下工作，如果缺乏足够的支持和鼓励就会导致不满；学生比较多的大课和外加的行政工作也会引起不满，角色需求的变化会削弱护理教师的应对能力。该文献综述强调了研究护理教师工作满意度的重要性。

Kathleen 对佛罗里达州的 23 所社区护理学校的护理教师进行了问卷调查，探讨工作满意度和留职意愿之间的关系。[②] 该研究的定性部分侧重于护理教师的感知或感受，这些开放式问题基于赫兹伯格的工作理论动机的分量表。研究结果显示，护理教师最看重的是薪资和工作本身，绝大多数护理教师喜欢他们的工作，总体工作满意度可以作为留职意愿的预测因子。

Yingchen Wang 等对 2004 年美国全国高等教育数据中的护理教师数据[③]进行二次统计分析，了解护理教师工作满意度状况，结果证实了人力资本指标对工作满意度的重要作用，即工资和福利对护理人员的工作满意度起着非常重要的作用；也证实了制度环境对护理教师工作满意度的影响，护理教师一般十分热爱护理教师工作，认为培养和教育合格的护士比发表文章更为重要，若过于强调科研工作，会让他们觉得缺乏对工作的支持；同时，护理教师希望获得更多的职业发展机会，大部分护理教师还是硕士学位，他们希望得到进一步提升，获得更多的职业发展机会；护理教师也希望获得基金的支

---

① HOLOPAINEN，HAKULINEN-VIITANEN，TOSSAVAINEN. Nurse Teacherhood：Systematic Descriptive Review and Content Analysis[J].International Journal of Nursing Studies，2007，44(4)：611-623.

② LANE，ESSER，HOLTE，MCCUSKER.A Study of Nurse Faculty Job Satisfaction in Community Colleges in Florida[J].Teaching and Learning in Nursing，2010，5(1)：16-26.

③ STATISTICS.National Center for Education Statistics[EB/OL]. http://nces.ed.gov/pubs2006/2006179.pdf.

持。① 所以,该研究建议大学和护理院校能改善教学设施、服务,提升支持力度,提供更多的职业发展机会。

2009 年 6 月—2010 年 1 月,Altuntas 对土耳其 10 所公立护理学校的 248 名学术护士(包括教授、副教授、助理教授、研究助理和讲师)进行了工作满意度和离职倾向的问卷调查。结果表明,学术护士的总体工作满意度状况为中等水平,对工作质量和同事关系最为满意,对薪酬和课程的满意度最低;同时,学术护士感到比较自由,认为他们的工作是安全的,对管理环境和领导能力较为满意;此外,职称、教龄、受聘状态以及学历水平也会影响到学术护士的工作满意度,其中,研究助理、助理教授、工龄不足 10 年、具有博士学位和合同制学术护士的工作满意度较低。② 建议护理学校的管理人员应该定期调查护士的工作满意度,了解不满意的原因并进行改进,提升学术护士的工作满意度。

Derby-Davis 基于赫茨伯格的激励因素—保健因素的双因素激励理论,在 2010 年 5—6 月采用问卷方式对佛罗里达州的 134 名护理教师进行问卷调查,探讨护理教师的工作满意度和留职意向的影响因素。③ 结果表明,学历高、经验丰富的护理教师更倾向于继续留职工作,而年龄、家庭责任和健康状况与留职意向不相关;保健因素与留职倾向存在显著正相关,激励因素、保健因素和留职意向的相关关系表明护理教师工作满意度较高,激励因素和保健因素对护理教师的工作态度和继续留任产生了积极影响。激励因素—保健因素的双因素激励理论是护理教师留职意向的重要预测因子。该研究结果可以帮助护理院长和董事制定促进组织变革的战略,如灵活的工作量政策和金钱激励措施,吸引和留住护理教师。

2008 年 9 月—2009 年 1 月,LiGui 等用问卷方式调查了中国大陆 3 所护理学院和英国 1 所护理学院的共 121 位护理教师,了解其工作满意度、心理一致感、角色冲突和角色模糊、工作授权和专业认同状况。④ 结果表明,两国护理教师对工作满意,但对晋升的满意度比较低;中国护理教师的心理一致感和专业认同感最低,英国护士的角色冲突水平最高,心理一致感和工作赋权与工作满意度呈显著的正相关,角色冲突和模糊与工作满意度以及各个维度呈显著的负相关;对中国护理教师来说,专业认同与工作满意度以及各个维度呈显著正相关。该研究首次对中英护理教师工作满意度等方面进行了国际比较研究,探讨了两国护理教师工作满意度等存在的差异,为更好地开展高等护理教育的国际交流与合作、护理师资的交流互动提供了参考。

① WANG,LIESVELD.Exploring Job Satisfaction of Nursing Faculty:Theoretical Approaches[J].J Prof Nurs,2015,31(6):482-492.

② ALTUNTAS.Factors Affecting the Job Satisfaction Levels and Quit Intentions of Academic Nurses[J].Nurse Educ Today,2014,34(4):513-519.

③ DERBY-DAVIS.Predictors of Nursing Faculty's Job Satisfaction and Intent to Stay in Academe [J].J Prof Nurs,2014,30(1):19-25.

④ GUI,GU,BARRIBALL,WHILE,CHEN.The Working Lives of Nurse Teachers in Mainland China and the United Kingdom:a Questionnaire Survey[J].Nurse Educ Today,2014,34(5):730-737.

Owen 在开展综合教职员工共享治理体系之前,对护理学院的 69 名全职教职员进行了问卷调查,了解其工作满意度、授权和工作投入度。[①] 结果表明,教职工的工作满意度、赋权和工作投入状态为中等到高等水平,教师和工作人员在结构赋权的两个分量表上存在显著差异。该研究首次介绍了在护理学院建立共享治理体系、在进行重大改革前了解教职工工作满意度状况和工作投入状况非常重要。

2.护理教师工作满意度干预方面的研究

虽然有越来越多的研究关注护理教师工作满意度的相关因素,但是缺乏旨在提高工作满意度的干预研究。

Birx 采用干预前后对比、定性和定量相结合的方法评估了一项团队建设项目活动(team-building retreat)对提高护理教师的凝聚力和工作满意度的效果。[②] 干预内容包括在一所大学里的自然保护区的美丽、轻松的环境中进行为期一天的休养活动,由两名经过认证的挑战课程讲师带领大家进行各种活动,如了解彼此、团体玩杂耍、鼠标陷阱、呼啦圈和彩色气球的小组解决问题等活动。有 39 位护理教师参与了该项目,干预前后的工作满意度得分取得显著提高,具有统计学意义,但这种项目的积极变化并未在整个学期中得到维持。结果表明,这种调整课程的团队建设项目活动是一种有效的干预措施,可以提高教师的凝聚力,提高教师对同事的满意度,并提高教师整体工作的满意度。定性访谈也再次论证了效果,提出了许多关于相互了解和相互欣赏的积极评论。尽管活动的直接影响是积极的,并且具有统计学意义,但从活动结束到学期结束,团队凝聚力、工作满意度和对监督的满意度都有显著下降,说明活动产生的积极变化并未在整个学期中得到维持。

Smith 等人调查了美国中西部公立大学护理院校的教师和临床教师在就职早期、中期和后期对学校提供培训和指导的满意度状况。结果表明,临床教师的满意度比大学护理教师的满意度高,对后期培训与指导以及组织文化等最不满意,访谈结果表明教师对教师培训的需求随着就职时间的变化而有所不同,认为缺乏组织性的教师发展理念以及支持策略,感觉是一个整体但却不完整;并根据研究结果构建了一个教师培训和指导模式。[③]

这些研究为管理者如何提升护理教师工作满意度提供了一种思路,通过团队建设活动、教师培训、导师指导模式可以提升团队凝聚力和工作满意度,反映了社会支持、教师发展对工作满意度的积极影响。

① OWEN,BOSWELL,OPTON,FRANCO,MERIWETHER.Engagement,Empowerment,and Job Satisfaction Before Implementing an Academic Model of Shared Governance[J].Applied Nursing Research, 2018,41:29-35.

② BIRX,LASALA,WAGSTAFF.Evaluation of a Team-Building Retreat to Promote Nursing Faculty Cohesion and Job Satisfaction[J].J Prof Nurs,2011,27(3):174-178.

③ SMITH,HECKER-FERNANDES,ZORN,DUFFY.Precepting and Mentoring Needs of Nursing Faculty and Clinical Instructors:Fostering Career Development and Community[J].Journal of Nursing Education,2012,51(9):497-503.

（三）国内护理教师工作满意度相关研究

国内自 2008 年起才有学者开始关注护理教师工作满意度方面的研究,但近 10 年来只有一篇关于大学护理教师工作满意度的研究发表,其他 3 篇是关于临床兼职教师工作满意度、职业倦怠和幸福感方面的研究。

王秀丽等评价了心理讲座、社会支持活动对临床护理教师工作满意度和积极情绪的效果。[①] 该研究对 278 名临床护理教师进行干预前后的问卷调查,干预内容包括心理讲座、情绪性的社会支持、体育运动、绩效改革等,经过一年的干预,临床护理教师的积极情绪工作满意度有所提高,有显著统计学意义;提示应关注临床护理教师的心理健康状态,建议医院重视提升临床护理教师的积极心理,进而提升其工作满意度。王志稳等采用问卷方式调查了 136 名从事带教工作 2 年以上的临床护理教师的工作倦怠和工作满意度状况。结果表明,55.1％ 和 68.4％ 的临床护理教师在情绪衰竭和个人成就感方面处于中度衰竭,满意度比较高的方面包括与同事的关系、被认可和称赞、专业交流机会,而对福利待遇、家庭和工作平衡、排班制度、专业发展机会方面的满意度比较低;提示应该关注临床护理教师的情绪衰竭和个人成就感,通过提高临床护理教师的福利待遇进行精神鼓励,可以提高其工作满意度,降低其职业倦怠程度。

2009 年 10 月—2010 年 6 月,徐红梅采用问卷方式调查了黑龙江省 6 所附属医院的 258 名护理兼职教师的工作压力和主观幸福感。结果表明,临床护理兼职教师的工作压力较临床护士压力大,主观幸福感较低,男性护理兼职教师主观幸福感高于女性;大专、中专学历层次的兼职教师主观幸福感高于本科及以上的兼职教师;工作压力和主观幸福感呈显著负相关,也就是说,压力越大,主观幸福感越低。[②] 该研究提示应该关注临床教师的心理健康,注意减轻临床护理兼职教师的工作压力,建议通过促进人性化管理、提高兼职教师待遇、重视兼职教师的专业成长、提高自身抗压能力等措施来提升护理兼职教师的主观幸福感。

以上 3 项研究主要针对临床兼职护理教师,苗丽华等采用问卷方式调查了山西省高校护理教师工作满意度状况,共调查了 6 所高校的 89 名护理教师。结果表明,总体工作满意度水平为 45.75 ± 10.22 分,低于一般水平,不同年龄、婚姻状态、职称、收入、是否担任行政职务的高校护理教师的工作满意度差异有统计学意义。[③] 该研究提示高校护理教师满意度是一个不容忽视的问题,直接影响到护理教学质量,应该对护理教师不满意的地方进行改进,采取一定的激励措施,使教师能更好地投入教学工作中去。

综上所述,国内外学者对护士工作满意度关注比较多,但对大学护理教师工作满意

---

① 王秀丽,孙佰珍,王洪慧.临床护理教师积极情绪与其工作满意度关系的研究[J].齐齐哈尔医学院学报,2008(19):2387-2389.

② 徐红梅,芦桂芝,赵士宏,魏海燕,陈丽,张杨.临床护理兼职教师工作压力和主观幸福感的相关研究[J].护理研究,2011,25(12):1052-1054.

③ 苗华丽,金瑞华.山西省高校护理教师工作满意度的调查与分析[J].护理研究,2009,23(03):198-200.

度的研究还很有限。已有的研究主要采用问卷方式调查护理教师工作满意度以及影响护理教师工作满意度的因素,但对如何通过干预措施来提升护理教师工作满意度方面的研究还不多,特别是国内有限的研究中针对高校护理教师工作满意度的研究还较少,值得进一步深入研究。

第四节 研究思路、方法和设计

科学、严谨的研究设计是研究成败的关键因素。本节将详细介绍本研究的基本思路以及主要的研究方法,还会阐释本研究涉及的量性研究和质性研究的具体设计以及实施过程。

一、研究的思路与方法

本研究的思路体现了过程性的逻辑关系,那本研究是如何一步步地开展研究? 研究的基本路径是什么? 具体用到了哪些研究方法呢?

(一)研究的基本思路

本研究依据"文献综述—现状呈现—问题剖析—国际参照—理论分析—对策建议"的逻辑思路,力求在深入分析的基础上实现构建适合我国护理学院/系教师发展体系的目标。本研究的具体思路如下:

(1)运用文献研究法,搜集相关研究成果,撰写研究综述,为研究的开展奠定基础和提供理论依据。

(2)以大学教师发展相关理论、多维学术观、教师工作满意度理论、教师职业生涯发展理论、教师专业发展评价理论为理论基础,建构大学护理教师多维发展概念框架,并据此初步设计量性研究和质性访谈。

(3)运用问卷调查法对大学护理教师工作满意度、离职倾向、发展模式状况进行研究,了解大学护理教师发展状况,包括教师发展次数、效果评价和教师发展模式,大学护理教师工作满意度和离职倾向状况。

(4)采用数理统计方法分析大学护理教师发展、工作满意度和离职倾向之间的关系,教师发展对工作满意度和离职倾向的影响以及作用机制。

(5)基于大学教师发展框架构建访谈提纲,对大学护理教师进行深入访谈,了解其教师发展的具体状况,揭开大学护理教师发展的总体样貌,全面了解存在的问题,为相关问题的解决提供重要依据。

(6)采用文献研究和访谈分析来梳理美国护理教师发展状况,访谈了美国罗格斯大学护理学院的 13 位大学护理教师。

(7)结合量性研究和质性研究结果,结合理论探索的相关启发,借鉴美国大学护理教师发展经验,探析我国大学护理教师发展的对策与路径。

（二）研究的主要方法

（1）文献研究法：本研究在确定研究范围后，借助图书馆、互联网和电子文献数据库对大学护理教师的发展、工作满意度等国内外相关研究和理论进行了广泛的查阅和分析。

（2）个案研究法：对具有典型意义的美国大学护理教师进行个案分析，从微观层面详细、客观地剖析其教师发展的对象、机构、内容、方式等。

（3）问卷调查法：通过问卷调查，了解和获得我国大学护理教师工作满意度、离职倾向和教师发展的现状，找出影响工作满意度、离职倾向和教师发展的影响因素及存在的问题。

（4）数理统计法：采用数理统计法分析大学护理教师发展、工作满意度和离职倾向之间的关系，教师发展对工作满意度和离职倾向的影响以及作用机制。

（5）质性访谈法：以中美大学护理教师为访谈对象，对大学护理教师的相关问题进行客观和深入的分析和探讨。

二、研究设计与实施

研究设计是开展研究的计划和策略。作为一种计划，研究设计涉及样本的选择、资料收集、资料分析等研究过程的各种活动。研究类型不同，其研究设计也会有所差异。本研究主要采用量性研究和质性研究两种研究设计，下面将具体介绍研究设计及实施的过程。

（一）量性研究

量性研究主要通过调查研究来了解大学护理教师的工作满意度、离职倾向及教师发展状况，探讨大学护理教师发展对工作满意度以及留职意向的影响。

1.研究内容

本研究从 4 个方面展开了关于大学护理教师满意度、离职度和教师发展的研究。

研究一：考察大学护理教师满意度现状，进一步分析人口统计学变量对教师工作满意度的影响。

研究二：考察大学护理教师离职度现状，进一步分析人口统计学变量对教师离职度的影响。

研究三：探究大学护理教师发展现状，进一步分析人口统计学变量对教师发展的影响。

研究四：分析大学护理教师满意度、离职度和教师发展之间的作用关系，提出并验证三者之间的作用机制模型；采用相关分析、回归分析、路径分析、验证性因素分析等方法考察各变量之间的关系，分析工作满意度、教师发展对教师离职倾向的影响，揭示教师工作满意度、教师发展对教师离职倾向的作用机制。

根据大学护理教师满意度、离职倾向和教师发展的相关理论以及相关研究，提出具体研究假设及研究模型：

（1）不同群体大学护理教师间的离职倾向水平存在差异，教师离职倾向受到性别、教龄、学历、婚姻状况、地区等社会人口学变量的影响。

（2）不同群体大学护理教师间的满意度水平存在差异，教师工作满意度受到性别、教龄、学历、婚姻状况、地区等社会人口学变量的影响。

（3）不同群体大学护理教师间的教师发展水平存在差异，教师发展受到性别、教龄、学历、婚姻状况、地区等社会人口学变量的影响。

（4）大学护理教师工作满意度、离职倾向和教师发展间关系密切，理论模型和框架如图 1-4-1 所示。

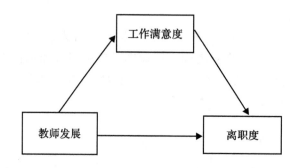

图 1-4-1　教师发展对工作满意度、离职倾向的作用框架图

2.研究对象

根据研究目的，研究对象的入选标准为年龄大于 18 岁，在我国综合本科院校或医学本科院校任职并从事本科护理教育、具备教师资格的护理教师。选取东、中、西三部共 8 所具有代表性的护理学院/系，并于 2017 年 2 月—2017 年 4 月在高校内从事本科护理教育的护理专业教师。研究对象的具体情况见表 1-4-1。

表 1-4-1　研究对象一般人口资料（$n=238$）

项目	频数	百分比/%
性别		
男	8	3.4
女	230	96.6
婚姻状况		
已婚	216	90.8
未婚	16	6.7
离异	6	2.5
年龄		
20～29 岁	20	8.4
30～39 岁	98	41.2
40～49 岁	76	31.9
50～59 岁	38	16
>60 岁	6	2.5

续表

项目	频数	百分比/%
教龄		
0~4 年	42	17.6
5~14 年	105	44.1
15~25 年	60	25.2
>25 年	31	13
税后月收入		
<5000 元	42	17.6
5000~7999 元	109	45.8
8000~10000 元	52	21.8
>10000 元	35	14.7
受教育程度		
大专及以下	3	1.3
本科	52	21.8
硕士	108	45.4
博士以上	75	30.5
职称		
无职称	13	5.5
助教	19	8
助理教授/讲师	80	33.6
副教授	88	37
教授	38	16
行政职务		
是	85	35.7
否	153	64.3
学校类型		
综合本科	93	39.1
医学本科	145	60.9
学校地域		
东部	105	44.1
中部	78	32.8
西部	55	23.1

3.测量指标及研究工具(表 1-4-2)

表 1-4-2　测量指标及研究工具

	测量指标	问卷
因变量	离职倾向 工作满意度	教师离职倾向量表 大学护理教师工作满意度量表
自变量	教师发展 人口学资料	大学护理教师发展问卷 一般资料调查表

本调查的研究工具分为 3 部分,包含一般资料调查表、工作满意度量表、教师离职倾向量表、大学护理教师发展问卷 4 种问卷。

(1)一般资料调查表:结合研究对象的自身特征,考虑人口学和统计学要求,自行设计量表,内容包括年龄、性别、职称、任职年限、婚姻状况、经济状况、科研情况、教育水平、任职类型等基本资料。

(2)工作满意度量表:采用郭爱等人编制的高校教师工作满意度量表[1],在原量表的基础上,结合多位专家意见,修改后形成新的大学护理教师工作满意度量表。原量表共 24 题项,包括一个总体满意度评分项目,采用 5 点计分,1 表示非常不符合,5 表示非常符合,共 7 个维度。在本研究中,将其修订为 5 个维度,删除 6 个条目,增加一个条目,共 19 个条目。该量表在原作者的研究中具有比较好的信度和效度,量表的信度为0.92。本研究中,该量表的信度系数(Cronbach's alpha)是 0.908,具有比较好的稳定性和一致性。在大学护理教师群体中的探索性因素分析表明,教师工作满意度由 5 个因素构成,能解释项目总体变异的 68.848%,验证性因素分析验证 5 因素结构具有较好的拟合指标,说明该量表有较好的效度。

(3)教师离职倾向量表:采用香港学者樊景立等在 1998 年编制的离职倾向量表,原量表用于测量企业员工的离职倾向,本研究对其称谓进行了适当修改,明确了教师离职倾向中的流向其他高校和流出教育领域两个不同方面。[2] 该量表共 4 个题项,采用 5 点计分,1 表示非常不符合,5 表示非常符合。该量表在国内以往的研究中具有较好的信效度。本研究对离职倾向量表进行了因素分析,抽取出一个公因子,因子负荷大于 0.4,累积方差解释率达到 51.314%。验证性因素分析验证 1 因素结构具有较好拟合指标,说明该量表的结构效度较好。该量表的信度系数(Cronbach's alpha)为 0.681,具有良好的信度。

(4)大学护理教师发展问卷:本研究根据古斯基的教师专业发展模式的基本理论和

---

[1]　郭爱.高校教师工作满意度及离职倾向研究[D].天津:天津财经大学,2014.

[2]　TSUI,FARH.Where Guanxi Matters:Relational Demography and Guanxi in the Chinese Context[J].Work Occupations,1997,24(1):56-79.

大学教师发展理论自行编制问卷,结合多名专家评定、修订而成。内容主要有大学护理教师发展模式(包括指导、个体指导活动、探究/行动研究、研究小组、参与发展/完善过程、观察/评估、培训)以及个人发展、教师发展、专业发展和组织发展方面的教师发展项目开展的情况以及效果评价。主要使用大学护理教师对个人发展、教师发展、专业发展和组织发展项目的效果评价来代表其教师发展水平,包括 4 个条目,根据李克特量表,设计了 4 个等级的选项,即从完全没有帮助到非常有帮助,分值分别为 1、2、3、4,得分越高,说明大学护理教师体验到的教师发展项目实施效果越好。在本研究中,该量表的信度为 0.771,具有良好的信度。在大学护理教师群体中的探索性因素分析表明,大学护理教师发展由 1 个因素构成,能解释项目总体变异的 47.543%,验证性因素分析验证 1 因素结构具有较好拟合指标,说明该量表的结构效度良好。

4.调查问卷的修订与完善

调查问卷初步确定后,本研究进行了小范围的专家咨询和预实验,根据专家和调查对象的具体建议和意见,对问卷内容进行了修改和完善。首先,访谈了 5 名具有医学专业背景的临床专家和教学管理者,根据其意见和建议对问卷项目进行了修订。然后,邀请了 3 位具有一定教育背景、比较精通问卷设计和统计分析方法的教师对问卷项目提出意见和建议。访谈专家的内容主要包括 4 个方面:①问卷的变量是否能够全面反映研究问题,是否遗漏了重要内容;②问卷中的条目是否可以概括变量想要表达的含义;③问卷中是否存在语言表达不清楚或不恰当的地方;④从统计学的角度看,条目的设计是否合理。专家们对问卷的某些题项内容和题项条目数给出了具体建议。随后,本研究在 2017 年 2 月采用问卷星对本研究的研究对象——大学护理教师进行了预调查,回收了 16 份预调查问卷。通过预调查,首先,了解问卷中条目的语言表达是否清晰,是否容易理解,是否有难以理解和容易产生歧义的项目;其次,问卷的内容是否符合我国大学护理教师的实际状况,内容是否具有合理性;最后,问卷中是否有暗示和误导填写的成分,是否太过冗长。被调查的大学护理教师若有任何意见和建议都可以写在问卷的最后。

5.资料收集

正式调研实施阶段为 2017 年 2—4 月,持续时间约 60 天。与传统的社会调查方法比较,网络调查具有很多独特的优势,是社会研究工作中一种切实可行的重要方法和使用工具。[①] 本研究的开展主要借助于网站,通过问卷星(https://www.wjx.cn)实施相关问卷的调查。参与本研究的对象为全国护理学院/系的护理专业教师,问卷回答方式为自愿、匿名。因为网络调查的不可控因素比较多,所以问卷回收率低是一个可以预见的结果,对此本研究也进行了充分估计,并主要采取大幅度增加问卷链接的发放量等措施来加以应对。此外,在网页版问卷设计的时候,研究者将其设置为"填答人员必须逐一填完问卷所有题项后方能提交"的模式,从而保障了所回收的问卷均为无数据缺失的有效问卷。本研究收集了 240 份问卷,其中有两份填写有误,进行剔除,有效问卷为

---

① 李巍.网络调查研究方法应用效果的实证研究[D].山西:山西师范大学,2009.

238份,有效回收率为99.2%。

6.资料分析方法

数据收集完成后,直接从问卷星网页下载原始SPSS模式数据,导入SPSS 22.0统计分析软件,对原始数据进行检查,对问卷的作答情况进行检查和筛选,根据以下标准进行废卷剔除:有漏答项目的情况;对同一个项目做两个及以上选择的;作答呈现出明显规律性的。重新调整后,采用SPSS 22.0统计分析软件并结合AMOS 22.0统计软件包,对数据进行统计分析与检验。主要采用描述性统计分析和均数间比较的统计方法来分析大学护理教师满意度、离职倾向和教师发展的整体状况以及不同群体间的差异。其中,描述性统计分析方法会根据数据分布的类型选择合适的统计指标,来表示数据分布的离散程度和集中趋势。计数资料使用率或比表示,计量资料使用$X \pm S$表示,均数或中位数间的比较依据需要比较的样本组数,若分组数为两组,直接采用独立样本t检验(independent-samples t test);若分组数为多组,则采用方差分析(analysis of variance,ANOVA),再根据随后的显著性程度进行两两之间的比较。关于大学护理教师工作满意度、离职倾向及教师发展相关性,采用两变量的Spearman相关分析。关于大学护理教师发展模式、教师满意度和离职倾向的作用机制,部分运用结构方程分析,也称为结构方程建模(structural equation modeling,SEM),SEM可以同时处理多个因变量,也允许自变量和因变量含有一定的测量误差,可以估计整个模型的拟合程度,本研究采用AMOS 22.0软件对假设模型进行检验。整个数据处理以$\alpha = 0.05$为显著性检验水平。

(二)质性研究

质性研究分为两个部分,包括国内和国外的质性访谈。首先,国内访谈部分通过质性访谈来了解国内大学护理教师的发展状况,在问卷调查的基础上进行拓展和延伸,希望研究能进一步弥补已有研究对深层次信息的挖掘不足,同时能够进一步深入了解大学护理教师发展所存在的更多问题。其次,国外访谈部分通过研究美国一所护理学院的老师来了解国外大学护理教师发展状况,汲取其成功经验,进一步为构建我国大学护理教师发展模式提供参考。根据研究的需要,本质性研究的基本设计如下:

1.研究内容

本研究希望通过进一步的访谈来获取更多的相关信息,为探讨解决大学护理教师发展问题提供更多的思路。研究内容包括:了解国内外护理教师从事本职业的主要原因;了解国内外大学护理教师的教学发展现况;了解国内外大学护理教师对进一步改善教学发展的主要建议;了解国内外大学护理教师专业发展现况;了解国内外大学护理教师对进一步改善专业发展的主要建议;了解国内外大学护理教师的组织发展现况;了解国内外大学护理教师对进一步改善组织发展的主要建议;了解国内外大学护理教师的个人发展现况;了解国内外大学护理教师对进一步改善个人发展的主要建议;等等。

2.方法应用

根据研究内容和目的的需要,本研究主要采取"半结构化访谈"的质性研究方法来获取相关信息,并对所获取的信息进行编码、归纳和分析,进而为解决相关问题提供更多参考。

(1)质性研究的选择:对大学护理教师发展相关方面进行访谈涉及教师对教师发展制度、方法、效果等方面的认知与认同等问题,这需要被访谈教师对当下的教师发展现况进行思考、分析、解释、回忆等,其最终访谈结果在很大程度上反映了教师对教师发展各个方面的认知和判断。因此,访谈过程不仅是访谈教师对相关内容进行简单描述的过程,更是其对问题本质的思考和判断。采取"一对一"的访谈方法可以更好地促进访谈教师对相关问题的描述、探索和解释。

什么是质性研究?"质的研究是以研究者本人作为研究对象,在自然情境下采取多种资料收集方式对社会现象进行整体性探究,使用归纳法分析资料和形成理论,通过与研究对象互动对其行为和意义建构获得解释性理解的一种活动。"[①]量性研究是对数据进行收集、分析和整理来分析问题,而质性研究的访谈研究主要通过对交流过程中人的语言进行整理、归类、分析,从而归纳出主题。所以,访谈中的语言沟通非常重要,其重视的不是语言沟通中的数量性质,而是探究和理解其语言释放出来的信息。质性研究提倡自然主义的一种研究方法,自然主义不仅是一种特殊的研究方法,还是人们认识客观世界的方法、方式。"自然主义既包括一种探究的逻辑,也包括对宇宙结构和人在其中的地位的普遍阐述,是对在实践中和在批判性的思考中接触到的世界所做的正确的概括性的论述,是对人类社会的合理展望。"[②]自然主义的核心观点就是必须从自然的立场来理解和阐释自然界、社会以及人自身。美国自然主义哲学家萨缪尔(Samuel)指出:"自然主义的方法是不带任何先入之见来研究我们的先入之见"。[③]所以在进行质性访谈时,要求研究者对研究对象和问题进行客观描述和分析,不带自己的个人猜想和偏见,在研究过程中需要"悬置"固有的偏见,避免先入为主的价值观念对研究产生影响,通过这种自然的方法去自然而然地探究、呈现事物的本源。因此,自然主义是本研究在开展深入访谈时遵循的一个基本原则。

在对访谈资料进行分析时,必须通过对访谈资料进行"深描"的方式来呈现信息,将被访谈对象——大学护理教师对教师发展问题的感受、经验进行客观、详细的展示。随后,研究者需要对这些访谈资料进行"解释性理解",也就是结合研究者本人的亲身经验,在抛开预设和个人偏见后,对大学护理教师提供的信息进行必要的意义重构。此外,质性访谈是一个逐步发现、推进过程,很难在研究前就预设好所有的访谈内容和细节,在访谈过程中发现新问题要及时给予修正和调整,或追加提问来获得更丰富的信息。不像量性研究,一旦开始调查出现问题也很难进行修正,这些都是质性研究的一些技巧,也是本研究在访谈过程中遵循的一些基本原则。

① 陈向明.质的研究方法与社会科学研究[M].北京:教育科学出版社,2000.
② 内格尔.科学的结构[M].上海:上海译文出版社,2005.
③ 萨缪尔·亚力山大.艺术、价值与自然[M].北京:华夏出版社,2000.

（2）访谈研究法：访谈法是通过研究者与被访者面对面谈话的途径获取研究资料的方法。[①] 访谈法依其对问题的控制程度，可分为结构型访谈法、半结构型访谈法和无结构型访谈法。本研究选用半结构型访谈方法。访谈实际上是一个意义生成的过程，为呈现事情的发展过程，受访者必须对经历的细节进行筛选、回忆、整理和反思。访谈法并不是要去验证某种假设，而是需要研究者悬置个人偏见，从访谈者的经历中获取某种相关意义的建构，通过深入理解其言语信息背后的内涵，结合背景和发展前景等对相关问题提出可能的解决方案。本研究旨在通过"一对一"访谈方式来对大学护理教师就其所接受的教师发展经历及所存在的相关问题的阐述、理解、评价、建议等方面进行深入交流，进而获取相关信息，形成对大学护理教师相关问题的深入理解。由于访谈过程所涉及的受访个体具有较大差异，同时研究者对访谈的场地、环境等相关因素都无法事先确定，因此，必须采取灵活的方式来处理和收集材料。同时，考虑到本研究内容与问题覆盖面相对比较广，研究者决定采取半结构化访谈法的方式。这种方式需要事先拟定好一个访谈提纲，明确好访谈的范围和重点，理清访谈思路，提前考虑好访谈过程中可能遇到的问题，并准备好相应的对策。访谈提纲并不代表全部的访谈内容，只是访谈内容的提要、纲要或主要交流问题。在访谈过程中，研究者应尽可能采用开放式问题，让受访对象能自由地阐述其观点，当受访者谈到的问题与研究主题密切相关时，可以采取追问的方式来获取更多的相关信息；同时，也可以通过追加发问的方式将受访者的回答引入正题。

3.访谈对象

根据研究的内容及目的，以及从研究的可行性出发，国内访谈研究选择了我国比较有代表性的7所护理学院/系作为样本院校，对护理学院/系的专任教师进行访谈。国外访谈部分选择了研究者在美国访学的学校——罗格斯大学护理学院作为样本院校，对护理学院的专任教师进行访谈。由于对教师进行访谈会涉及受访者是否愿意合作的问题，因此，本研究难以采用随机抽样的方式进行抽样，而适用"非概率抽样"的方式。同时，本研究采取质性研究的方法，其目的主要在于在较大范围内获取受访教师对相关问题的真实和深入看法，其研究效度主要取决于样本是否能够比较全面、准确地反映研究中所需要解决的问题。综合各方面的因素，本研究最终采用"判断抽样"与"方便抽样"相结合的方式来抽取本研究的访谈对象，即先按照预先的设想和目的对样本进行判断与抽取，然后在可行性、代表性分析的基础上进行方便抽样。同时，根据访谈进展的情况，不断调整抽样对象，使样本的分布尽可能地实现在院系、专业、年龄、职务等方面的均衡。

4.访谈提纲

研究者根据研究内容以及访谈所需要获取信息的范围、特点，初步拟定了访谈提纲。由于访谈涉及国内大学护理教师和美国大学护理教师，因此形成了中文和英文各一份访谈提纲。访谈提纲主要由两个部分组成，第一部分是受访者的基本信息构成部

---

① 王海山.科学方法辞典[M].浙江：浙江教育出版社，1992.

分,主要用于对受访者职务、年龄等信息进行记录;第二部分是主体部分,其简洁罗列了访谈的提纲,即访谈的主要问题(访谈提纲具体参见附录)。在进行正式访谈之前,研究者邀请了4位教育学专家对访谈提纲进行修正和调整,根据他们的建议对访谈提纲进行了修正以及为正式访谈中可能遇到的问题做好应对准备。当然,访谈提纲只是为访谈提供了一个大致的方向和参考,在具体访谈的实施过程中,需要根据受访者的反应以及访谈的具体情况进行灵活应对。同时,根据对访谈内容的估计,研究者认为与每个受访者的交流时间以30分钟左右为宜。但是由于不同受访教师在交流方式、参与热情等方面有着较大的差异,以及有些受访教师比较忙碌,因此在实际访谈过程中,研究者无法精确估计和控制每个受访者的时间。为保障访谈质量和效率,访谈提纲的设计不可过长或过于细化。在具体实施过程中,研究者在时间允许的范围内,会根据受访教师的具体情况展开必要的追问,最大程度地挖掘大学护理教师对教师发展问题的相关感受、看法与建议。

5.访谈研究实施

做好调研设计后,接下来最重要的事情就是进行有效的访谈和科学地记录相关信息。为了提高研究效率和质量,需要严格遵守预设程序,认真实施访谈。本次研究的受访对象的构成、访谈的具体实施、访谈信息记录、访谈信息整理、研究信度保证等方面如下所示:

(1)受访人员构成:对于国内访谈受访人员,主要在具体的抽样方法上采用"判断抽样"与"方便抽样"。研究者通过与本人认识的各护理学院符合这些特征的大学护理教师提前进行电话、微信、QQ联系,沟通具体访谈细节。本研究中访谈的教师具体信息见表1-4-3和表1-4-4。

表1-4-3 国内受访教师的基本信息统计表

序号	虚拟名字	性别	学历	职务	职称	时长
1	XH1LY	女	博士	无	副教授	30′
2	XH2LJ	女	博士	无	副教授	46′15″
3	XH3CY	女	博士	无	副教授	20′
4	XJ4GW	女	博士	无	副教授	29′12″
5	XJ5WJ	女	博士	无	讲师	44′32″
6	NY6ZH	女	博士	无	副教授	47′38″
7	QD7WAM	女	硕士	院长	教授	35′50″
8	SY8XJ	女	硕士	系主任	副教授	120′07″
9	LD9MYX	女	硕士	无	讲师	30′16″
10	XY10ZJP	女	博士	副院长	教授	40′10″
			总计			445′

从表 1-4-3 可以看出,受访教师共有 10 人,涉及北部、东部、中部、西部和南部的护理学院/系,分布较为合理。受访对象有院领导、教授、副教授和讲师,学历有硕士和博士,涉及各个阶层,具有较好的代表性。

表 1-4-4　国外受访教师的基本信息统计表

序号	虚拟名字	性别	学历	职务	职称	时长
1	R1RL	女	PhD	无	副教授	20′46″
2	R2CL	女	PhD	院长助理	临床副教授	39′42″
3	R3YY	女	PhD	无	临床助理教授	55′55″
4	R4CS	女	PhD	主任	助理教授	42′40″
5	R5DZ	女	PhD	副院长	副教授	52′26″
6	R6BL	男	PhD	院长	荣誉教授	58′06″
7	R7LC	女	EdD	无	荣誉教授	32′12″
8	R8TR	女	PhD	主任	助理教授	44′28″
9	R9RT	女	PhD	无	助理教授	53′26″
10	R10TM	女	PhD	无	副教授	32′46″
11	R11SU	女	PhD	副院长	临床教授	24′15″
12	R12PJ	女	PhD	无	助理教授	53′32″
13	R13FB	女	PhD	主任	助理教授	27′32″
		总计				534′

从表 1-4-4 可以看出,国外受访教师共有 13 人,涉及教授、副教授和助理教授,有院长、副院长,也有一般的老师,所有的教师都有博士学位,具有较好的代表性。其中有 2 位老师讲中文,一位是从中国台湾到美国任教的老师,一位是从中国大陆到美国罗格斯大学任教的老师。

(2)访谈具体实施:访谈开始前,向被访的教师说明研究的具体情况,并交待保密的原则。在访谈开始前,研究者会准备好录音笔,以便进行访谈的录音,并在访谈前先征得受访教师的同意。受访对象一般会同意访谈录音。每次访谈结束后,尽快进行录音的文字转录工作,由研究者本人亲自完成,并将英文文本翻译成中文文本。通常在两段录音的转录完成后,研究者会对研究过程进行认真反思,特别是通过反复听录音,找出现有访谈资料的不足,并争取在后续的访谈中加以补充和完善。

研究人员访谈了国内 10 位大学护理教师,并收集了 10 份采访录音,最长的录音在 120 分钟左右,最短的录音为 20 分钟左右,平均时长大约 45 分钟,并将每份访谈录音逐字逐句转录成文字,共 9.7 万字;访谈了美国罗格斯大学护理学院 13 位教师,收集了 13 份访谈录音,最长的录音大约 58 分钟,最短的录音大约 20 分钟,平均时长大约 41 分钟,并将访谈录音资料逐字逐句转录成英文,共 7 万字,翻译成中文大约 10 万字。对原始数据进行编号,注明受访对象的姓名、性别、工作单位、访谈的时间、访谈的地点等,并给每个编号一个虚拟的代码,方便在研究结果中进行呈现。因此,研究结果中引用到的原始数据是用虚拟的代码来表示。然后,用 nvivo 质性分析软件对每一份文字材料进行了初步的分析和编码,寻找与研究问题相关的词语以及这些词语的内在含义,理解每份访谈材料中可能存在的概念、主题等。

(3)访谈资料的整理与分析:本研究中收集资料和处理分析是同时进行的。访谈结束后,将访谈内容转录成文字记录,需要逐字翻译,要反映被访谈对象当时的面部表情、肢体语言、停顿等各个方面;再次核对转录内容和录音内容,确定最终访谈稿;共获得23 份访谈稿,中文共计 19.8 万余字。

质性研究部分资料的整理和分析方法包括编码、建立分类和比较、撰写备忘录等过程。访谈的文本资料采用 nvivo 11.0 质性数据分析软件来进行整理和分析。nvivo 是由澳大利亚 QSR International 定性研究软件开发商研发的质性数据分析软件,目前已成为众多研究者们开展质性研究的分析工具。具体的编码过程是在反复聆听和阅读原始资料的基础上,对有意义的词、短语、句子和段落进行分析,用特定的代码(code)标记;待大部分访谈的文本资料被编码(coding)以后,对代码按主题进行同质归类;根据每一类型的主题建立类属(category)。然后,根据后续的访谈文本资料,不断添加新的编码和类属,直到对所有访谈文本资料进行分析;最后,对所有的编码和类属进行进一步的分析。经过分类、比较、整合以及最后的总结,分析了各不同类属之间的关系,建立了各类属之间的结构关系。本研究的质性研究部分主要通过质性资料的丰富性对教师发展做出解释。因此,访谈资料的录入和建立类属也是围绕教师发展的 4 个方面,包括教学发展、学术发展、组织发展、个人发展等来展开。

除了对原始的文本资料进行编码分析,还需要通过写备忘录来及时地记录研究过程中的一些重要的观点和想法,包括那些聚焦契合研究问题以及与研究目的相关的重要的概念和主题,记录研究过程中如何聚焦于这些比较重要的现象,提示指引到什么重要的理论,如何做进一步分析,对本研究有哪些重要启示,以便为后续正式展示研究结果奠定基础。

(4)研究效度与道德伦理:效度这一概念用于衡量量性研究结果的可靠性,即研究的结果是否反映了研究对象的真实情况。而对于质性研究的研究效度问题,在概念的定义、分类方法和使用范畴方面与量性研究是非常不一样的,在说到质性研究的结果"真实有效"时,往往是指研究结果的描述可以真实地反映研究人员在一定条件下为了达到特定的目的而采用质性的方法来研究某一问题进行的活动。因此,一般认为,质性研究的效度并不表示绝对真实有效性,而是评价质性研究的结果与实际研究的一致性。[①]在本研究中,为了检验研究的效度问题,主要采用陈向明教授在《质性研究方法与社会科学研究》一书中所介绍的相关检验法(又称三角检验法)、反馈法、参与者检验法、比较法等多种方法,从多种视角、多个渠道、多重标准尽可能地获得结论的最大真实度。①

质性研究中的伦理问题贯穿整个质性研究的过程,主要集中在数据收集、数据分析与解释、结果呈现 3 个阶段。在本研究中,始终遵循的原则为保护受访谈者不受到伤害,包括在访谈资料的收集阶段向受访谈的教师充分解释本研究的目的、方法和注意事项,如访谈会录音、访谈的内容很可能出现在公开发表的论文中,等等。研究对象是在完全自愿和知情同意的情况下接受访谈。研究者充分尊重受访大学护理教师的工作、学习和生活空间,保证访谈不会影响到他们正常的工作、学习和生活,并选择受访大学护理教师喜欢的谈话方式。在访谈及后续访谈资料的展示过程中,也充分尊重受访大学护理教师的隐私及保密原则。对可能追溯至被访谈教师的任何资料都进行了匿名处理,以确保被访谈大学护理教师的个人信息不被披露。在数据分析和解释过程中,只对受访大学护理教师的意见和态度进行客观的陈述和学术上的讨论,不进行道德和伦理的判断,不会存在歧视或偏见。由于原始文本资料需要保存一段时间,研究者在对访谈文本资料进行分析后也将妥善保存这些资料,不向任何其他机构和研究者透露,并将在规定的时间后销毁受访者所有的原始访谈资料。

本章小结

本章主要对选题缘由和研究意义进行了阐释,对相关概念进行了界定,阐述了主要的研究问题,从大学教师发展、大学护理教师发展和大学护理教师工作满意度 3 个方面对文献进行了综述,最后详细介绍了本研究的研究思路、方法以及研究设计和具体实施过程。

研究设计主要包括量性研究和质性访谈两部分。量性研究部分,主要从研究内容、研究对象、测量指标及研究工具、调查问卷的修订与完善、资料收集和资料分析方法等方面对量化研究的设计和实施进行了阐述。

质性研究的部分介绍了质性研究的主要目的,除了对量性研究结果进行情景解释外,希望通过质性研究还能发现更多量性研究无法触及的内容。在研究方法的选择上以访谈为主,通过"非概率抽样"方式,即"判断抽样"与"方便抽样"相结合的方式选择和确定了 23 位国内外大学护理教师作为访谈对象。该部分还介绍了方法应用、访谈对象、访谈提纲以及访谈具体实施过程。将访谈录音转换成文字稿后,通过 nvivo 11.0 中文版质性资料分析软件进行整理和分析,经编码、建立类属进行归类和比较、撰写备忘录等过程,最终形成大学护理教师对教师的个人发展、专业发展、教学发展和组织发展不同方面的编码结构。最后,还说明了如何在质性研究中保证研究效度和道德伦理。

① 陈向明.质的研究方法与社会科学研究[M].北京:教育科学出版社,2000.

第二章 理论之维：大学护理教师 发展的理论基础

大多数学者认为大学护理教师发展具有很强的实践性和操作性，首要任务就是要为大学护理教师发展提供建议和帮助，故依托理论方面的研究不多。也印证了近年来国内外护理学者对于大学护理教师发展的实践和经验总结性研究远远多于理论研究这一不争事实。大学护理教师的发展是遵循一定特殊规律的，必然要建立自身的理论基础，只有在理论依据指导下才能持续长久发展。近年来，国内外关于大学教师发展方面的理论研究颇为繁荣，为大学护理教师发展研究提供理论支持和有益经验。本章将根据大学教师发展相关理论，教师工作满意度理论、多维学术观理论、教师职业生涯发展理论和教师专业发展评价理论为基础，在此基础上进一步推导出用于指导本研究的大学护理教师多维发展概念框架。

第一节 大学教师发展相关理论

一、大学教师发展概念

大学教师发展（faculty development）和教师培训（faculty training）是两个有着密切联系的不同概念。教师培训着重从外部的社会、组织的要求出发，要求大学教师接受某种规定的要求、规范；而教师发展着重从教师主体性出发，是指教师的自我要求达到某种目标。当然，教师发展离不开某种形式的教育、培训，但更为重视的，是教师的自主性和个性化，促进教师自主学习、自我提高[①]。

广义的大学教师发展包括大学教师专业知识和能力及教师作为个人，作为组织成员等多重角色的发展。《国际教育百科全书》也权威地指出：大学教师发展，广义上指发生在大学教师身上的总体变化，这些变化源于学校环境中各种因素的影响；狭义上指为改进大学教师的教学或科研成效而设计的一些发展项目，包括 4 个层次：

---

① 潘懋元.大学教师发展与教育质量提升——在第四届高等教育质量国际学术研讨会上的发言[J].深圳大学学报(人文社会科学版),2007(01):23-26.

（1）教学发展：改进课程的设计，改进教学技能和对学生学习的评价。

（2）专业发展：提高专门技能和学科研究水平。

（3）组织发展：促进组织发展方面的绩效。

（4）个人发展：改变大学教师对自身的理解和认识，改善他们的社会和组织环境，改变他们对自己工作的态度。[①]

美国教育联合会（the National Education Association，NEA）在1992年的报告中指出，"由大学教师参与设计，平等自愿地执行，并拥有足够的资金支持的大学教师发展项目，能够提高大学和学院的教与学"；大学教师对自身不断完善的理想构成了学术内涵中最基本的部分；大学教师发展包括专业发展、教学发展、个人发展与组织发展。专业发展包括获得或提高与专业工作相关的知识、技能与意识；教学发展包括学习材料的准备、教学模式与课程计划的更新；个人发展包括采取整体计划提高教师人际交往能力，维护健康，进行职业规划，促进个人成长；组织发展集中于营造有效的组织氛围，促使教师采用新的教学实践，关注个人与组织发展，[②③]具体的概念示意如图2-1-1所示。

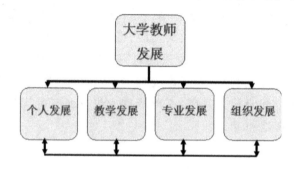

图 2-1-1　大学教师发展概念示意图

（资料来源：美国教育联合会1992年《大学教师发展报告》[④]）

二、大学教师发展理论模型

为了更好地理解大学发展的理论和实践，学者们纷纷提出关于大学教师发展的理论模型，对大学教师发展的内涵、维度和关系进行界定。Bergquist和Phillips在《有效大学教师发展项目的组成部分》中提出了大学教师发展的第一个理论模型。[⑤] 该模型是基于一些关于大学教师发展论著观点的总结，并结合大学教师发展个案历史研究、高

---

① HUSEN，POSTLETHWAITE.国际教育百科全书（第四卷）[M].贵州：贵州教育出版社，1990.

② ASSOCIATION.Faculty Development in Higher Education.Enhancing a National Resource[M]. Washington，DC：Office of Higher Education，1992：42.

③ 陈琰.基于多维学术观的大学教师发展案例研究——以挪威科技大学、清华大学为例[D].厦门：厦门大学，2010.

④ 范怡红.中国与欧洲大学教师发展比较研究[M].四川：西南交通大学出版社，2013.

⑤ Bergquist，Phillips.Components of an Effective Faculty Development Program[J]. Journal of Higher Education，1975，46（2）：177.

等学校教师发展项目的实践经验,设计出一个抽象理论模型。该理论模型把大学教师发展分为态度、过程和结构 3 个层次,并以此为基础,提出一个概念化的综合模型(comprehensive modle);其中,教学发展是与教师教学有关的发展过程,组织发展是指大学组织结构,个人发展是指教师自身教学态度,单一地研究教师发展的某一个层面的变化,是无法促进高校教师发展活动项目取得成效的,只有三个层次都发展,大学教师才能得到有效发展。[①]

在《大学教师更新》中,盖夫创新了教师发展概念,提出了大学教师发展的第二个理论模型。以"教师更新"(faculty renewal)为书名,提出大学教师发展是指"扩展兴趣、胜任工作、提高能力,以此促进个人发展与教师专业发展的整个过程"[②]。"教师更新"的对象包括所有大学教师,不论其职位、专业和教学经验的差异;盖夫明确了大学教师发展的教学发展(过程)、个人发展(态度)、组织发展(结构)等维度。[②]

1977 年,Bergquist 和 Philips 在伯格斯威特和盖夫等人提出的大学教师发展理论模型的基础上,对大学教师发展模型进行了补充和修正。此模型对前两个模型中的观点进行了拓展和深化,提出教师发展计划若要全面,必须在态度,过程和结构 3 个层面上进行重大改变,提出了学院和大学可以通过多种方式发展和维持自己的教师发展计划;该模型克服了前两个模型将教学发展限定为过程层次、把组织发展限定为结构层次的主要缺点,综合了大学教师发展的 3 个有机组成部分,教师发展不仅关系到教学过程层次,同样与态度和结构两个层次也密切相关。[③]

第一、第二个教师发展模型对大学教师发展进行了比较清晰的分类,但实际上,大学教师发展活动中各组成部分之间存在着重叠的现象,大学教师发展活动不是独立进行和孤立存在的。伯格斯威特基于前两个模型,对其进行修正并提出第三个教师发展模型,并表达了一个重要的观点:大学教师发展的组成部分和维度之间不管怎样交叉与重叠、相互影响与作用,任何一所大学教师发展都是在一定的制度环境中进行的。[④]

美国大学教师发展理论模型指出,大学教师发展活动项目的实施要有成效,教师发展过程中要注重教师个人发展,尤其要重视组织发展,努力创造能够促进教师发展的组织结构与外部社会环境,同时做到过程、结构和态度 3 个层次的协调统一。[⑤] 有效的大学教师发展活动项目对大学教师发展、专业的发展以及大学发展具有深远的意义。就目前我国大学护理教师发展问题而言,首先是国家宏观政策、院校管理体制的问题,大

① BERGQUIST,PHILLIPS.Components of an Effective Faculty Development Program[J].1975,46(2):177.

② GAFF.Toward Faculty Renewal:Advances in Faculty,Instructional,and Organizational Development[M].San Francisco:Jossey-Bass,1975.

③ BERGQUIST,PHILLIPS.A Handbook For Faculty Development[J].Washington D. C.:Council for the Advancement of Small Colleges,1975:299.

④ BERGQUIST,PHILLIPS.A Handbook For Faculty Development[J].Washington D. C.:Council for the Advancement of Small Colleges,1975:299.

⑤ 刘美云.独立学院青年教师发展理论模型及策略研究[D]武汉:武汉理工大学,2014.

学的管理者必须认识到大学教师的发展不仅是教师的在职培训,大学教师发展比培训意义更宽泛而全面,必须重视大学护理教师的发展才能促进专业的发展、院系的发展和大学的发展。以上有关大学教师发展的概念和模型理论为本书研究大学护理教师发展理论模型和探索大学护理教师发展的有效策略提供了理论参考。

第二节　多维学术观

一、多维学术观的内涵

多维学术观是美国卡内基教学促进基金会的前任主席厄内斯特·博耶(Ernest L. Boyer)提出的。20世纪80年代,博耶在完成《学院:美国本科生教育的经验》的报告后就开始反思该如何定义学术的内涵。1990年,博耶在《对学术的反思》报告中提出,由于时代的发展,大学和学院应该对学术有一个更加博大的理念,应该拓宽学术的内涵,以激励大学教师发展全方位的能力。他认为学术应该包含4个维度,即教学学术(scholarship of teaching)、探究学术(scholarship of discovery)、应用学术(scholarship of application)、整合学术(scholarship of leadership)。[①]博耶试图搭建一个包含这4个维度的多维学术理念的模型,这4个维度看似相互独立,但实际上互相关联、互相重叠。报告中对多维学术的每一个维度进行了详细的阐释说明。

(1)教学学术。他认为教学本身也是一种学术,"精深的教学能让学生体验到学术的最高价值,让他们能够更好地理解、更充分地去感受更为宏达的文化,教学能够引出未来的学者"。教学相长,教师通过与学生的交流互动也能巩固自身所学,丰富自身教学,使教学的付出获得回报。

(2)探究学术。博耶认为探究不仅能创造人类知识,也为大学创造了一种学术氛围,探究的过程和成果,特别是探究的热情提升了大学教师的努力和学院本身的价值。大学教师以专业的方式向自己的研究前进,不管结果导向何处,都是对知识本身的追求,也就是探究的自由。

(3)应用学术。应用学术来源于学者的提问:"知识如何才能得到回馈,如何才能应用到解决实际的问题中?"大学教师应该能够在他的专门知识领域将自己的专业性活动与实际应用联系起来,避免理论和实践脱节。一方面,知识能够与实际应用联系起来,避免理论和实践的脱节,知识能够为实际的应用活动提供理论支撑;另一方面,无论是医学诊断、环境问题探究,还是在学习中应用最新的学习理论,要想产生新的知识都离不开实际的应用活动与实践。理论与实践在应用中相互作用、相互促进,由此构成应用学术。

---

① BOYER. Scholarship Reconsidered: Priorities of the Professoriate[M]. NJ: Princeton University Press, 1990.

（4）整合学术。整合学术是指大学教师需要打破学科的限制和藩篱，反映学科间的交融与渗透。这是一项严肃且有着严格规范的工作。"整合学术让学科内和学科间的知识发生联系，以防止人们将知识分裂成看似神秘的碎片。"通常，整合学术关注貌似孤立的事实间的普遍联系，洞察学科间的深层次的关系，融会贯通，激励原创性研究。

二、多维学术大学教师发展框架

范怡红等认为将多维学术观与大学教师发展相结合，能够促进大学教师不同维度的学术发展，并且根据多维学术观的 4 个维度对大学教师发展的项目进行细化，能够使大学教师发展更具体、更有针对性，且有的放矢。[①] 多维学术观对大学教师发展的理念是一个很好的理论补充，可以使大学教师发展更为形象，也应该作为设计大学教师发展项目的重要出发点；而大学教师发展可以从 4 个方面更具体地发展教师不同的学术能力，通过教学发展和专业发展可以直接发展教师的教学、探索、应用和整合的学术能力，通过个人发展和组织发展可以间接为教师发展多维学术能力提供内外部的支持和保障（具体的对应关系见图 2-2-1）。

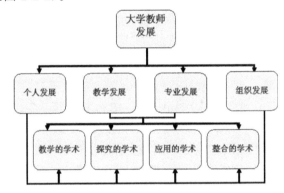

图 2-2-1 范怡红(2013)基于多维学术观的大学教师发展概念示意图

范怡红等提出的基于多维学术观的大学教师发展概念更加丰富了大学教师发展的内涵，使大学教师发展更具体、更有针对性。

第三节 教师工作满意度相关理论

一、双因素理论

双因素理论（two-factor theory）于 1958 年由美国心理学家 Herzberg 和 Capwell

---

① 范怡红.中国与欧洲大学教师发展比较研究[M].四川，西南交通大学出版社，2013.

提出,该理论又称为"激励—保健因素理论"(motivation-hygiene theory)。[①] 与传统的满意的反面是不满意的理论不同,双因素理论认为满意的反面应该是没有满意,不满意的反面是没有不满意。Herzberg 将导致员工不满意的因素称为保健因素或维持因素,也被认为是那些避免不满意的必要维护因素,而促进员工满意的因素被称为激励因素。激励因素是指那些能满足个体发展的需要,并能引起个体满意情感体验的工作方面的因素,包括工作得到认可、获得赞誉、成就感、工作的挑战性、晋升机会等,这些激励因素得到满足就能提高工作满意度、激发工作动机;保健因素则是指那些能够使员工避免产生失败、挫折和痛苦情绪的工作因素,如工作安全、管理措施、工资待遇与福利、政策制度、人际关系等因素,这些保健因素得到满足时并不会提升工作满意度程度,但如果得不到满足,员工就会产生对工作的不满,降低工作满意度。总而言之,对工作满意度产生主要作用的是激励因素,而保健因素起着维护的作用。当保健因素得到满足时,员工并不能产生高满意度评价,只有激励因素得到了满足,同时保健因素也得到了满足时,员工才会产生比较高的工作满意度。

赫兹伯格双因素理论开创地提出了在工作满意度中的"不满意"和"满意"的不对称问题,提示在大学教师管理工作中,不仅要注意改善外部因素(如物质利益、工作条件等),更应该注重激发内在因素(成就、成长、发展等)来调动大学教师的积极性。

二、期望理论

期望理论由美国的心理学家 Vroom 提出,他认为人的工作行为是建立在一定期望基础之上的。期望理论包括效价(value)、激励力量(incentive power)和期望(expectancy)三个因素,可以用公式表示为:激励力量(M)=效价(V)×期望值(E),在这一公式中,激励力量是指调动员工工作积极性的强度,效价是指所要达到的目的对满足个人需要而言所具有的价值和重要性,期望值是指个体对特定工作行为以及努力程度能使任务达成与需要得到满足的可能性的预期。如果员工认为某些工作的结果对他来说具有非常重要的意义和价值,而且这种结果通过个人努力是有把握实现的,那么员工的积极性就会被调动起来,会激发员工行动,努力去实现这个目标。反之,如果个体对某些工作结果的估计是具有很高的效价,但自己的能力是做不到的或实现目标的可能性非常低;或者个人估计有能力实现目标,但这个目标对自己没有什么效价时,这两种情况都不能激发员工的工作积极性,所以也很难形成比较高的工作满意度。因此,要达到的目标对个体越有价值、越重要,个体预期这一目标实现的概率越高,那就越能激发个体的工作积极性。[②]

满意度相关理论为本研究开展大学护理教师工作满意度调查奠定了理论基础。

---

① HERZBERG,CAPWELL.Book Reviews:Job Attitudes:Review of Research and Opinion[J].Science,1958,127(1):77.

② 董朝辉.教师工作满意度研究[M].天津:中国社会出版社,2012.

第四节　教师职业生涯发展理论

一、国外教师职业生涯发展理论

20世纪70年代和80年代，教师发展已成为欧美国家教育界一个快速发展的研究领域。这一领域的研究主要包括两个方向：其一是从横向视角研究教师发展的各个方面和维度，比如专业能力和知识的特征以及发展的现状；其二是纵向视角研究教师发展过程，即教师成长过程的不同划分和不同阶段的特征，即教师职业生涯发展研究。具体来说，教师职业生涯发展是指教师的职业素质、能力、成就、职称等随时间变化的发展过程，以及相应的心理体验和心理变化的发展历程。

在关于教师职业生涯发展的研究中，富勒（Fuller）、卡茨（Katz）、费斯勒（Fessler）等学者从不同角度提出了教师职业生涯发展的理论。美国德克萨斯大学学者弗兰西丝·富勒是较早关注教师发展阶段的研究者，她编制的《教师关注问卷》（*Teachers Concerns Questionnaire*）阐述了教师所关注的事务在其职业发展过程中的特征；富勒认为教师一般是经由关注自身和教学任务，然后关注学生的学习，最后关注自己对学生的影响这样一种循序渐进的发展阶段。她提出了教师关注的四阶段发展模式：任教前关注阶段、关注生存阶段、关注教学情境阶段、关注学生阶段。[1][2] 在富勒提出教师关注的四阶段发展模式后，许多学者从不同的方法和角度进行了研究，提出了教师发展阶段的各种理论，比较有影响力的包括卡茨的四阶段理论和费斯勒的教师生涯循环论。20世纪70年代，美国学者卡茨（Katz）通过访谈和问卷法对学前教师的培训和发展进行研究，提出了四阶段理论：求生存时期（survival）、巩固时期（consolidation）、更新时期（renewal）和成熟时期（maturity）。在美国俄亥俄州立大学，伯顿（Burden）等学者访谈了处在不同教学生涯发展阶段的教师，进行了大样本、严密有序的研究，根据其研究结果提出了教师生涯循环发展理论：根据任教年限将教师发展分为"生存阶段"（survival stage）、"调整阶段"（adjustment stage）、"成熟阶段"（mature stage）3个阶段。[3][4]费斯勒（Fessler）结合观察、访谈以及典型调查，基于成人发展和人类生命发展阶段等文献研究结果，提出了整体、动态的8个阶段的教师生涯循环论：职前期（pre-service）、职初期（induction）、能力建构期（competency building）、热情与成长期（enthusiastic and growing）、职业挫折期（career frustration）、职业稳定期（stable and stagnant）、职业消退期

---

① FULLER.Concerns of Teachers：a Developmental Conceptualization1[J]. American Educational Research Journal，1969,6(2):207-226.

② 朱旭东.教师专业发展理论研究[M].北京：北京师范大学出版社,2011.

③ NEWMAN，BURDEN，APPLEGATE.Helping Teachers Examine Their Long - Range Development[J]. The Teacher Educator，1980,15(4):7-14.

④ 赵敏.基于教师职业生涯周期理论的高校青年教师专业发展研究[D]苏州：苏州大学,2011.

（career wind down）、职业离岗期（career exit）。[①] 费斯勒开创了教师生涯发展研究的新视角，打破了一维线性的研究思路，而且在前人的研究基础上，设计了教师生涯发展的各阶段的激励措施，为学校和研究者的研究提供了有益的启示。

二、国内教师职业生涯发展理论

国内学者借鉴西方国家教师教育研究成果，也对教师发展阶段进行了相关研究，比较有代表性的是叶澜教授等提出的五阶段教师发展阶段论，以自我专业发展意识为标准，考察了教师内在的专业结构更新和改进的规律，将教师发展分为5个阶段，包括"非关注"阶段、"虚拟关注"阶段、"生存关注"阶段、"任务关注"阶段、"自我更新关注"阶段。[②] 该理论对职前教师的理论建构和认识更为全面、清晰，具有较强的实效性。

教师职业生涯发展理论认为教师发展是一个循序渐进、持续发展的过程，而且每个教师个体都会经历其职业生涯中的各个发展阶段，在不同的发展阶段，教师会有各自不同的发展水平、需求、心态和信念，通过了解和掌握这些发展阶段并掌握每个阶段的特征，对教师个人有计划地规划教师职业生涯、学校合理安排和组织教师参加学习与培训以及政府制定相关教师继续教育政策都将具有积极的借鉴意义。

第五节　教师专业发展评价理论

一、教师专业发展评价理论

Guskey教授于20世纪90年代末提出的教师专业发展评价模型源于Kirkpatrick的反应、学习、行为、结果的四层次培训效果评价模型，是在该模型的基础上调整而成的。Guskey认为教师专业发展就是增进教师专业知识、技能和态度的过程与活动。[③] 为了解专业发展的具体效果，他将教师发展项目和活动的效果分为5个层次进行评价，包括学员反应、学员学习、组织支持和变化、学员对新知识和技能的应用以及学员的学习结果；同时提出了4点有效的教师专业发展原则：明确关注学习和学习者、强调个体和组织变化、为宏观视野所指导的微小变化以及融入现实的持续专业发展。

二、教师专业发展模式

Guskey还明确提出了教师发展的主要模式：培训、研究小组、导师指导、观察/评估、参与发展/提升过程、咨询/行动研究以及独立指导活动。这些不同的专业发展模式

---

① 朱旭东.教师专业发展理论研究[M].北京:北京师范大学出版社,2011:42-44.
② 叶澜.教师角色与教师发展新探[M].北京:教育科学出版社,2001.
③ GUSKEY T R.教师专业发展评价[M].方乐,张英,译.北京:中国轻工业出版社,2005.

在发展的目标、期望和效果方面有所不同，对参与者的要求也有差异。① 因为存在个体差异，任何单一的教师专业发展模式不可能对每个个体都是有效的，其适用性也会随着实施的目标、内容和场景的不同而发生变化。所以，可以将几种模式结合起来提升教师专业发展效果，如研究小组可以结合培训计划，培训计划之后又可以开展一系列的探究/行动研究项目，或参与一些发展/完善过程的项目和活动，或伴随着观察/评估或指导。通过不同教师专业发展模式的组合，可以在个体和组织不同层面为教师开展各种教师发展活动，确保教师专业发展持续、有效地开展。

本书主要参考 Guskey 提出的教师发展模式，在此基础上来研究大学护理教师参与的教师发展模式，进一步调查大学护理教师的参与情况及教师专业发展模式的效果，评定大学护理教师的工作满意度和预期留职率，探讨教师发展模式效果、工作满意度和预期留职的关系和机制。

第六节　大学护理教师多维发展概念框架

一、大学护理教师多维发展概念框架要素

概念框架是应用相关理论研究问题的一种逻辑分析，是构思和具体化研究思路的过程，展示了研究者的初步理论设想。本研究基于研究背景、研究问题、文献综述，借鉴大学教师发展相关理论、工作满意度理论、教师专业发展评价理论等相关理论，形成以下大学护理教师多维发展概念框架，用于指导本研究的数据收集和分析：大圆圈代表大学，中圆圈代表护理学院/系，小圆圈代表大学护理教师，大圆圈外表示影响大学护理教师发展的外部环境，即代表宏观层次的国家和社会，小圆圈的微观层次指向本书的研究基点，即大学护理教师，在大学内部，大学护理教师受到大学、护理学院/系的影响，宏观层次受到国家和社会的影响（图 2-6-1）。本研究通过量性研究调查大学护理教师发展模式（包括培训、观察/评估、参与发展/完善过程、研究小组、探究/行动研究、个体指导活动、指导）的概况，了解个人发展、教师发展、专业发展和组织发展 4 个维度教师发展项目开展的情况及其效果，教师专业发展模式效果决定了教师对工作的满意度，教师对工作的满意度决定了其对工作保留的倾向；此外，考量大学护理教师发展与离职倾向的关系，其中工作满意度是中介，决定了离职倾向的强烈与否；通过质性访谈进一步探究大学护理教师在个人发展、教学发展、专业发展和组织发展 4 个维度的发展情况，然后采用文献法和访谈法了解美国大学护理教师的发展状况，重点了解大学护理教师在个人发展、教学发展、专业发展、组织发展等方面的有益经验，为我国大学护理教师发展提供参考。

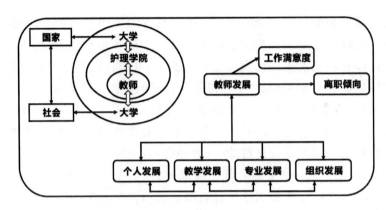

图 2-6-1　本研究概念框架

二、大学护理教师多维发展概念框架内涵

大学护理教师多维发展概念框架是对大学护理教师发展实践经验的总结,也是指导大学护理教师发展行动策略的方法论,为大学护理教师发展提供了理论依据。该概念框架以大学护理教师发展为核心,建立了大学护理教师个人发展、教学发展、专业发展及组织发展四维模型,如图 2-6-1 所示。此概念框架建立在这样的假设基础之上:大学护理教师发展是一个动态循环的过程,由大学护理教师个人发展(态度)、教学发展(过程)、专业发展(过程)和组织发展(结构)4 个维度的相关活动组成,受到多种因素的影响,各因素之间相互作用,紧密联系,不可分割。大学护理教师发展受到国家政策、社会环境,以及大学、护理学院/系的影响。在开展各种教师发展活动项目时,首先要根据国家、社会的大环境确定基本方向;其次要基于院校的实际情况有针对性地开展各项教师发展项目,具体设计需要在教学和专业发展过程、组织结构和个人态度 3 个层次上进行系统规划,通过教学和专业发展过程来发展教师的教学、探究、应用和整合的学术能力,实现三者互动,才能有效促进大学护理教师发展;最后,通过国家政策制度的支持和社会的积极参与,充分调动大学护理教师自我发展的主动性和积极性,全面提升大学护理教师发展质量,从而提高大学护理教师的工作满意度和幸福感,降低离职率。

本章小结

本章介绍了大学护理教师发展的相关理论,包括大学教师发展的相关理论、多维学术观、教师职业生涯发展理论、教师工作满意度理论、教师专业发展评价理论,由此推导出用于指导本研究的大学护理教师多维发展概念框架,为本研究的进一步开展奠定了坚实的理论基础。

从广义上讲,大学教师发展是指大学教师的整体变化。而狭义的大学教师发展是指为提高大学教师的教学或科研成果而设计的一些发展项目,包括专业发展、教学发展、个人发展和组织发展 4 个层次。为了更好地理解大学发展的理论和实践，学者们纷纷提出了关于大学教师发展的理论模型，盖夫明确了大学教师发展的教学发展（过程）、个人发展（态度）、组织发展（结构）等维度。

多维学术观认为学术应该包含教学学术、探究学术、应用学术和整合学术 4 个维度。范怡红等认为将多维学术观与大学教师发展结合，能够促进大学教师不同维度的学术发展。也就是说，通过个人发展、教学发展、专业发展和组织发展 4 个维度来设计各种项目和活动，可以提升教师在教学、探究、应用与整合的能力。

双因素理论的观点认为人的工作动机有两种：一种是维持因素，包括工资、福利、工作条件、管理态度、政策等；另一种是激励因素，包括成就、认可、工作本身的挑战性、责任心、职务提升、个人和事业的发展等。维持因素若处理不当，就会引发不满意，即便处理得很好，也只会减轻或消除员工的不满意，而不能提升员工的满意度，不能激励员工更努力、勤奋工作；激励因素若处理得当，能使员工从工作中获得满足感，激发他们的工作积极性。

尽管国内外的教师职业生涯发展理论提法不一，但主要的观点认为教师发展是一个循序渐进、持续发展的过程，而且每个教师个体都会经历其职业生涯中的各个发展阶段，在不同的发展阶段，教师会有各自不同的发展水平、需求、心态和信念。

教师专业发展的主要模式包括培训、研究小组、导师指导、观察/评估、参与发展/提升过程、咨询/行动研究以及独立指导活动，可以从 5 个层次来评价教师发展项目和活动的效果，包括学员反应、学员学习、组织支持和变化、学员对新知识和技能的应用以及学员的学习结果。

最后提出了本研究的概念框架——大学护理教师多维发展概念框架，其内涵如下：大学护理教师发展受到国家政策、社会环境，以及大学、护理学院/系的影响。在开展各种教师发展活动项目时，首先要根据国家、社会的大环境确定基本方向；其次要基于院校的实际情况有针对性地开展各项教师发展项目，具体设计需要在教学和专业发展过程、组织结构和个人态度 3 个层次上进行系统规划，通过教学和专业发展过程来发展教师的教学、探究、应用和整合的学术能力，实现三者互动，才能有效促进大学护理教师发展；最后，通过国家完善相关制度体系、社会的积极参与，依托院校教师发展，充分调动大学护理教师自我发展的主动性和积极性，全面提高大学护理教师发展项目和活动的数量与质量，从而提高大学护理教师的工作满意度和幸福感，降低大学护理教师的离职率。

第三章　问卷调查：工作满意度、离职倾向和教师发展现况及其运行机制

从历史背景和文献回顾已经了解到大学护理教师短缺问题是全球护理教育界普遍存在的问题，大学护理教师的素质对提升高等护理教育至关重要。要解决大学护理教师"如何发展"这一问题，就必须了解当下大学护理教师的发展现状。大学护理教师目前的工作状态如何？教师们对当下的工作是否满意？其满意和不满意的方面又有哪些？不同教师群体的工作满意度是否存在差别？大学护理教师的工作稳定性如何，是否有离职的想法？不同教师群体的离职倾向是否存在差异？大学护理教师参与了哪些教师发展模式，效果如何？对这些问题的了解，可以从微观层面客观展示大学护理教师的真实发展状况，找出可能存在的问题。为此，本章将主要采用问卷调查的方式对大学护理教师的工作满意度、离职倾向和教师发展模式现况进行实证研究，最后采用数理统计的方法来探讨三者之间的运行机制。

第一节　大学护理教师工作满意度调查研究

工作满意度是指个体对所从事工作的态度，在预测个体工作绩效、衡量与改善组织管理水平中具有十分重要的作用[①]。大学护理教师的工作态度、情感以及工作状态会对学生的心理、行为产生非常重要的影响。教师的工作满意度对教师的工作态度、工作情绪和工作状态有着非常重要的影响。因此，了解大学护理教师工作满意度的现状及影响因素，为护理学院/系提高和改善教师的工作满意度水平提供实证依据，对促进我国高等护理教育的发展具有非常重要的价值和意义。基于此认识，本章主要对大学护理教师的满意度现状进行调查，了解大学护理教师工作满意度现况，分析在不同群体中大学护理教师工作满意度的差异以及影响工作满意度的因素。

---

① 董朝辉.教师工作满意度研究［M］.天津：中国社会出版社，2012.

一、调查研究的基本情况

(一)研究目的

随着我国高等护理教育的不断深化改革,如何激发大学护理教师的工作热情和提高教师对工作的满意感是当前教育改革的当务之急。目前,有关大学护理教师工作满意度的研究还不多。本研究基于二因素激励理论来研究大学护理教师的工作满意度,考察大学护理教师的工作满意度现状,为大学护理教师发展与幸福生活的获得提供研究依据。

(二)研究对象

根据研究目的,研究对象的入选标准为年龄大于 18 岁、在我国综合本科院校或医学本科院校任职并从事本科护理教育、具备教师资格的护理教师。选取东、中、西三部共 8 所具有代表性的护理学院/系的 238 位大学护理教师为研究对象,具体情况见表1-4-1。

(三)研究方法

1.研究工具

本书借用郭爱等人编制的高校教师工作满意度量表[①],在原量表的基础上结合多位专家的意见,修改后形成新的大学护理教师工作满意度量表。原量表共 24 题项,包括一个总体满意度评分项目,采用 5 点计分,1 表示非常不符合,5 表示非常符合,共 7 个维度。在本研究中,将其修订为 5 个维度,删除 6 个条目,增加一个条目,共 19 个条目。该量表在原作者对国内的研究中具有较好的信效度,量表信度为 $\alpha=0.92$。在本研究中,该量表的信度系数[克隆巴赫系数(Cronbach's alpha)]为 0.908,具有良好的稳定性和可靠性。大学护理教师群体的探索性因素分析表明:教师工作满意度由 5 个因素构成,能解释项目总体变异的 68.848%,验证性因素分析验证 5 因素结构具有较好的拟合指标,说明该量表有较好的效度。

2.工作满意度量表分析

信度(reliability)和效度(validity)是检验研究质量的的核心指标。[②] 对量性研究来说,问卷的信度和效度最为关键。信度即可靠性,指测验结果的准确与可靠的程度;效度亦称准确性,指测验能准确测出它所要测量的特征或功能的程度。[③]

本研究采用社会学研究中最常用的信度分析方法——内部一致性信度,即 α 系数[克隆巴赫系数(Cronbach's alpha)]来测量,适用于估计测量同一概念的多个题项的内

---

①　郭爱.高校教师工作满意度及离职倾向研究[D].天津:天津财经大学,2014.
②　张红霞.教育科学研究方法[M].北京:教育科学出版社,2009.
③　高雅云.社会心理学词典[M].北京:农村读物出版社,1988.

部一致性程度。同一的概念会有许多不同的问题或不同的量表,不同的问题或不同的
量表测量结果的一致性表现为相关系数的期望值,就是其"α信度"。本研究为了解工
作满意度量表在大学护理教师群体中的可靠性和稳定性,对其进行了信度检验。不同
题目或不同量表测出结果的一致性,以相关系数之期望值表示,就是它们的"α信度"。
α系数一般在0～1之间,α≥0.9代表"非常好",0.9>α≥0.8代表"好",0.8>α≥0.7代
表"可以接受",0.7>α≥0.6代表"有问题",0.6>α≥0.5代表"差",0.5>α代表"不能接
受"。[1] 在本研究中,该量表的信度α系数为0.927,说明该量表具有良好的稳定性和可
靠性。

内容效度(content validity)和结构效度(construct validity)是两个比较常用的效度
指标。内容效度是指项目对欲测量的内容或行为范围取样的适当程度;一般采用专家
判断法来判定,由专家对测验项目与所涉及的内容范围进行符合性判断,这是一种定性
分析的方法。[2] 建构效度的基础是变量之间的逻辑关系,反映了一个量表实际能测量
出所要测量的理论结构和特质的程度,即量表对通过理论可能推断出维度的反映情
况。[3] 本研究要考察教师工作满意度量表在大学护理教师群体中的结构效度,采用对
该量表的调查数据进行因素分析,分析结果见表3-1-2。本研究运用已获取的研究被试
的测量资料,对所选用的工作满意度量表进行探索性因素分析,然后运用验证性因素分
析方法加以验证。

首先,进行探索性因子分析。在进行探索性因子分析前,要检验研究数据是否适合
进行探索性因素分析,通常采用Bartlett球型检验方法,以KMO检验的值和巴特利特
(Bartlett)球形检验数据来判定,检验结果如表3-1-1所示。

表3-1-1 大学护理教师工作满意度量表KMO检验和Bartlett球形检验

指标		数值
KMO取样适切性量数		0.902
巴特利特球形检验	χ^2	2856.420
	df	276
	Sig	<0.001

根据表3-1-1,本样本的数据KMO=0.902,$P<0.001$,Bartlett球形检验的值为
2856.420,df=276,$P<0.001$,说明符合探索性因素分析的要求。

在探索性因素分析中可能会旋转出较多的因子,一般情况下保留特征值大于1的
因素,也可以根据陡坡图(screen plot)因素变异量递减趋势来决定。在陡坡图中,寻找

① GEORGE,MALLERY.SPSS for Windows Step by Step:a Simple Guide and Reference[J].Computer Software,2003(100):357.
② 郑日昌.心理测量学[M].北京:人民教育出版社,1999.
③ 艾尔.巴比.社会研究方法[M].邱泽奇,译.北京:华夏出版社,2010:146.

因素变异量图形呈现由斜坡到平坦的拐点，去掉拐点以后的共同因素。本研究的陡阶检验(screen plot)结果见图3-1-1。

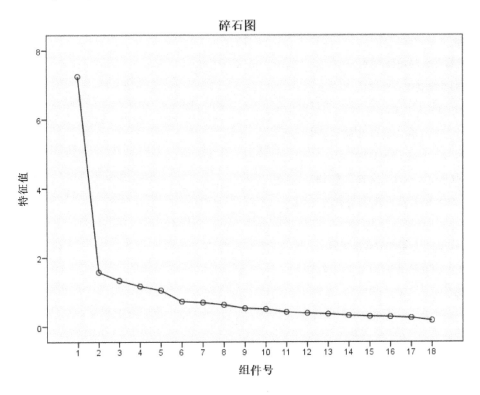

图 3-1-1　教师工作满意度陡坡图

采用主成分分析法对工作满意度量表进行初步分析，根据以下标准对量表中的条目进行筛选：首先是条目负荷值，条目负荷值代表该条目与公共因素间的相关程度，条目负荷值越大，则它与公因子的关系越密切。为保证条目的有效性，本研究对条目负荷值低于 0.35 者予以删除，说明这样的条目不具有代表性；其次是共同度，共同度代表该条目在公因子上负荷值的平方和，即条目所代表的变量可以被公因子解释的变异量的百分比，本研究对共同度小于 0.3 者予以删除。根据这些标准，本研究对大学护理教师工作满意度量表的 24 个条目进行分析，逐步删除不符合要求的条目，最终结果见表3-1-2。

从本研究的陡坡图发现，第五个因子是转折点，可以解释总变异的68.848%。根据探索性因素分析结果以及原量表的假设，在本研究中，该工作满意度量表适合进行五因子的结构分析。因此，从教师工作满意度量表抽取出其中的 5 个因子：管理政策(7 个条目)、发展(4 个条目)、工作条件(3 个条目)、工作本身(2 个条目)、人际关系(2 个条目)，最终的因子分析结果见表 3-1-2。

表 3-1-2 教师工作满意度主成分正交旋转因子载荷矩阵($n=238$)

项目	管理政策	发展	工作本身	工作条件	人际关系	共同度
20.我能够顺畅接触到院系领导以表达我的想法	0.783					0.721
8.学校的晋升机制是合理的	0.743					0.685
19.学校的管理制度是合理	0.735					0.709
22.我认可领导的工作水平	0.702					0.650
9.每位符合晋升条件的教师都有公平的晋升机会	0.694					0.567
21.我享有自己职权范围内的学术权利	0.673					0.627
15.收入在本校教师之间的分配是公平的	0.543					0.561
6.学校为我提供了丰富的进修机会		0.792				0.768
4.学校在教师科研方面给予了足够的资源和经费支持		0.747				0.683
7.以往的进修经历给我带来知识更新,使我能够满足专业方面的新需要		0.730				0.649
5.学校在教师教学方面给予了足够的资源和经费支持		0.711				0.774
14.学校食堂的服务水平是优质的			0.834			0.725
13.学校的自然环境是舒适的			0.812			0.735
11.学校的教学设施能保证我在课堂上顺利完成教学			0.578			0.628
1.我每学期所承担的教学工作是适量的				0.779		0.712
2.学生的能力和素质能够保证教学的顺利完成				0.764		0.766
23.我与学生的关系融洽					0.884	0.810
24.同事间的关系是诚挚单纯的					0.534	0.622
特征根	7.251	1.578	1.337	1.173	1.053	
方差解释率(68.848%)	24.011	16.495	11.209	9.326	7.807	

对教师工作满意度量表进行因素分析后,抽取出了 5 个因素,方差解释率为 68.848%。从因素负荷矩阵表可见,该量表适合用 5 个维度测量,说明本研究的大学护理教师工作满意度量表具有比较好的结构效度。

其次,根据前期探索性因素分析的结果对大学护理教师工作满意度量表进行验证性因素分析。结合以上探索性因素分析结果构建了适合大学护理教师工作满意度测量的初始因素结构模型(图 3-1-2)。

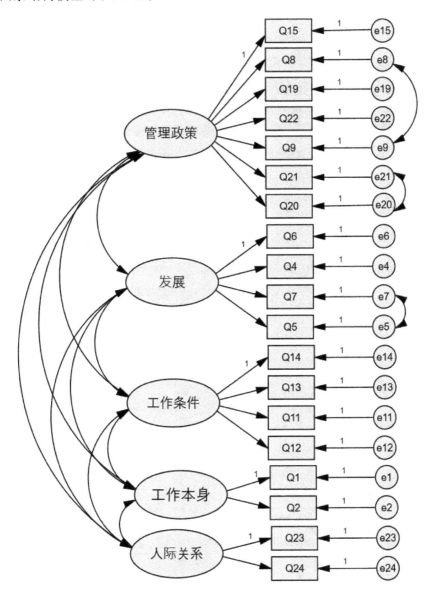

图 3-1-2　教师工作满意度量表因子原始模型路径图

选用 AMOS 22.0 统计软件进行验证性因素分析,用最大似然法(maximum likelihood estimation)对教师工作满意度量表的因素结构进行验证性因素分析。初始模型的拟合结果见表 3-1-3。

表 3-1-3　教师工作满意度量表五因子原始模型拟合指数

拟合指标	CMIN/DF	GFI	AGFI	CFI	TLI	RMSEA
高度适配标准	＜5	＞0.90	＞0.90	＞0.90	＞0.90	＜0.05
原始模型	2.887	0.851	0.801	0.874	0.848	0.089

由表 3-1-4 可见,模型的各项拟合指标可以接受,经过适当的修正,量表的因素结构达到较高的拟合度,能合理地解释理论构想,构建了适合大学护理教师工作满意度的因素结构模型(图 3-1-3)。本研究采用的教师工作满意度量表的测量内容包括管理政

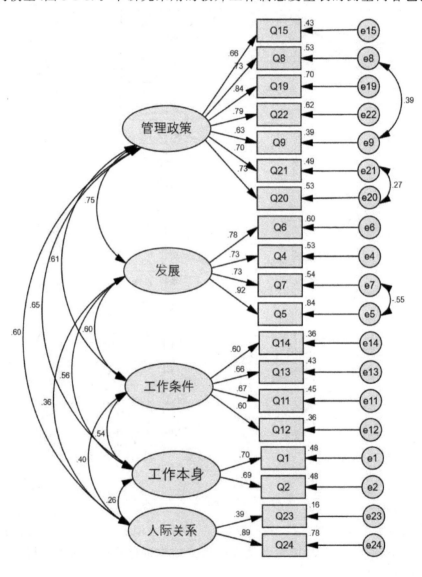

图 3-1-3　教师工作满意度因子修正模型路径图及标准化估计值模型图

策、发展、工作本身、工作条件和人际关系 5 个维度的构想。从因素负荷矩阵表以及验证性因素分析结果可知，该量表在该研究中适合用五维度测量，修正后具有良好的结构效度。

表 3-1-4　教师工作满意度量表五因子修正模型拟合指数

拟合指标	CMIN/DF	GFI	AGFI	CFI	TLI	RMSEA
高度适配标准	<5	>0.90	>0.90	>0.90	>0.90	<0.05
修正模型	2.458	0.871	0.823	0.903	0.881	0.078

二、调查研究结果与分析

（一）大学护理教师工作满意度状况

为了解大学护理教师工作满意度的整体状况，本研究对大学护理教师工作满意度得分进行了描述统计，问卷中的第 29 题为不做维度区分的工作满意度情况，即总体工作满意度。目前，有关工作满意度的测量方法大致可以分为两类：单一整体评估法、工作要素总和评分法。[①] 单一整体评估法通过让教师回答对工作的总感受进而对工作满意度进行测量；而工作要素综合评分法一般是通过个体对工作满意度多个维度的评估来测量其工作满意度水平。单一的整体评价方法相对简单明了，可以非常清楚地了解个体对组织的满意程度。但是，由于该方法只有总分，因此不能诊断和改进组织中存在的一些具体问题。相比之下，工作因素综合评分法相对较为复杂，但可以获得更准确的评价和诊断结果，这有利于发现组织中存在的问题和不足，然后针对存在的问题制定相应的对策，从而提高个体的工作满意度。本研究结合两种评分法来测量大学护理教师工作满意度，总体工作满意度水平和各维度得分结果具体见表 3-1-5。

表 3-1-5　大学护理教师工作满意度的状况（n = 238）

维度	均数	标准差	最小值	最大值	中位数	P25	P75
政策	3.32	0.73	1.29	5	3.43	2.86	3.86
发展	3.28	0.77	1.00	5	3.25	2.75	4.00
工作本身	3.67	0.65	1.75	5	3.75	3.25	4.00
工作条件	3.63	0.75	1.50	5	4.00	3.00	4.00
人际关系	3.97	0.58	2.50	5	4.00	3.50	4.50
总体工作满意度	3.45	0.78	1	5	4	3	4

---

① 董朝辉.教师工作满意度研究[M].天津：中国社会出版社，2012.

表 3-1-5 反映了大学护理教师工作满意度的总体工作满意度以及 5 个维度的满意度状况。总体工作满意度得分最低为 1 分,最高为 5 分,得分为 3.45±0.78,5 个维度上的满意度水平从低到高依次为政策管理、发展、工作本身、工作条件、人际关系。整体而言,大学护理教师的工作满意度不是很高,其中政策、发展方面的满意度比较低,工作条件与人际关系方面的满意度相对其他维度比较高。由此可见,大学护理教师对校内同事之间的关系和工作本身是感到比较满意的,但对工作的环境、发展方面的支持、晋升、收入、管理制度等方面感到比较不满意。这一研究结果与赫茨伯格的双因素理论比较一致。根据赫茨伯格的双因素理论,工资、福利、工作条件等内容都是维持因素,这些因素得不到满足就会导致个体的不满,而与工作相关的内容,如工作本身等是激励因素,这些因素的满足会使个体感到满足,进而激发个体的激情和动力。[①]

(二)大学护理教师工作满意度的群体差异

通过上文的统计分析,我们大致了解了大学护理教师工作满意度各维度的整体情况。在大学护理教师的工作满意度中存在不同的群体。因此,有必要了解不同群体大学护理教师工作满意度的不同特征。本部分基于大学护理教师的总体工作满意度,对组织特征的变量和人口特征的变量进行了差异性分析。分析的基本思路如下:t 检验直接用于两组均数的比较,多组采用 ANOVA 方差分析,在进行 ANOVA 方差分析前,首先进行方差齐性检验,如果方差齐则采用 F 检验;如果方差不齐则采用非参数检验中的 kruskal-wallis 检验。多组检验后,均采用 LSD 检验方法对各变量的秩进行两两比较。

1.组织属性变量的差异比较

(1)不同地区的差异比较:根据大学护理教师所在学校的省份,本研究的样本来自全国东部、中部、西部 3 个地区,那么,不同地区的大学护理教师工作满意度水平是否有差异? 按照上述思路进行分析,来自不同地区大学护理教师工作满意度的差异比较见表 3-1-6。

表 3-1-6 不同地区大学护理教师的工作满意度差异检验

因素项	地区	例数	均数	标准差	F 值	Sig.	LSD 检验
总体满意度	东部	105	3.36	0.761	4.959	0.008**	中部>东部
	中部	78	3.67	0.733			中部>西部
	西部	55	3.29	0.832			

注:* $P \leqslant 0.05$;** $P \leqslant 0.01$。

表 3-1-6 显示,工作满意度的差异在不同地区的大学护理教师间的差异有统计学意义(F=4.959,P=0.008)。进一步经 LSD 检验比较两两组间的差异发现,中部地区的临床教师较之东部和西部地区,其工作满意度水平更高,其他地区间工作满意度

① HERZBERG,CAPWELL.Book Reviews:Job Attitudes:Review of Research and Opinion[J].Science,1958,127(1):77.

得分无显著性差异。这与李姜红研究发现东部高发达地区各维度工作满意度高于其余两个地区，而欠发达地区工作安全性和工作环境满意度得分高于较发达地区的研究结果不同[①]。我国东部地区经济发展水平比较高，资源丰富，交通发达，经济繁荣，这部分地区的大学护理教师对工作的期望值比较高，当期望得不到满足时就会影响其工作满意度。而西部地区经济发展比较落后，条件比较差，收入比较低，工作满意度较其他两个地区的工作满意度为低。

（2）不同学校类型的差异比较：根据我国高等护理教育的历史发展和目前状况，护理学院/系主要集中在综合性大学和单独设置的医学院校。因此，本研究将调查对象所来自的学校类型分为综合性大学和单科医学院。不同类型学校大学护理教师工作满意度的差异如表 3-1-7 所示。

表 3-1-7　不同类型学校大学护理教师的工作满意度差异检验

因素项	学校类型	例数	均数	标准差	t 值	Sig.
总体满意度	综合本科院校	93	3.63	0.688	3.154	0.002**
	医学本科院校	145	3.32	0.815		

注：* $P \leqslant 0.05$；** $P \leqslant 0.01$。

表 3-1-7 显示，大学护理教师的工作满意度得分在不同类型学校间差异显著（$P < 0.05$），综合本科院校大学护理教师的工作满意度得分显著高于医学本科院校。究其原因，一般综合性院校规模比较大，资源丰富，学科交叉融合，学术氛围比较浓厚，在综合院校工作的护理教师可以在科研经费和条件、教学资源、晋升、进修等方面获得更多的资源与机会，因而综合性院校护理教师的工作满意度显著高于医学院校的护理教师。

2.个人属性变量的差异比较

（1）不同性别的差异比较：以性别为分组变量，比较不同性别大学护理教师的工作满意度得分的差异，具体结果见表 3-1-8。

表 3-1-8　不同性别大学护理教师的工作满意度差异检验

因素项	性别	例数	均数	标准差	t 值	Sig.
总体满意度	男	8	3.5	0.535	0.201	0.841**
	女	230	3.44	0.79		

注：* $P \leqslant 0.05$；** $P \leqslant 0.01$。

表 3-1-8 显示，不同性别大学护理教师的工作满意度无显著性差异（$P > 0.01$）。

[①] 李姜红.中国劳动者工作满意度影响因素行业与地区差异分析[D].辽宁：东北财经大学，2015.

本研究中,男女大学护理教师性别比例严重失调,与苗丽华的研究样本性别比例结构一致。[①] 截至 2016 年年底,中国注册护士总数达到 350.7 万,男护士占比不足 1‰[②],男性大学护理教师比例较低也是情理之中。男性大学护理教师比例太低,因此结果不能代表所有男性大学护理教师工作满意度的真实状况,有待在未来的研究中进一步探索。

(2)不同年龄段的差异比较:根据大学护理教师的年龄情况,将其划分成 30 岁以下、30～39 岁、40～49 岁、50～59 岁、60 岁以上 5 个年龄段,不同年龄段的大学护理教师工作满意度水平的差异比较见表 3-1-9。

表 3-1-9　不同年龄大学护理教师的工作满意度差异检验

因素项	年龄/岁	例数	均数	标准差	F 值	Sig.	LSD 检验
总体工作满意度	20～29	20	3.4	0.99	4.331	0.002**	30～39＜40～49
	30～39	98	3.22	0.71			30～39＜50～59
	40～49	76	3.59	0.77			30～39＜60 以上
	50～59	38	3.66	0.75			
	60 以上	6	4	0.63			

注:* $P \leqslant 0.05$;** $P \leqslant 0.01$。

表 3-1-9 显示,不同年龄段大学护理教师工作满意度水平的差异有统计学意义($F=4.331,P=0.002$)。进一步经 LSD 检验比较两两组间的差异发现,30～39 岁年龄段的大学护理教师的工作满意度水平明显低于 40～49 岁、50～59 岁和 60 岁以上年龄段的老师,而其他年龄段的工作满意度水平的差异无统计学意义。本研究结果与赫茨伯格的研究相一致,即工作满意度会随着年龄的增长,呈现出先高后下降,最后又升高的"U 形"变化的趋势。[③] 这一结果也与苗华丽对高校护理教师的工作满意度调查的研究结果比较一致。[④] 原因主要是 30～39 岁的大学护理教师正处于"爬坡期",是教学工作的骨干力量,一方面,工作压力比较大,职称晋升、科研任务、进修学习、医院临床实践、人际关系等对教师产生了无形的压力;另一方面,该年龄段大学护理教师的家庭负担也开始增加,生活压力也比较大,如孩子教育、老人赡养等许多压力和问题,使这个年

① 苗华丽,金瑞华.山西省高校护理教师工作满意度的调查与分析[J].护理研究,2009,23(03):198-200.

② 国际在线.中国注册护士总数超 350 万男护士占比不足 1%[EB/OL].http://fashion.ifeng.com/a/20170510/40242130_0.shtml.

③ HERZBERG,MAUSNER,SNYDERMAN. The Motivation to Work [M]. 2nd ed. London:Routledge Taylor & Francis Group,2011.

④ 苗华丽,金瑞华.山西省高校护理教师工作满意度的调查与分析[J].护理研究,2009,23(03):198-200.

龄段的大学护理教师趋于"疲惫"。这些都会使得这一年龄段的教师产生较低的工作满意度。40～49岁年龄段的教师随着子女的成长、工作能力的提升,积累了丰富的工作和生活经验,人生的理想和目标在现实生活中得到调整,心态趋于宁静、祥和且知足。到了50岁以后,大学护理教师对生活和工作已经有了一定的诠释,这个年龄段的教师会变得更加"现实"或"顺其自然"。[①②] 因而,40岁以后的教师随着年龄的增长,他们对工作的满意度水平也会增高。

（3）不同教学年限的差异比较：根据大学护理教师的情况,将教学年限分为0～4年、5～14年、15～25年、25年以上4个层次,不同教学年限的大学护理教师工作满意度水平的差异比较见表3-1-10。

表 3-1-10　不同教学年限大学护理教师的工作满意度差异检验

因素项	教龄	例数	均数	标准差	F 值	Sig.	LSD 检验
总体工作满意度	0～4 年	42	3.38	0.882	4.164	0.007**	0～4 年＜25 年以上
	5～14 年	105	3.29	0.743			5～14 年＜15～25 年
	15～25 年	60	3.62	0.715			5～14 年＜25 年以上
	25 年以上	31	3.74	0.773			

注：* $P \leqslant 0.05$；** $P \leqslant 0.01$。

表3-1-10显示,不同教学年限大学护理教师工作满意度水平的差异有统计学意义（$F=4.164$, $P=0.007$）。进一步经LSD检验比较两两组间的差异发现,工作0～4年以及5～14年的大学护理教师的工作满意度水平低于已经工作15～25年和25年以上的老师,而其他年龄段的工作满意度水平的差异无统计学意义。结果显示,教龄越长,工作满意度越高,但中期教龄5～14年的大学护理教师的工作满意度水平最低,这中U形曲线与董朝晖对高校教师工作满意度的研究结果一致。[③] 教龄5年以下的教师工作热情最高,工作面临的一些问题和困难也不会对其工作满意度产生太大影响,但随着年龄的增长,由学习者角色逐渐转为教学骨干后,工作新鲜感逐渐消失,满意度水平也逐渐下降。来自家庭、婚姻、晋升、教学科研任务、进修学习等多方面的压力,使得教师不可避免地出现工作倦怠,积极性也会随之下降,所以,教龄在5～14年这个时期的教师对工作的满意程度最低。教龄15年以上的大学护理教师,随着工作经验、社会阅历逐渐增多,婚姻、家庭以及事业都已逐渐定型,随着孩子的成人,面临的压力也逐渐减少,对工作的满意程度也会越来越高。

（4）不同学历层次的差异比较：大学护理教师的学历层次可以划分为大专及以下、本科、硕士、博士4个层次,不同学历层次的大学护理教师工作满意度水平的差异分析结果见表3-1-11。

①　孙绵涛.教育组织行为学[M].福州:福建教育出版社,2012.
②　施文龙.教师需要及激励问题的研究概述[J].社会心理科学,1999(3):28-30.
③　董朝辉.教师工作满意度研究[M].天津:中国社会出版社,2012.

表 3-1-11　不同学历层次大学护理教师的工作满意度差异检验

因素项	学历	例数	均数	标准差	F 值	Sig.	LSD 检验
总体工作满意度	大专及以下	3	3	0	5.949	0.001**	本科＞硕士
	本科	52	3.65	0.59			博士＞硕士
	硕士	108	3.23	0.827			
	博士	75	3.63	0.767			

注：* $P \leqslant 0.05$；** $P \leqslant 0.01$。

表 3-1-11 显示，不同学历层次的大学护理教师工作满意度水平的差异有统计学意义（$F=5.949$，$P=0.001$）。进一步经 LSD 检验比较两两组间的差异发现，硕士层次的大学护理教师的工作满意度明显低于本科和博士层次的大学护理教师。而其他不同学历层次的大学护理教师群体间的工作满意度的差异无统计学意义。本研究结果显示，本科层次的大学护理教师的满意度水平最高，显著高于硕士层次水平的教师，而硕士层次水平教师的工作满意度水平显著低于博士教育层次的大学护理教师。就目前我国的护理学院/系的护理教师而言，由于历史的原因，高校中本科层次的教师主要是一些在恢复护理本科教育后留校任教的中老年教师，经过 20 多年的工作和努力，均已经取得了不错的成绩，建立了良好的人际关系，因而这个层次的教师工作满意度比较高。而随着我国高等护理教育的发展，护理硕士、博士教育逐渐铺开，护理学院/系对大学护理教师的学历要求也越来越高，新教师的要求也逐渐从硕士层次转向博士层次。但随着博士层次教师的引进，硕士层次的大学护理教师就不能再享受学历所带来的高待遇，随着差距的增大，其不平衡感与日俱增，不满意感随之产生。

（5）不同职称类型的差异比较：护理教师的职称类型可以分为助教、讲师/助理教授、副教授和教授 4 种，不同职称类型的大学护理教师在工作满意度水平上的差异比较见表 3-1-12。

表 3-1-12　不同职称的大学护理教师的工作满意度差异检验

因素项	职称	例数	均数	标准差	F 值	Sig.	LSD 检验
总体工作满意度	助教及以下	32	3.41	0.946	9.038	0.000**	助教及以下＜教授
	讲师/助理教授	80	3.19	0.748			讲师/助理教授＜教授
	副教授	88	3.48	0.694			讲师/助理教授＜副教授
	教授	38	3.95	0.655			副教授＜教授

注：* $P \leqslant 0.05$；** $P \leqslant 0.01$。

表 3-1-12 显示，不同职称的大学护理教师工作满意度水平的差异有统计学意义（$F=9.038$，$P=0.000$）。进一步经 LSD 检验比较两两组间的差异发现，初级职称也就是职称为助教和讲师的大学护理教师的工作满意度水平低于副高职称、正高职称的教

师,副教授的工作满意度低于教授。从整体而言,初级职称和中级职称的大学护理教师的工作满意度水平都比较低,其中,讲师/助理教授的工作满意度水平最低,高级职称的大学护理教师的工作满意度水平都比较高,教授的工作满意度水平最高。随着职称的升高,教师的工作满意度水平逐渐升高,这与苗华丽对高校护理教师的工作满意度研究结果一致。[①] 这是由于大部分助教是新入职老师,工作时间不长,工作带来的新鲜感使他们对工作热情比较高,因此,其工作满意度会高于中级职称的大学护理教师。但这些老师都是刚刚参加工作,工资待遇方面都比较差,故工资待遇方面的满意度水平也是较低的。经过几年的工作,中级职称的大学护理教师逐渐出现职业倦怠,晋升压力和生活压力会对其工作满意度产生一定的负面影响,其工作满意度处于最低水平。职称是对教师取得的成绩、教学经验和科研成果的肯定,也是衡量教师教学水平、学术水平和成绩的重要标志,是荣誉和地位的象征,与工资、津贴等福利密切相关。职称越高,工资越多,地位和影响力也越大,受领导的重视程度也越大[②]。因此,随着职称的提升,大学护理教师的工作满意度水平也会升高。

(6)不同职务的差异比较:根据大学护理教师是否兼任行政职务,即是否存在"双肩挑"的情况分为两类。表3-1-13为大学护理教师是否兼任行政职务在工作满意度水平上表现出的差异。

表3-1-13 是否兼任行政职务的大学护理教师的工作满意度差异检验

因素项	职务	例数	均数	标准差	t 值	Sig.
总体工作满意度	是	85	3.59	0.806	2.117	0.035**
	否	153	3.37	0.759		

注:*$P \leqslant 0.05$;**$P \leqslant 0.01$。

表3-1-13显示,是否兼任行政职务的大学护理教师工作满意度水平的差异有统计学意义($t=2.117,P=0.035$),兼任行政职务的大学护理教师工作满意度水平高于没有兼任行政职务的教师。本研究结果与苗华丽的研究结果一致,原因为兼任行政职务的教师除了担任教学工作外,还要兼任行政工作,对工作的投入较多,自我实现感高;同时,兼任行政管理职务的教师往往拥有一定的职位和权力,在工资、福利、晋升、受重视程度等方面占有较多优势,在院校中获得的资源会比没有兼任行政职务的教师多,工作满意度水平也随之升高。

(7)不同月收入的差异比较:根据大学护理教师的不同月收入情况,将其分为低于5000元、5000~7999元、8000~10000元、高于10000元4个层次,不同月收入的大学护理教师工作满意度水平的差异比较见表3-1-14。

① 苗华丽,金瑞华.山西省高校护理教师工作满意度的调查与分析[J].护理研究,2009,23(03):198-200.

② 苗华丽,金瑞华.山西省高校护理教师工作满意度的调查与分析[J].护理研究,2009,23(03):198-200.

表 3-1-14　不同月收入的大学护理教师的工作满意度差异检验

因素项	月收入/元	例数	均数	标准差	F 值	Sig.
	低于 5000	42	3.31	0.780	1.472	0.223**
总体工作满意度	5000～7999	109	3.39	0.770		
	8000～10000	52	3.54	0.779		
	高于 10000	35	3.63	0.808		

注：* $P \leqslant 0.05$；** $P \leqslant 0.01$。

表 3-1-14 显示，不同月收入水平的大学护理教师工作满意度水平的差异无统计学意义（$F=1.472$，$P=0.223$）。这与赫兹伯格的研究一致[1]，工资待遇与福利为保健因素，得到满足时并不会提升其工作满意度程度。

（三）大学护理教师总体工作满意度和各维度满意度的关系

1.各维度工作满意度与总体工作满意度的相关分析

样本总体工作满意度平均得分为 3.45 分，表 3-1-15 展示了其与各维度工作满意度之间的相关系数。经检验，各个相关系数在 95% 置信水平下都是统计显著的。并且不难看出，与总体满意度的相关性最高的依次是管理政策维度、发展维度、人际关系维度、工作本身维度和工作条件维度。相关程度越高的维度可以认为是在总体维度中重要程度越高的维度。因此，简单相关系数经过标准化处理后（表 3-1-15 最后一行数据）可以作为重要性程度的度量指标。因而，通过此次调查可以初步判断大学护理教师对管理政策、发展的重视度最高，对工作条件方面的重视度最低，说明管理政策、发展对大学护理教师工作满意度的影响十分显著。

表 3-1-15　各维度工作满意度与总体工作满意度的相关性系数表

维　度	1	2	3	4	5
1 管理政策	1.000				
2 发展	0.662**	1.000			
3 工作本身	0.480**	0.462**	1.000		
4 工作条件	0.442**	0.384**	0.338**	1.000	
5 人际关系	0.459**	0.304**	0.323**	0.243**	1.000
6 总体工作满意度	0.727**	0.575**	0.412**	0.436**	0.489**
重要性得分	1.55965	0.36955	−0.90666	−0.71875	−0.30379

注：* $P \leqslant 0.05$；** $P \leqslant 0.01$。

2.各维度工作满意度对总体工作满意度的回归分析

总体工作满意度与各维度满意度之间较高的正相关关系成为两者之间适合建立回

---

① HERZBERG, MAUSNER, SNYDERMAN. The Motivation to Work [M]. 2nd ed. London: Routledge Taylor & Francis Group, 2011.

归分析模型的有利佐证。运用强迫进入法(**enter**),将以上满意度各个维度——管理政策、发展、工作本身、工作条件、人际关系 5 个因素作为自变量全部纳入回归模型中,通过多元回归分析建立回归方程。各回归模型的标准化回归系数及回归系数的显著性检验结果见表 3-1-16。

表 3-1-16 大学护理教师各维度工作满意度对总体工作满意度的回归分析

变量	偏回归系数	标准化偏回归系数	t	P	调整系数 R^2	F	P
常量	-0.308		-1.288	0.199	0.601	72.530	0.000^{**}
管理政策	0.558	0.519	8.323	0.000^{**}			
发展	0.151	0.150	2.611	0.010^{**}			
工作本身	0.099	0.096	2.002	0.046^{**}			
人际关系	0.212	0.159	3.432	0.001^{**}			

注:* $P \leqslant 0.05$;** $P \leqslant 0.01$。

表 3-1-16 表明,在满意度各维度中,管理政策维度、发展维度、工作本身和人际关系维度对大学护理教师总体工作满意度水平有显著的预测力,即管理政策支持力度越大($\beta = 0.519, P < 0.001$)、有更好的发展前景($\beta = 0.150, P < 0.010$),工作更富有挑战性($\beta = 0.096, P < 0.05$)和较好的人际关系($\beta = 0.159, P < 0.001$),总体工作满意度水平就越高。对大学护理教师总体工作满意度的解释变异量,即调整后决定系数(R^2)达到了62.8%。

运用进入回归法建立总体工作满意度与各维度满意度之间的回归模型,得到方程:总体工作满意度$= 0.519 \times$管理政策$+ 0.150 \times$发展$+ 0.096 \times$工作本身$+ 0.159 \times$人际关系。基于以上验证可认为,管理政策、发展、工作本身和人际关系是影响大学护理教师对工作满意与否的重要因素。

本研究中,管理政策方面的内容主要包括一些管理制度、晋升制度、福利工资制度、与领导有无良好的沟通渠道、是否享有学术权力等;发展主要包括教学与科研方面的支持、学习进修机会等方面的内容;人际关系包括与同事、学生和社会关系等。根据赫兹伯格的双因素理论,工资和福利、政策体系和人际关系等属于保健因素,这些因素得到满足不会升高工作满意度水平,但是如果得不到满足就会导致不满意;而与工作本身相关的内容属于激励因素,这些因素的满足将激励个体产生满足感;当激励因素和保健因素都得到满足时,员工会产生较高的工作满意度。本研究结果与 Wang 等人的研究结果一致[①],管理政策、发展、工作本身、人际关系等因素是影响大学护理教师工作满意度的重要因素。

因此,基于以上研究结果,由于不同地区、学校类型、年龄和教龄,学历、职称以及是否兼任行政职务的大学护理教师群组之间的工作满意度存在显著性差异,因此建议国家对西部地区、医学院校的教师给予更多政策上的倾斜和支持;另外,提示护理学院/系

---

① WANG, LIESVELD. Exploring Job Satisfaction of Nursing Faculty: Theoretical Approaches[J]. Journal of Professional Nursing, 2015, 31(6):482-492.

的院系领导要对中青年骨干教师给予更多的关注,重视保健因素的满足,尽量争取条件来改善教师的工作环境、工资待遇,给予其更多的发展机会,在科研经费和资源上给予支持,尽可能减少教师们的不满意感,因为不满意就会导致教师的情绪低落,从而影响其工作积极性,降低教学质量。此外,还要注意尊重教师,给予其充分的理解,为教师构建宽松、和谐的工作环境,对教师的教学和科研工作给予足够的支持,对教师取得的成绩要给予充分肯定和鼓励,让教师获得成就感,这些激励因素会激发教师的工作热情,提升大学护理教师的工作满意度,提高工作的绩效。

第二节 大学护理教师离职倾向调查研究

高校教师的离职倾向是指教师由于各种因素的影响,而产生的一种离开学校的一种倾向、想法或意愿。[①] 离职倾向是人才离开组织的态度和意向,离职倾向的强度可以衡量人才离开组织的程度,是离职行为的最佳预测指标。护理教师短缺是护理教育界面临的一大问题,通过各种方式来培养更多合格的护理教师是一个解决方案;另外,了解护理教师离职的原因及其影响因素也非常重要。优秀大学护理教师的流失一方面会带来人事资金的浪费,另一方面还会造成教师短缺,直接影响教学、科研活动的顺利开展,影响学生的培养和教学质量。研究大学护理教师离职倾向问题,可以帮助护理学院/系管理人员早期发现、早期预防,起到监测、预警和未雨绸缪的作用,对减少大学护理教师的流失具有非常重要的前馈控制意义。基于此认识,本章主要对大学护理教师的离职倾向状况进行调查,了解大学护理教师的离职倾向现况,分析不同群体大学护理教师的离职倾向的差异以及影响因素。

一、调查研究的基本情况

(一)研究目的

对大学护理教师离职倾向现状进行分析,以期真实地了解大学护理教师离职倾向的整体情况,为学院/系管理建设的改进提供建议和思路。

(二)研究工具

1.教师离职倾向量表

离职倾向量表包含4个题项,是香港学者樊景立等在1998年提出的量表。[②] 虽然该量表具有较好的一致性和重测信度,但是,由于该量表最初用于测量企业员工的离职

---

① 董朝辉.教师工作满意度研究[M].天津:中国社会出版社,2012.

② TSUI,FARH.Where Guanxi Matters:Relational Demography and Guanxi in the Chinese Context [J].Work Occupations,1997,24(1):56-79.

倾向,不能直接用于测量大学护理教师的离职倾向,因此,本研究对量表中的称呼进行了修改,对一些敏感性的表达进行了含蓄的转换,并且明确了大学护理教师离职倾向中的流向其他高校和流出教育领域两个不同方面。需要指出的是,有关离职倾向的调查相比工作满意度调查具有一定的敏感性,所以,在实际调查时使用的问卷中并不明确指出离职倾向调查的概念,只作为工作满意度调查的一部分提出问题,这样可以在一定程度上提高问卷的有效应答率。

2.教师离职倾向量表分析

为了解教师离职倾向量表在大学护理教师群体中的可靠性和稳定性,我们对其进行了信度检验。在本研究中,该量表的信度系数为0.681,在可以接受范围内,具有一定的稳定性和可靠性。考察教师离职倾向量表在大学护理教师群体中的结构效度,需要对该量表的调查数据进行因素分析,分析结果见表3-2-1。

表 3-2-1　教师离职倾向量表主成分正交旋转因子载荷矩阵($n=238$)

项目	离职倾向	共同度
Q25	0.917	0.423
Q26	0.530	0.233
Q27	0.472	0.178
Q28	0.466	0.255
特征根	2.053	
方差解释率	51.314%	

对教师离职倾向量表进行因素分析后,抽取出一个因素,方差解释率为51.314%。从因素负荷矩阵表3-2-1可知,该量表适合单一维度测量。其中,离职倾向量表单一维度清晰,与原有量表一致,具有良好的结构效度。根据探索性因素分析的结果,对教师离职倾向量表进行验证性因素分析。结合以上探索性因素分析结果,构建了适合大学护理教师离职倾向测量的因素结构模型(图3-2-1)。

选用 AMOS 22.0 统计软件进行验证性因素分析,用最大似然法(maximum likelihood estimation)对教师离职倾向量表的因素结构进行验证性因素分析。各指标的拟合标准及本研究结果详见表3-2-2。

表 3-2-2　教师离职倾向量表一因子模型拟合指数

拟合指标	CMIN/DF	GFI	AGFI	CFI	TLI	RMSEA
高度适配标准	<5	>0.90	>0.90	>0.90	>0.90	<0.05
本模型	0.714	0.998	0.985	1	1.01	0

由表3-2-2可见,模型的各项拟合指标都较好,说明量表的因素结构具有较高的拟合度,能合理地解释理论构想,本研究采用的教师离职倾向的测量内容包括了一个维度的构想。从因素负荷矩阵表以及验证性因素分析结果可知,该量表在该研究中适合单一维度测量,具有良好的结构效度。

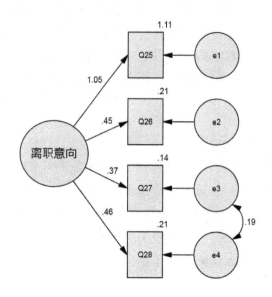

图 3-2-1　教师离职倾向因子模型路径图及标准化估计值模型图

二、调查研究结果与分析

(一)大学护理教师离职倾向状况

为了解大学护理教师离职倾向的整体状况,本研究对大学护理教师离职倾向得分进行描述统计,结果见表 3-2-3。

表 3-2-3　大学护理教师离职倾向的现状($n=238$)

维度	均数±标准差	最小值	最大值	中位数	P25	P75
离职倾向	2.45±0.67	1	4.5	2.5	2	3

由表 3-2-3 可知,大学护理教师离职倾向平均分为 2.45,标准差为 0.67,高低分差距较大。与理论中值 3 分进行单一样本 t 检验,得出教师离职倾向($t=-12.534,P=0.000$)均显著低于理论中值 3 分,表明大学护理教师离职倾向水平较低。

(二)大学护理教师离职倾向群体差异

本研究采用独立样本 t 检验、单因素方差分析等差异比较法,对教师离职倾向的差异进行分析,分别从地区、性别、婚姻状况、文化程度、工作年限 5 个方面来检验,检验结果如下。

1.组织属性变量的差异比较

(1)不同地区的差异比较:根据大学护理教师所在学校的省份,本研究的样本来自全国东部、中部、西部三个地区,那么,不同地区的大学护理教师离职倾向水平是否有差异?按照上述思路进行分析,来自不同地区大学护理教师的离职倾向差异比较见表3-2-4。

表 3-2-4　不同地区大学护理教师的离职倾向差异检验($n=238$)

因素项	地区	例数	均数	标准差	F 值	Sig.
离职倾向	东部	105	2.45	0.66	0.476	0.622
	中部	78	2.41	0.67		
	西部	55	2.52	0.71		

注:$* P \leqslant 0.05$;$** P \leqslant 0.01$。

表 3-2-4 结果表明,大学护理教师的离职倾向得分在地区间差异不显著($P>0.05$),东部与中部地区间离职倾向得分无显著性差异。

(2)不同学校类型的差异比较:根据我国高等护理教育的历史发展和目前状况,护理学院/系主要集中在综合性大学和单独设置的医学院校。因此,本研究将研究对象所来自的学校类型分为综合性大学和单科医学院。不同类型学校的大学护理教师的离职倾向水平的差异比较见表 3-2-5。

表 3-2-5　不同类型学校大学护理教师的离职倾向差异检验($n=238$)

因素项	学校类型	例数	均数	标准差	t 值	Sig.
离职倾向	综合本科院校	93	2.33	0.62	-2.283	0.023*
	医学本科院校	145	2.53	0.69		

注:$* P \leqslant 0.05$。

表 3-2-5 结果表明,大学护理教师的离职倾向得分在不同类型学校间差异显著($P<0.05$),医学本科院校大学护理教师的离职倾向得分显著高于综合本科院校。医学院校属于单科院校,条件和资源相对不足,发展空间受到限制,导致一些教师希望能有机会到更好的单位发展;也提示单科医学院校领导应该注重护理教师的发展问题,为本院护理教师创造更多机会,尽量改善工作环境和工作条件,让老师们能安心工作。

2.个人属性变量的差异比较

(1)不同性别的差异比较:以性别为分组变量,比较不同性别大学护理教师的离职倾向得分的差异,具体结果见表 3-2-6。

表 3-2-6　不同性别大学护理教师的离职倾向差异检验($n=238$)

因素项	性别	例数	均数	标准差	t 值	Sig.
离职倾向	男	8	2.63	0.30	1.543	0.155
	女	230	2.45	0.68		

注:$* P \leqslant 0.05$;$** P \leqslant 0.01$。

表 3-2-6 结果显示,不同性别大学护理教师的离职倾向无显著性差异($P>0.01$)。

(2)不同年龄段的差异比较:根据大学护理教师的年龄情况,将其划分为 30 岁以下、30～39 岁、40～49 岁、50～59 岁、60 岁以上 5 个年龄段,不同年龄段的大学护理教师离职倾向水平的差异比较见表 3-2-7。

表 3-2-7　不同年龄段大学护理教师的离职倾向差异检验($n=238$)

因素项	年龄	例数	均数	标准差	F 值	Sig.	LSD 检验
离职倾向	30 岁以下	20	2.65	0.80	2.875	0.024*	30 岁以下＞50～59 岁
	30～39 岁	98	2.57	0.64			30～39 岁＞50～59 岁
	40～49 岁	76	2.40	0.68			
	50～59 岁	38	2.20	0.63			
	60 岁以上	6	2.21	0.40			

注:* $P \leqslant 0.05$。

表 3-2-7 显示,不同年龄段大学护理教师离职倾向水平的差异有统计学意义($F=2.875,P=0.024$)。进一步经 LSD 检验比较两两组间的差异发现,30 岁以下以及 30～39 岁年龄段的大学护理教师的离职倾向水平高于 50～59 岁年龄段的教师,而其他年龄段的教师离职倾向水平的差异无统计学意义。30～39 岁年龄段的大学护理教师面临工作压力以及家庭生活的双重压力,使得这一年龄段的教师出现"工作倦怠",如长期不能获得事业的成长机会和空间,就会产生离职的想法,寻求新的就职机会。

(3)不同教学年限的差异比较:根据大学护理教师的情况,将其教学年限分为 0～4 年、5～14 年、15～25 年、25 年以上 4 个层次,不同教学年限大学护理教师离职倾向水平的差异比较见表 3-2-8。

表 3-2-8　不同教学年限大学护理教师的离职倾向差异检验($n=238$)

因素项	教龄	例数	均数	标准差	F 值	Sig.	LSD 检验
	0～4 年	42	2.62	0.75	3.782	0.011	
离职倾向	5～14 年	105	2.53	0.64			0～4 年＞25 年以上
	15～25 年	60	2.37	0.65			5～14 年＞25 年以上
	25 年以上	31	2.15	0.63			

注:* $P \leqslant 0.05$;** $P \leqslant 0.01$。

表 3-2-8 显示,不同教学年限大学护理教师离职倾向水平的差异有统计学意义($F=3.782,P=0.011$)。进一步经 LSD 检验比较两两组间的差异发现,工作 0～4 年以及 5～14 年的大学护理教师的离职倾向高于工作 25 年以上的教师,其他年龄组大学护理教师的离职倾向差异无统计学意义。

(4)不同学历层次的差异比较:大学护理教师的学历层次可以划分为大专及以下、本科、硕士、博士 4 个层次。不同学历层次大学护理教师的离职倾向差异分析结果见表 3-2-9。

表 3-2-9 不同学历层次大学护理教师的离职倾向差异检验($n = 238$)

因素项	学历	例数	均数	标准差	F 值	Sig.	LSD 检验
离职倾向	大专及以下	3	3.08	0.80	3.647	0.013*	本科>博士
	本科	52	2.50	0.61			大专及以下>博士
	硕士	108	2.54	0.67			硕士>博士
	博士	75	2.27	0.67			

注:* $P \leqslant 0.05$。

表 3-2-9 显示,不同学历层次的大学护理教师的离职倾向水平差异有统计学意义($F = 3.647, P = 0.013$)。进一步经 LSD 检验比较两两组间的差异发现,大专及以下、本科和硕士层次教师的离职倾向水平高于博士层次的教师,可以看出,当大学护理教师学历达到博士学位时,其离职倾向水平明显低于其他学历层次的大学护理教师,但硕士、本科层次群体的大学护理教师的离职倾向水平差异无统计学意义。

(5)不同职称类型的差异比较:护理教师的职称类型可以分为助教、讲师/助理教授、副教授和教授 4 种,不同职称的大学护理教师在离职倾向水平上的差异比较见表 3-2-10。

表 3-2-10 不同职称的大学护理教师的离职倾向差异检验($n = 238$)

因素项	职称	例数	均数	标准差	F 值	Sig.	LSD 检验
离职倾向	助教及以下	32	2.70	0.68	8.382	0.000**	助教和讲师>教授
	讲师/助理教授	80	2.64	0.66			助教和讲师>副教授
	副教授	88	2.36	0.64			副教授>教授
	教授	38	2.09	0.58			

注:* $P \leqslant 0.05$;** $P \leqslant 0.01$。

表 3-2-10 显示,不同职称的大学护理教师离职倾向水平的差异有统计学意义($F = 8.382, P = 0.000$)。进一步经 LSD 检验比较两两组间的差异发现,初级职称也就是职称为助教和讲师的大学护理教师的离职倾向水平高于副高职称、正高职称的教师,而其他不同职称类型大学护理教师的离职倾向水平的差异无统计学意义。

(6)不同职务的差异比较:根据大学护理教师是否兼任行政职务,即是否存在"双肩挑"的情况分为两类。表 3-2-11 为大学护理教师是否兼任行政职务在离职倾向水平上表现出的差异。

表 3-2-11 是否兼任行政职务的大学护理教师的离职倾向差异检验($n = 238$)

因素项	职务	例数	均数	标准差	t 值	Sig.
离职倾向	是	85	2.36	0.68	-1.630	0.104
	否	153	2.51	0.66		

表 3-2-11 显示,大学护理教师是否兼任行政职务在离职倾向水平上的差异无统计学意义($t=-1.630$,$P=0.104$)。

(7)不同月收入的差异比较:将大学护理教师的不同月收入情况分为低于 5000 元、5000～7999 元、8000～10000 元、高于 10000 元 4 个层次,不同月收入的大学护理教师的离职倾向水平的差异比较见表 3-2-12。

表 3-2-12　不同月收入的大学护理教师的离职倾向差异检验($n=238$)

因素项	月收入/元	例数	均数	标准差	F 值	Sig.	LSD 检验
离职倾向	低于 5000	42	2.68	0.70	4.177*	0.007**	低于 5000 元＞8000～10000 元
	5000～7999	109	2.51	0.66			低于 5000 元＞高于 10000 元
	8000～10000	52	2.30	0.70			5000～7999 元＞高于 10000 元
	高于 10000	35	2.23	0.52			

注:* $P \leqslant 0.05$;** $P \leqslant 0.01$。

表 3-2-12 显示,不同月收入水平的大学护理教师的离职倾向水平的差异有统计学意义(F＝4.177,$P=0.007$)。进一步经 LSD 检验比较两两组间的差异发现,月收入在 8000 元以下,包括月收入 5000 元以下以及 5000～7999 元两个收入段的大学护理教师的离职倾向水平高于月收入在 8000 元以上的老师,而其他不同收入水平大学护理教师的离职倾向水平的差异无统计学意义。

通过以上分析可知,大学护理教师的离职水平较低,与 Altuntas 的研究结果一致[①],说明大部分教师还是很热爱护理教师这一职业,愿意继续在本单位工作。离职倾向以医学院校、40 岁以下、14 年及以下教龄、非博士学历、副教授及以下职称、月收入在 8000 元以下的大学护理教师为高。因此,在预防离职倾向的工作中,领导应该特别关注这些年轻的骨干教师,这些教师面临工作以及家庭的双重压力,会对目前的工作产生倦怠感,如果不能获得足够的支持和发展的空间,就会产生离职的想法。本研究还发现,医学院校的大学护理教师的离职倾向水平高于综合院校的教师,医学院校属于单科院校,条件和资源相对不足,发展空间受到限制,导致一些教师希望能有机会到更好的单位发展,也提示单科医学院校领导应该注重护理教师的发展问题,为本院护理教师创造更多的机会,尽量改善工作环境和工作条件,让老师们能安心工作。

第三节　大学护理教师发展模式及效果研究

教师发展可以理解为增进教师专业知识、技能和态度的过程和活动。[②] 通过教师

---

① ALTUNTAS. Factors Affecting the Job Satisfaction Levels and Quit Intentions of Academic Nurses[J]. Nurse Educ Today,2014,34(4):513-519.

② GUSKEY T R. 教师专业发展评价[M]. 方乐,张英,译. 北京:中国轻工业出版社,2005.

发展模式可以增进教师的专业知识和技能，主要发展模式包括培训、观察/评估、参与发展/提升过程、研究小组、探究/行动研究、个体指导活动、导师指导。目前，大学护理教师参与的教师发展模式有哪些，效果如何？本章主要采用问卷调查法了解当下大学护理教师参与的教师发展模式状况及其效果。通过调查大学护理教师对所参与的教师发展项目实施效果的评价，可以更深入地了解开展教师发展项目的实践收效，以进一步探讨教师发展模式、教师工作满意度、离职倾向三者之间的作用机制模型。

一、调查研究的基本情况

（一）研究目的

本研究主要调查目前大学护理教师的发展模式及其产生的效果。

（二）研究工具

1.大学护理教师发展情况调查表

本量表根据古斯基的教师专业发展模式基本理论和大学教师发展理论自行编制问卷，结合多名专家评定修订而成。内容主要有大学护理教师发展模式（包括培训、观察/评估、参与发展/完善过程、研究小组、探究/行动研究、个体指导活动、导师指导）以及个人发展、教师发展、专业发展、组织发展方面的教师发展项目开展的效果和评价。主要使用大学护理教师对个人发展、教师发展、专业发展和组织发展项目的效果评价来代表其教师发展水平，包括 4 个条目，根据李克特量表，设计了 4 个等级的选项，即从"完全没有帮助"到"非常有帮助"，分值分别为 1、2、3、4。得分越高，教师专业发展项目的实施效果越好。本次调查还设置了"不适用"项，该项按照缺失值序列均数来填充。

2.大学护理教师发展问卷分析

此调查表依据古斯基的教师专业发展模式的基本理论和大学教师发展理论编制而成。为了解大学护理教师发展问卷在大学护理教师群体中的可靠性和稳定性，对其进行了信度检验。在本研究中，该问卷的信度系数为 0.771，说明该问卷具有一定的稳定性和可靠性。采用因素分析来考察教师发展模式问卷在大学护理教师群体中的结构效度，分析结果见表 3-3-1。

表 3-3-1 大学护理教师发展问卷主成分正交旋转因子载荷矩阵（$n=238$）

项目	教师发展模式效果	共同度
Q1	0.787	0.332
Q2	0.753	0.451
Q3	0.623	0.421
Q4	0.573	0.282
特征根	2.403	
方差解释率	47.543%	

对大学护理教师发展问卷进行因素分析后，抽取出一个因素，方差解释率为47.543%。从因素负荷矩阵（表3-3-1）可见，该问卷适合单一维度测量，具有良好的结构效度。根据探索性因素分析的结果，对大学护理教师发展问卷进行验证性因素分析。结合以上探索性因素分析结果，构建了适合大学护理教师发展问卷的因素结构模型（图3-3-1）。

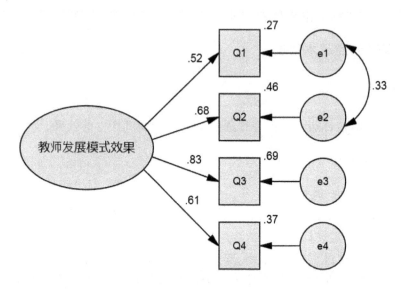

图 3-3-1　教师发展模式效果模型路径图及标准化估计值模型图

选用 AMOS 22.0 统计软件进行验证性因素分析，用最大似然法（maximum likelihood estimation）对大学护理教师发展问卷的因素结构进行验证性因素分析。各指标的拟合标准及本研究结果详见表3-3-2。

表 3-3-2　大学护理教师发展问卷一因子模型拟合指数

拟合指标	CMIN/DF	GFI	AGFI	CFI	TLI	RMSEA
高度适配标准	<5	>0.90	>0.90	>0.90	>0.90	<0.05
本模型	0.023	1	1	1	1.023	0

由表3-3-2可见，模型的各项拟合指标都较好，说明问卷的因素结构具有较高的拟合度，能合理地解释理论构想。从因素负荷矩阵（表3-3-1）以及验证性因素分析结果可知，该问卷在该研究中适合单一维度测量，具有良好的结构效度。

二、调查研究结果与分析

(一)大学护理教师参与教师发展模式状况

本研究主要调查目前大学护理教师参与教师专业发展模式的情况和效果，包括近3年教师参与有关专业发展（强化专业知识和提升学术研究能力的项目）、教学发展（关于课程设计与发展、教学技术等与教学有关的项目)、组织发展(帮助教师成长和发展的组织机构,如教师教学发展中心开展的活动)以及个人发展(人际交往技能、职业发展、人生规划等项目)的次数和效果,具体见表 3-3-3 和图 3-3-2。

表 3-3-3　大学护理教师参与教师发展模式现况

教师发展项目类别	0 次	占比/%	1～2 次	占比/%	3～4 次	占比/%	5 次或以上	占比/%
专业发展	35	14.7	145	60.9	38	16.0	20	8.4
教学发展	40	16.8	157	66.0	34	14.3	7	2.9
组织发展	80	33.6	123	51.7	28	11.8	7	2.9
个人发展	126	52.9	94	39.5	16	6.7	2	0.8

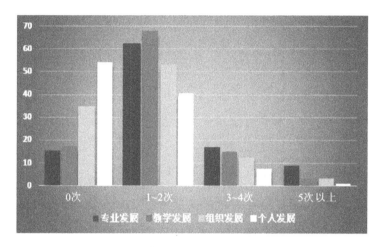

图 3-3-2　护理专业教师参与教师发展模式现况

表 3-3-3 和图 3-3-2 显示,近 3 年,大学护理教师参与教师发展的模式有专业发展、教学发展、组织发展和个人发展项目,效果详见表 3-3-4 和图 3-3-3。有 53% 的老师没有参与过个人发展方面的项目,大部分老师在过去的 3 年参加过 1 次或 2 次教学发展项目,5 次以上的很少,说明学校对教师发展不重视,特别是个人发展和组织发展方面。

表 3-3-4　大学护理教师参与教师发展模式的效果

	完全没有帮助	占比/%	帮助很小	占比/%	有些帮助	占比/%	很有帮助	占比/%	不适用	占比/%
专业发展	10	4.2	34	14.3	130	54.6	60	25.2	4	1.7
教学发展	9	3.8	41	17.2	137	57.6	41	17.2	10	4.2
组织发展	28	11.8	44	18.5	115	48.3	26	10.9	25	10.5
个人发展	51	21.4	43	18.1	86	36.1	16	6.7	42	17.6

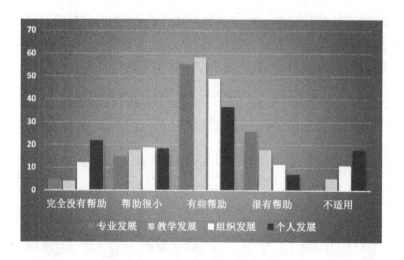

图 3-3-3　大学护理教师参与教师发展模式的效果

图 3-3-3 显示,近 3 年,大学护理教师对参与的教师发展项目的评价不高,54.6％和 57.6％的老师认为这些发展项目对专业、科研和教学方面有些帮助。10％～20％的教师认为对组织发展和个人发展帮助很小或完全没有帮助,说明学校教师发展项目实施效果不是特别理想。

(二)大学护理教师参与教师发展具体项目状况

表 3-3-5 是大学护理教师参与的教师发展项目类别概况,每类项目的具体教师发展项目情况见图 3-3-4～图 3-3-10。可以看出,培训课程参与率最高,占 85.3％;其次是观察与评估项目,占 80.3％;个体指导项目参与率最低,但也达到 72.3％,说明大学护理教师大部分在职期间都参与过不同程度的教师发展项目。

在大学护理教师参与的教学培训项目中,主要是各类专业和学术讲座、各类专题培训课程,分别占 51.50％和 35.80％;参与的研究小组项目主要包括一些教研活动,占 48.30％;参与的观察与评估项目主要是听课评课活动,占 40.80％,督导评教占 25.60％;参与的发展和完善过程项目主要有集体设计新课、集体讨论新教学法,占 21.60％和 32.80％;参与的探究行动研究主要是学术会议,占 33.90％,研讨会占 27.20％;参与的个体指导活动只要有在职攻读硕士学位、在职攻读博士学位、国内访问学者、国外访问学者、导师制和网络学习,其中网络学习最多,占 31.20％,43 人参与了导师制活动,占 13.30％;此外,教师自学教师发展方面的知识主要在专业发展方面,拓展专业知识和增长提升学术研究能力等方面的知识,以及教学发展方面,增长课程设计与发展、教学技术等与教学有关的知识。

表 3-3-5　教师发展项目类别概况($n = 238$)

教师发展项目类别		是否参加	
		是	否
培训课程	样本量	203	35
	百分比/%	85.3	14.7
研究小组	样本量	183	55
	百分比/%	76.9	23.1
观察与评估	样本量	191	47
	百分比/%	80.3	19.7
课程建设	样本量	182	56
	百分比/%	76.5	23.5
行动研究	样本量	172	66
	百分比/%	72.3	27.7
个体指导	样本量	172	66
	百分比/%	72.3	27.7

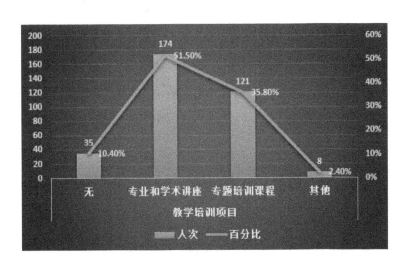

图 3-3-4　大学护理教师参与教学培训项目状况

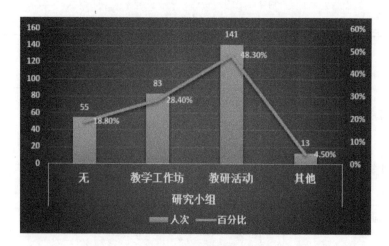

图 3-3-5　大学护理教师参与研究小组状况

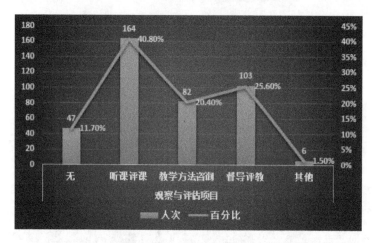

图 3-3-6　大学护理教师参与观察与评估项目状况

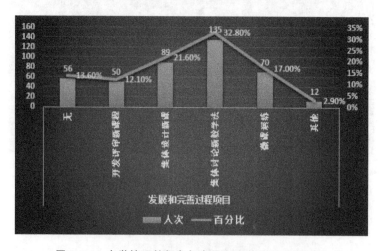

图 3-3-7　大学护理教师参与发展和完善过程项目状况

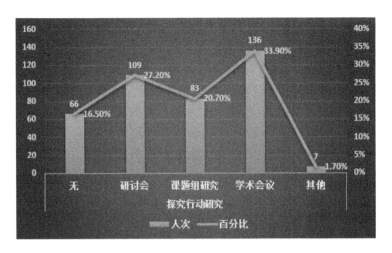

图 3-3-8　大学护理教师参与探究行动研究状况

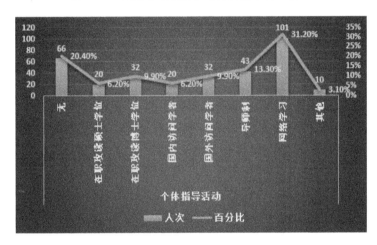

图 3-3-9　大学护理教师参与个体指导活动状况

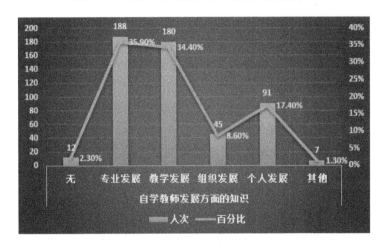

图 3-3-10　大学护理教师自学相关知识状况

通过以上分析可以得出,大学护理教师参与的教师发展活动和项目不多,效果不甚理想。主要参与的教师发展模式从多到少依次为培训(主要包括学术讲座、培训课程)、参与发展和完善过程(主要包括集体备课)、探究行动(主要包括学术会议和研讨会)、个体指导(在职攻读学位)等。本研究还发现,大部分大学护理教师发展主要还是以自学为主。其中,培训是大学护理教师主要参与的教师发展模式,这是一种最常见的教师发展形式,也是一种最有效和最为节约成本的教师发展模式,但主要的不足就是难以提供个性化的机会。[①] 可见,我国大学护理教师发展的培养方式主要还是以传统的培训、集体备课、参加学术会议等形式为主,这种传统教师培养模式远远不能满足大学护理教师个性化发展的需求。在未来进一步的研究中,可以探讨国外先进教师发展模式,如教师导师制、模拟教学法、教师资助项目等在我国大学护理教师中的应用及效果。

第四节 大学护理教师发展、工作满意度和离职倾向的作用机制

前面三节分别展示了我国大学护理教师工作满意度、离职倾向以及教师发展模式的现况。那么,大学护理教师发展是否会影响其工作满意度和离职倾向呢?这三者的关系又如何?本节主要采用数理统计方法来揭示三者的关系,探讨其中的运行机制。

一、调查研究目的

本研究旨在了解大学护理教师发展、工作满意度和离职倾向之间的关系,探讨教师发展对工作满意度和离职倾向的影响及其作用机制。根据研究目的,提出如下假设:

(1)教师发展与离职意愿之间的关系:大学护理教师如果在学校得不到好的发展,就会更倾向于选择离职;相反,如果大学护理教师在大学发展得很好,那么教师就更倾向于留在这里。因此,提出假设一:大学护理教师发展与离职意愿呈负相关。

(2)教师发展与工作满意度之间的关系:大学护理教师在组织内发展得很好,教学和科研都取得了不错的成绩,地位也得到了提升,就会激发大学护理教师对组织的认同感,随着教学、科研工作自主权增加,工作现状与自己的期望越来越接近,其自尊心也慢慢得到满足,这些因素都会使得大学护理教师的工作满意度逐渐提升。由此,提出假设二:大学护理教师发展与工作满意度呈正相关。

(3)教师发展、工作满意度与离职倾向之间的关系:教师发展会影响离职倾向,但是我们只知道大学护理教师发展是负向影响离职意愿的,但其中影响的机制到底是什么,

---

① GUSKEY T R.教师专业发展评价[M].方乐,张英,译.北京:中国轻工业出版社,2005.

尚未见有关大学护理教师的相关研究。如果大学护理教师在大学内能得到比较好的发展，那么教师对组织的认同感就会提高，工作满意度也会随之提高。这样，大学护理教师就更倾向于在一个让自己感到比较舒适、比较满意的组织内工作，其离职意愿也会相应减弱。因此，提出假设三：大学护理教师工作满意度在教师发展和离职意愿之间起到中介作用。

以下将通过一系列的数理统计方法来验证本研究提出的 3 个研究假设。

二、调查研究结果与分析

（一）大学护理教师发展与工作满意度、离职倾向的关系

采用 Spearman 相关分析法分析教师发展与工作满意度、离职倾向之间的相关关系，结果见表 3-4-1。

表 3-4-1　教师发展与工作满意度、离职倾向的相关系数

项目	1	2	3	4	5	6	7	8
1 教师发展	1.000							
2 工作满意度	0.338**	1.000						
3 管理政策	0.422**	0.727**	1.000					
4 发展	0.376**	0.575**	0.662**	1.000				
5 工作本身	0.352**	0.412**	0.480**	0.462**	1.000			
6 工作条件	0.318**	0.436**	0.442**	0.384**	0.338**	1.000		
7 人际关系	0.307**	0.489**	0.459**	0.304**	0.323**	0.243**	1.000	
8 离职倾向	−0.312**	−0.490**	−0.455**	−0.314**	−0.204**	−0.330**	−0.310**	1.000

注：$*\ P \leqslant 0.05$；$**\ P \leqslant 0.01$。

由表 3-4-1 可知，大学护理教师发展与工作满意度总分及各个维度（管理政策、发展、工作本身、工作条件、人际关系）的得分呈显著正相关（$P < 0.001$）；大学护理教师发展与离职倾向总分呈显著负相关（$P < 0.001$）。工作满意度总分及各个维度（管理政策、发展、工作本身、工作条件、人际关系）的得分与离职倾向总分呈显著负相关（$P < 0.01$）。

（二）大学护理教师发展、工作满意度与离职倾向的关系

进一步考察大学护理教师发展、工作满意度与离职倾向之间的关系，做工作满意度在教师发展与离职倾向之间的中介效应分析。根据国际上近年来提出的最新中介效应

检验程序进行中介效应的检验。[①] 安装 PROCESS 插件（Hayes 2013）后，具体操作如下：打开 SPSS，选择"Analyze"→"Regression"→"PROCESS"；将自变量、中介变量和因变量依次选入相应的选项框。选择模型 4，即"Model Number"为 4；设定样本量为 5000，即"Bootstrap Samples"为 5000；Bootstrap 取样方法选择偏差校正的非参数百分位法 6，即勾选"Bias Corrected"；置信区间的置信度选择 95％，即"Confidence level for confidence intervals"为 95％，最后单击"OK"确认。[②]

按照 Zhao 等提出的中介效应分析程序，参照 Preacher 和 Hayes[③]（2004）和 Hayes[④] 提出的 Bootstrap 方法进行中介效应检验，样本量选择 5000，在 95％置信区间下，中介检验的结果的确没有包含 0（LLCI=-0.0732，ULCI=-0.0311），表明工作满意度的中介效应显著，且中介效应大小为-0.0500。此外，控制了中介变量工作满意度之后，教师发展对离职倾向的影响也是显著的，区间（LLCI=-0.0848，ULCI=-0.0138）包含 0。因此，工作满意度在教师发展对离职倾向影响中发挥了中介作用，但不是唯一的中介变量，还有其他遗漏的中介变量，有待以后进一步研究。

（三）大学护理教师离职倾向的影响因素分析

大学护理教师发展、工作满意度等变量对教师离职倾向是否有显著预测作用？预测力如何？本研究考察教师离职倾向的影响因素，采用多元回归之"逐步回归法"进行回归分析，具体结果见表 3-4-2。

表 3-4-2　大学护理教师离职倾向影响因素的回归分析

选出的变量顺序	多元相关系数 R	决定系数 R^2	增加解释量 $\triangle R^2$	F 值	净 F 值	标准化回归系数
工作满意度	0.462	0.213	0.213	63.894	63.894	-0.377
教师发展	0.487	0.237	0.024	36.560	7.473	-0.177

本研究考察的大学护理教师工作满意度和教师发展两个预测变量预测离职倾向时，回归系数都是显著的，均进入回归方程，多元相关系数为 0.487，其联合解释变异量为 0.237，即表 3-4-2 中工作满意度和教师发展两个变量能联合预测离职倾向 23.7％的变异量。其中，"工作满意度"层面的预测力最佳，能解释总变异量的 21.3％，其次是教

① 陈瑞，郑毓煌，刘文静.中介效应分析：原理、程序、Bootstrap 方法及其应用[J].营销科学学报，2013(4)：120-135.

② ZHAO，LYNCH，CHEN.Reconsidering Baron and Kenny：Myths and Truths about Mediation Analysis[J].Social Science Electronic Publishing，2010，37(2)：197-206.

③ PREACHER，HAYES.SPSS and SAS Procedures for Estimating Indirect Effects in Simple Mediation Models[J].Behavior Research Methods Instruments Computers，2004，36(4)：717-731.

④ HAYES.Introduction to Mediation，Moderation，and Conditional Process Analysis：a Regression-Based Approach[J].Journal of Educational Measurement，2013，51(3)：335-337.

师发展层面，能解释总变异量的 2.4%，这两个变量的联合预测力为 23.7%。根据表 3-4-2的结果建立标准化回归方程式：离职倾向＝－0.377×工作满意度－0.177×教师发展。

（四）大学护理教师发展、工作满意度与离职倾向的作用机制分析

1.建立模型

根据大学护理教师工作满意度在教师发展与离职倾向之间的中介作用分析结果、大学护理教师离职倾向的影响因素分析结果，以及 3 个变量所涵盖的具体内容，初步提出大学护理教师发展、工作满意度和离职倾向之间作用机制的假设模型图（图 3-4-1）。

在大学护理教师发展、工作满意度与离职倾向的路径分析中，"教师发展""工作满意度"两个潜在变量分别有各自的测量指标变量，"教师发展"潜在变量的 3 个测量指标变量为"专业发展""教学发展""组织发展"和"个人发展"；"工作满意度"潜在变量的 5 个测量指标变量为"工作条件""人际关系""发展""工作本身"和"管理政策"；"离职倾向"变量为离职倾向量表得分；"离职倾向"作为观测变量，"教师发展""工作满意度"两个变量为潜变量。根据文献及已有研究结论建立假设模型（图 3-4-1）。

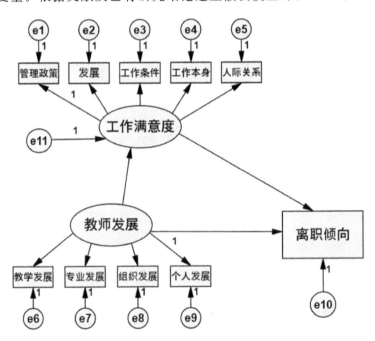

图 3-4-1 大学护理教师发展、工作满意度与离职倾向的作用机制假设原始模型

2.路径分析模型估计结果

将数据导入 AMOS 22.0 软件进行分析时，模型可以收敛识别，但一些主要的适应度指标并不理想，如 RFI＝0.885。初次拟合的模型如图 3-4-2 所示。通过连接残差项之间的共变关系共 3 次来修正模型，得到了理想的适配度指标，修正模型如图 3-4-3 所示，该模型的整体适配度指标见表 3-4-3。

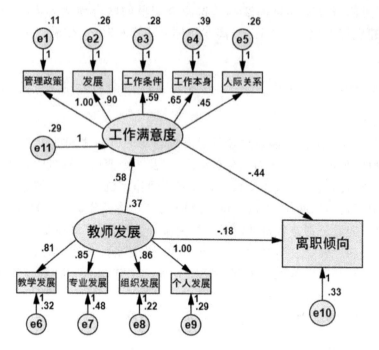

图 3-4-2　大学护理教师发展、工作满意度与离职倾向的作用机制初次拟合模型

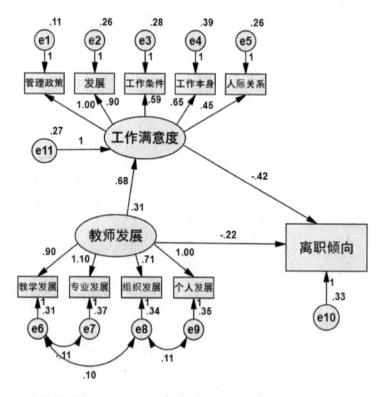

图 3-4-3　大学护理教师发展、工作满意度与离职倾向的作用机制假设修正标准化模型

表 3-4-3 假设修正模型的整体模型适配度检验指标列表

统计检验量	适配的标准或临界值	初始模型拟合数据	修正模型拟合数据	模型适配判断
绝对适配度指数				
卡方值	$P>0.05$	68.1831(P=0.000)	45.515(P=0.035)	未符合
RMR 值	<0.05	0.026	0.02	符合
RMSEA 值	<0.08	0.067	0.047	符合
GFI 值	>0.90 以上	0.974	0.957	符合
AGFI 值	>0.90 以上	0.911	0.921	符合
增值适配指数)				
NFI 值	>0.90 以上	0.913	0.963	符合
RFI 值	>0.90 以上	0.881	0.912	符合
IFI 值	>0.90 以上	0.953	0.979	符合
TLI 值(NNFI 值)	>0.90 以上	0.935	0.968	符合
CFI 值	>0.90 以上	0.952	0.979	符合
增值适配度指数				
PGFI 值	>0.50 以上	0.568	0.525	符合
PNFI 值	>0.50 以上	0.669	0.628	符合
PCFI 值	>0.50 以上	0.698	0.653	符合
卡方自由度比	)2~3	2.066	1.517	符合

根据表 3-4-3 整体适配度模型修改前后的数据,卡方值未达显著水平,但由于卡方值易受样本大小的影响,样本观察值愈多,模型卡方值也愈大,此时显著性概率值 P 会变得很小,容易形成拒绝虚无假设的结论,因此当样本数量比较大时,整个模型适配度指标应该参考其他适配指标的统计量。从其他的绝对适配度指标来看,修改后模型的 RMR 值=0.02<0.05,RMSEA 值=0.067<0.080,GFI 值=0.957>0.90,AGFI 值=0.921>0.90,都已达到标准。其次,增值适配度指数达到了模型适配标准。以上结果表明,基于假设模型的修正模型与样本数据吻合较好,能够接受假设模型。此外,综合比较整体适配度模型修改前后的数据,可以得出修改后的模型的拟合优度指标比修改前模型的拟合优度指标好,所以修改后的模型拟合程度要优于修改前的模型拟合程度。

根据相关系数表(表 3-4-4)可知,教师发展因素、工作满意度因素、离职倾向之间存在一定的相关性,满足中介效应检验的前提条件。通过 AMOS 22.0 软件拟合的模型,各个研究变量之间的标准化直接效应(standardized direct effects)、标准化间接效应(standardized indirect effects)和标准化总效应(standardized total effects)如表 3-4-5 所示。教师发展因素除了对离职倾向有直接影响外,还通过工作满意度对离职倾向产生间接影响,中介效应是部分中介效应,中介效应与总效应之比为−0.234/−0.415=56.39%。

表 3-4-4 教师发展对离职倾向中介模型的回归系数参数表

			非标准化系数估计值	标准误	临界比值	P	标准化系数估计值
工作满意度	←	教师发展	0.679	0.098	6.929	＊＊＊	0.588
管理政策	←	工作满意度	1				0.885
发展	←	工作满意度	0.902	0.073	12.355	＊＊＊	0.75
工作条件	←	工作满意度	0.585	0.067	8.716	＊＊＊	0.577
工作本身	←	工作满意度	0.648	0.076	8.571	＊＊＊	0.555
人际关系	←	工作满意度	0.446	0.059	7.576	＊＊＊	0.49
个人发展	←	教师发展	1				0.686
组织发展	←	教师发展	0.709	0.092	7.683	＊＊＊	0.562
专业发展	←	教师发展	1.101	0.159	6.914	＊＊＊	0.708
教学发展	←	教师发展	0.902	0.143	6.301	＊＊＊	0.668
离职倾向	←	工作满意度	−0.415	0.088	−4.712	＊＊＊	−0.398
离职倾向	←	教师发展	−0.219	0.106	−2.073	0.038	−0.182

表 3-4-5 教师发展对离职倾向的中介模型影响路径分析

	标准化总效应	标准化直接效应	标准化间接效应
教师发展→满意度	0.588	0.588	0
教师发展→发展	0.441	0	0.441
教师发展→管理政策	0.521	0	0.521
教师发展→工作条件	0.339	0	0.339
教师发展→工作本身	0.327	0	0.327
教师发展→人际关系	0.288	0	0.288
满意度→离职倾向	−0.398	−0.398	0
教师发展→离职倾向	−0.415	−0.182	−0.234
教师发展→教学发展	0.668	0.668	0
教师发展→专业发展	0.708	0.708	0
教师发展→组织发展	0.562	0.562	0
教师发展→个人发展	0.686	0.686	0

以上数据结果显示：

（1）在大学护理教师发展因素对离职倾向的直接影响方面，教师发展因素对离职倾向有直接的负向作用，路径系数是−0.182。

（2）在大学护理教师工作满意度对离职倾向的影响方面，工作满意度对离职倾向有负向影响，路径系数是－0.398。

（3）在大学护理教师发展通过工作满意度对离职倾向的影响方面，教师发展因素除了能直接影响离职倾向水平外，还能通过工作满意度间接对其产生影响，即起到部分中介作用。

那这三者之间到底是什么样的一种关系？其运行机制如何？

表 3-4-1 给出了大学护理教师发展、工作满意度和离职倾向三个变量之间的相互关系。从该表中可以看出，教师发展与工作满意度之间呈显著正相关，与离职意愿呈显著负相关，工作满意度与离职倾向之间也呈显著负相关，所以假设一、假设二得到验证，即教师发展对大学护理教师的支持作用越强，护理教师离职倾向水平就越低；大学护理教师的工作满意度越高，其离职倾向水平也越低，就越不容易离职。

图 3-4-3 给出了大学护理教师发展、工作满意度和离职倾向三个变量之间的标准化系数，可以得出，教师发展对工作满意度的影响是非常显著的，对离职倾向的影响也是显著的，工作满意度则负向影响离职意愿。其中影响的机制到底是什么？可能的影响机制解释如下：如果大学护理教师在大学内能得到比较好的发展，那么教师对组织的认同感就会提高，工作满意度也会随之提高。这样，大学护理教师就更倾向于在一个让自己感到比较舒适、比较满意的组织内工作，其离职意愿也会相应减弱。

总结以上分析，本研究验证了提出的 3 个假设。大学护理教师发展和离职倾向之间呈负相关，工作满意度在这个关系中起到了中介作用。教师发展因素对教师的支持作用越强，离职倾向水平越低，与此同时，教师发展也可以提升大学护理教师的工作满意度，工作满意度越高，其离职倾向水平就越低，工作就更趋于稳定。因此，护理学院/系领导应特别注重教师的发展，关注教师的职业规划和个人目标，提供各种教师发展的机会，让教师尽快得到成长；同时，应该重视工作满意度的保健因素和激励因素，通过改善条件，给予充分的理解、尊重、肯定和支持，创造一个舒适、和谐的工作环境，激发教师的工作热情，提升教师的工作满意度，也可以让他们更愿意留在教师岗位为护理教育的发展尽心尽力。

本章小结

在这一章节中，研究者采用问卷调查研究方法对 238 名大学护理教师进行工作满意度、离职倾向和教师发展模式的问卷调查。首先，对大学护理教师工作满意度量表、离职倾向和大学护理教师发展模式问卷进行了信度和效度的检验，修订的问卷具有良好的信度和效度。

对大学护理教师的工作满意度调查研究发现，总体上大学护理教师的工作满意度属于中等水平，其工作满意度测评分均值在 1～5 分之间（满分为 5 分），平均分为 3.45。在不同满意度维度中，政策、发展方面的满意度比较低；工作条件与人际关系方面的满意度相对其他维度比较高。对不同大学护理教师群组进行工作满意度均值比较结果发现,不同的地区、学校类型、年龄、教龄、学历、职称以及是否兼任行政职务的大学护理教师群组之间的工作满意度存在显著性差异。总体上,中部地区大学护理教师组的工作满意度均值显著高于东、西部地区大学护理教师组的工作满意度均值;综合本科院校教师组的工作满意度均值显著高于医学专科院校教师组的工作满意度均值;30～39岁年龄组的大学护理教师组的工作满意度均值显著低于40岁以上的教师工作满意度均值;14年以下教龄教师组的工作满意度均值显著低于15年及以上教师组的工作满意度均值;硕士学历教师组的工作满意度均值显著低于本科和博士教师组的工作满意度均值;教授组的工作满意度均值最高,副教授及以下教师组的工作满意度均值均显著低于教授组的工作满意度均值;担任行政职务教师组的工作满意度显著高于未担任行政职务的教师组;月收入对大学护理教师工作满意度没有影响。此外,工作满意度对总体满意度的回归分析结果表明,人际关系、工作本身、发展机会和管理政策是影响大学护理教师工作满意度的重要因素。

对大学护理教师的离职倾向调查研究发现,总体上大学护理教师的离职倾向属于较低水平,其离职倾向测评分均值在1～4.5分之间(满分为5分),平均分为2.45 ± 0.67。对不同大学护理教师群组进行离职倾向均值比较结果发现,不同的学校类型、年龄、教龄、学历、职称、月收入的教师群组之间存在显著性差异。在医学专科院校工作、40岁以下、14年及以下教龄、硕士及以下学历、副教授以下、月收入在8000元以下的大学护理教师离职倾向比较高。总体上,医学专科院校大学护理教师组的离职倾向均值显著高于综合本科院校的离职倾向均值;40岁以下大学护理教师群组的离职倾向均值显著高于50岁以上的教师离职倾向均值;14年及以下教龄大学护理教师组的离职倾向均值显著高于15年及以上教龄教师组的离职倾向均值;硕士及以下学历大学护理教师群组的离职倾向均值显著高于博士教师群组的离职倾向均值;教授组的离职倾向均值最低,最稳定,副教授以下教师群组的离职倾向均值均显著高于教授组的离职倾向均值;月收入在8000元以下的大学护理教师群组的离职倾向均值显著高于月收入8000元以上教师群组的离职倾向均值,也就是说,收入越低,离职倾向越高。此外,工作满意度对离职倾向的回归分析结果显示,管理政策和人际关系是影响大学护理教师离职倾向的重要因素。

对大学护理教师的教师发展模式的调查研究发现,总体上大学护理教师参与的教师发展活动和项目还远远不够,效果不太理想。主要参与的教师发展模式从多到少依次为培训(主要包括学术讲座、培训课程)、参与发展和完善过程(主要包括集体备课)、探究行动(主要包括学术会议和研讨会)、个体指导(在职攻读学位)等。其中,培训是大学护理教师主要参与的教师发展模式。此外,研究发现大部分大学护理教师发展主要还是以自学为主。

在大学护理教师发展、工作满意度和离职倾向的作用机制部分,研究者在现有研究的基础上,以多个相关理论为基础,初步构建了我国大学护理教师发展的理论逻辑初始模型。然后,通过对大学护理教师发展、工作满意度和离职倾向的关系进行数理统计分析,验证了作用机制理论逻辑模型。首先,采用Spearman相关分析发现,大学护理教师发展与总体工作满意度及各个维度(管理政策、发展、工作本身、工作条件、人际关系)的得分呈显著正相关,与离职倾向总分呈显著负相关,总体工作满意度及各个维度(管理政策、发展、工作本身、工作条件、人际关系)的得分与离职倾向总分呈显著负相关。其次,本研究进一步考察大学护理教师发展、工作满意度与离职倾向之间的关系,采用国际上近年来提出的最新中介效应检验程序进行中介效应的检验,发现工作满意度的中介效应显著,控制了中介变量工作满意度之后,教师发展因素对离职倾向的影响也是显著的,表明工作满意度在教师发展对离职倾向的影响中发挥了中介作用,但不是唯一的中介变量,还有其他遗漏的中介变量,有待以后进一步研究。再次,采用逐步回归分析考察教师离职倾向的影响因素,发现工作满意度和教师发展能共同预测离职倾向23.7%的变异量。最后,根据文献及已有的研究结论,初步提出大学护理教师发展、工作满意度和离职倾向之间作用机制的假设模型图,将数据导入 AMOS 22.0 软件分析,发现教师发展因素除了对离职倾向有直接影响外,还通过工作满意度对离职倾向产生间接影响,中介效应是部分中介效应,中介效应与总效应之比为 $-0.234/-0.415=56.39\%$。工作满意度对离职倾向有直接影响,也就是说,教师发展因素除了能直接影响大学护理教师的离职倾向水平外,还通过工作满意度间接对其产生影响,即起到部分中介作用。如果大学护理教师在大学内能得到比较好的发展,那么教师对组织的认同感就会提高,工作满意度也会随之提高。这样,大学护理教师就更倾向于在一个让自己感到比较舒适、比较满意的组织内工作,其离职意愿也会相应减弱。

第四章 质性访谈:我国大学护理教师发展现况

我国大学护理教师发展现况如何？通过第三章的问卷调查研究,对我国大学护理教师发展、工作满意度和离职倾向现况有了初步的了解。本节是在问卷调查的基础上进行的拓展和延伸,希望通过质性访谈进一步弥补已有研究对深层次信息挖掘的不足,同时能够进一步深入了解大学护理教师发展所存在的问题。在剖析我国大学护理教师存在问题的基础上,结合理论对大学护理教师发展的特殊性进行理论分析,为进一步提出我国大学护理教师发展提出建议和对策奠定基础。

第一节 我国大学护理教师对概念的理解

概念反映了思维对象的本质属性及特征的思维形式,是人们认识的工具,是判断、推理、论证的基础。[①] 通过了解大学护理教师对"教师发展"概念的理解,可以更深入地体会教师所经历的教师发展体验,有利于对问题本质进行思考和判断。同时在正式开始访谈之前,了解受访教师选择护理教师的原因,可以初步判断其对工作的投入和喜爱程度,从侧面来反映大学护理教师对教师职业和教师发展的认识。

一、对"教师发展"的理解

"教师发展"对大学护理教师来说,到底意味着什么？也就是说,大学护理教师是如何认识"教师发展"的？不少被访谈教师对"教师发展"并没有清晰的认识,教师发展意识淡漠,没有明确的教师发展长远规划和目标。大多数教师认为教师发展就是培训或完成工作量,没有从自身的需要出发来考虑教师发展问题,但也有部分教师认为教师发展是一个持续发展的过程,是终身学习的过程。

在访谈中,有些老师"觉得很抽象"(XJ5WJ),有的老师认为教师发展就是多方面的发展和培养。"我觉得作为一个教师还是要多方面发展,培养各个方面的能力,不管是人文素养,或者是基础知识、天文地理等,不止是医学方面的知识,什么事情都得知道。"

---

① 本社编委会.教师百科辞典[M].北京:社会科学文献出版社,1987.

（LD9MYX）或者认为教师发展就是在专业上取得一定的进步，如"我觉得作为一个教师，或者说作为一个护理教师，他在专业上要取得一定的进步。"（XH2LJ）有的老师认为教师发展就是从学校和学院层面来实施措施，提供平台和培养的空间，如"就是学院或学校给予的一些举措，不但为他提供发展的平台、技术，还有培养的空间。"（SY8XJ）

此外，从领导角度来看，教师发展可能主要是量化指标，如"对领导来说，他可能更愿意看到一些量化的指标，比如说你获得了多少奖，发表了多少篇文章，他可能用这些来衡量。"（XH2LJ）从教师的角度来说，教师发展就是做自己想做的事情，令自己满意，可以通过一些指标来量化，如"教师自己对自身的成长能达到一个满意的程度，能做自己想做的事情。"（NY6ZH）"对每一个教师个体来说，这个教师发展，应该是他的个人能力的发展、个人业务的增长，以及他在这个单位里边获得一定的上升空间和他的成就感，让他觉得工作满意，老师对工作的评价是满意的，还有他对职业的认同，包括对职业的忠诚。"（SY8XJ）"我觉得作为一个教师，或者说作为一个护理教师，他在专业上要取得一定的进步。但是我觉得这个一方面是通过自己内心的感受来衡量，另一方面就是可以通过一些指标来量化。"还有一些受访老师认为"教师发展"就是培训，如"教师发展是邀请名师来培训，无论是在教学方面还是科研方面，其中还有为人处世方面。"（LD9MYX）以及不同专业方向的发展，如"护理教师肯定是有专业的，肯定要被专业细分的，它既要求有一个大的掌握，也要求有一个被细分的专业，比如说基础（护理学）、老年（护理学）、儿科（护理学）或妇产科（护理学）的发展，这个还是要有一个方向的。"（XH1LY）

另外有些老师认为"教师发展"是一个不断发展的过程、终身学习的过程，如"是一个阶段性发展计划，因为教师就是一个不断发展的过程。"（SY8XJ）"教师的发展是一个延续的过程。不是说，我开始做老师的时候经过培训就 OK 啦，它应该是一个终身学习的过程。"（XY10ZJP）

二、选择大学护理教师作为职业的原因

为什么选择大学护理教师作为自己的职业呢？其内在的原因是什么呢？通过深入了解大学护理教师为何选择这个职业，可以从侧面反映出大学护理教师对教师职业和教师发展的认识。从大学护理教师选择教师的原因可以看出，除了小部分受访教师在就职前的理想是当一名护理教师外，大部分教师是因为觉得护理教师比护士体面、不想从事临床工作、工作调动、博士毕业等，在就业形势和职业选择的压力下而投身护理教育事业，对大学护理教师这门职业没有充足的理解，对护理教育事业的热情不够。因此，他们在发展的过程中保持得过且过、安于现状的状态，没有进一步发展的意愿。

从事护理教师的原因很多，但大部分老师觉得护理教师比护士体面，如"当老师听着会更加体面。至于临床的辛苦，我觉得我还是可以承受的，但就是想改变一下自己的生活，觉得老师的社会地位可能会更高一点，被接纳的程度可能会高一点吧。"（NY6ZH）还有些老师不想从事临床工作，如"当时对做护士其实是有一点抵触心理的。

从职业的选择、专业的发展来看，觉得好像当老师更好一点，有寒暑假，可能比较受人尊敬，可能当教师比护士好一些，这是当时的想法。"（XJ5WJ）有的老师是"工作调动，原来工作很舒适，但想改变一下环境。"（LD9MYX）

我国的高等护理教育起步比较晚，在20世纪80年代才恢复护理高等教育，所以很多80年代的护理本科毕业生顺理成章地留校成为一名护理教师。"我走上这条道路就感觉很顺理成章，我是第一批护理硕士研究生留校任教，当时护理系需要留内外妇儿4位老师。然后根据医院选择，我比较喜欢妇产科，就选了妇产科，然后就到临床。"（XJ4GW）"80年代，护理本科毕业生很少，刚毕业时对护理事业充满了憧憬，当时觉得当老师挺没意思的，整天重复的教，然后去临床干了一段时间，觉得也激励差不多了，那就到学校（当老师）吧。"（QD7WAM）"我就是觉得导师是很重要的，而且同门师姐也很重要，就是她们有那条路径你可以去遵循借鉴的。"（XJ5WJ）有的老师是护理学博士毕业后进入高校从事护理教师工作，如"我是在这里长大的，然后交大就是我小时候的一个梦想，能来交大任教我觉得真的很好。那我就回来应聘（护理教师），应聘完我就回澳洲继续把我后面的博士学业继续完成。我觉得是蛮顺的，我的这个过程中没有太多的弯路，好像就一步一步，那些就放在那里了，然后其实也没有太多的选择让我去纠结。"（XJ5WJ）

有的老师是因为很喜欢当老师，护理是自己的梦想，参加了20世纪90年代美国中华医学基金会的资助去泰国清迈大学读护理硕士研究生班，当时在护理领域是最高学历，硕士毕业后就回校当老师，如"满足了我的梦想，一直以来的梦想和追求就是做一个老师。"（XY10）"我最感兴趣就是……我再不舒服，再困再累，只要我上了讲台，我就会很精神……我很喜欢这个工作。"（SY8XJ）有的是因为受到老师的鼓励而走上了护理教师岗位，如"她觉得我是她听到过的很多本科生中讲小讲课讲得最清楚的。然后她就说：'你特别适合当老师。'"（SY8XJ）有的是因为喜欢学校，钦佩老师，如"经过了4年的学习之后，对学校有很多的感受，很喜欢学校的氛围，对学校的老师比较钦佩，而毕业之后选择留在学校。"（XH2）

第二节　大学护理教师发展状况

大学护理教师发展由个人发展、教学发展、专业发展及组织发展4个维度组成。当下，我国大学护理教师发展状况如何呢？主要通过什么途径来提升自己的教学、科研能力？个人和组织发展是如何协调发展的？在本节，除了质性访谈资料外，还通过调查教师们获得的教学科研成果状况来推断当下我国大学护理教师发展的程度。下面通过对大学护理教师质性访谈和问卷调查，结合定量和定性资料对大学护理教师发展现状进行分析。

一、大学护理教师教学科研成果状况

大学护理教师教学科研状况主要通过调查科研和教学课题的级别，主编学术专著、教材，撰写 SCI 论文和中文期刊论文的数量来表示（表 4-2-1）。

表 4-2-1　大学护理教师教学科研课题成果情况

项目	无课题		有课题	
	人数	百分比	人数	百分比
科研课题	67	28.15%	171	71.85%
教学课题	102	42.86%	136	57.14%
主编学术专著	169	71.01%	69	28.99%
主编教材	147	61.76%	91	38.24%
SCI 论文	156	65.55%	82	34.45%
中文期刊论文	89	37.39%	149	62.61%

表 4-2-1 显示，当下我国大学护理教师教学科研课题成果情况不甚理想。28.15% 的教师没有任何科研课题，42.86% 的教师没有任何教学课题，教学研究对教师来说可能更不熟悉，更难以开展。关于科研课题，有 71.85% 的教师有不同层次的科研课题项目，其中最多的是校级课题，为 26.5%，省级课题为 21.8%，国家级课题最少，只有 8.3%（图 4-2-1）。有 57.14% 的教师有教学课题，比较多的是校级课题（36.7%）26.5% 和省级课题（16.5%），国家级的教学课题更是少见（图 4-2-2）。60%～70% 的教师没有主编过学术专著、教材和 SCI 论文，而且竟然有 37.39% 的教师从来没有发表过期刊论文。31.93% 的教师有独立撰写或作为主编/副主编出版的编/译著、教材一两本（图 4-2-3）。大部分教师发表过中文期刊论文，8.40% 的老师发表 10 篇以上；34.45% 的教师发表过 SCI 论文，其中 21.85% 的教师发表 1 篇或 2 篇（图 4-2-4）。

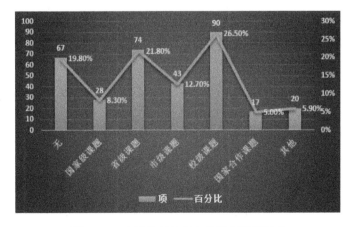

图 4-2-1　大学护理教师主持科研课题情况

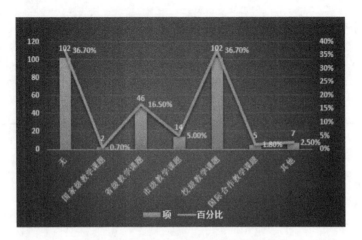

图 4-2-2　大学护理教师主持教学课题情况

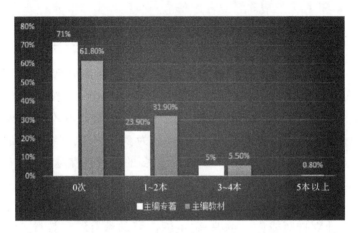

图 4-2-3　大学护理教师主编专著教材情况

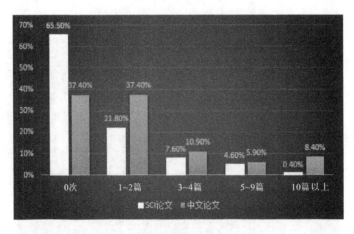

图 4-2-4　大学护理教师发表论文情况

二、大学护理教师个人发展状况

个人发展是指站在全人的高度帮助大学教师提升人际交往的技能，提升自我效能感，并辅以其他职业生涯规划方面的项目。那么，目前大学护理教师的个人发展状况如何？学院/系是否对大学护理教师进行职业发展规划呢？下面主要从个人发展的方式以及受访教师对个人发展的建议两个方面来说明。

（一）个人发展的方式

对于个人发展，大部分受访教师觉得这是个人的事情，只能自己去规划，制定目标，做好当下，也会和同事进行交流，学校也会组织一些活动，组织的关怀会让教师有产生归属感，这是很重要的。

1.自己规划

个人发展是个人的事情，要靠教师自己去规划，制定目标，并做好当下，通过自学来提升自己的能力。"说怎么做个人规划，不是说你要规划成什么样，这个没有人能帮助你，只有靠你自己去规划。"（SY8XJ）"任何一个人都要有自己的人生规划，要知道如何让自己学的这些知识转化成专业发展和帮助学生，自己去规划自己，学校已经给学生提供了很多帮助，不能全靠学校给你规划。"（XH3CY）制定目标、做好当下很重要。"理论上来说，人只要有目标，就能做得很好，可以跟着目标走。但是，事实上很多人是没有很清晰、很明确的目标的。那么，当你没有很清晰、很明确的目标的时候，那你把现在要做的事情做到极致，做好就 OK 了。"（XY10ZJP）"会有一些小目标，比如说自己想干一些事情的时候就会给自己一些鼓励，比如我这次想申请课题就要全力以赴。"（XH2LJ）

2.同事交流

个人方面的问题也会经常和同事交流，如"其实还是通过平时和同事的交流，听相关课程来提升，比如说，对于时间管理，自己做得不是很好，比如拖延是大家很热门的问题。这方面有很多资源以及微信上一些有关时间观念的推文。"（XH2LJ）

3.相关活动

学校也会组织一些相关活动，如"网页会公布一些相应的讲座，定期组织一些联谊类的活动。"（XJ5WJ）

4.组织关爱

组织上的关爱能让教师产生归属感，如"人力资源部这一点我觉得做得很好。那时候定期打电话来问你工作困难啊学习困难啊生活困难啊，也就是这种小的细节，就能体现这种对老师的关爱，你就能很有归属感。"（XJ5WJ）

（二）对个人发展的建议

如何使大学护理教师更好地做好自我管理，提高自身能力，实现个人发展？受访教师认为，首先要了解教师的需求，有针对性地给予支持；通过配备管理导师做好人生规划;院校的支部和工会组织一些培训活动来提升教师的自我管理能力;此外,创造一种积极的、包容的文化氛围也很重要。

1.了解教师需求

教师都是成人,成人的学习要遵照成人学习的教育规律,所以应该了解教师的需求,有针对性地给予支持,灌输式的学习对教师来说效果不佳。"我觉得成人教育一定要有自己的需求,就是,如果他不需要,强硬给他灌输是没有用的。只是我们都吃过亏,或者经历过一些挫折。我觉得心态很重要,关键是你如何看待这件事情。这是一个内化的过程。就是你给他提供这些资源,他自己不想改变你也没有办法。当某一天他觉悟到的时候就会比较容易。"(XH2LJ)

2.管理导师

建议给年轻教师配备人生管理导师,在导师的指导下做好职业规划,实现个人理想和组织理想的契合。"给每个人配备一个管理导师,少压点任务,多给点自由。"(LD9MYX)"个人的理想和组织的理想一定要契合才行。恐怕要分年龄来看,对一些像40岁、45五岁以上的人来说,他们可能就不太想发展了。但是对一些35岁之前或者40岁之前的老师来说,他们还是希望自己能够有一定的学科地位的。他怎样发展还是取决于个人自身的努力跟组织的栽培,这两点要契合起来。"(NY6ZH)

3.培训学习

通过培训学习来提升教师的自我管理能力,教会教师如何做好职业规划,如何协调家庭和工作,这种活动可以依托支部和工会来开展。"可以通过培训,依托工会和支部的平台来开展。这个规划应该怎么来做,可能要考虑哪些因素,这些是可以培训的。"(SY8XJ)"怎么去提高效率,怎么去协调你的家庭、工作、生活……这些我觉得都可以培训的。从不同的侧面出发,包括老师应该如何应对自己的压力。我们有过这种培训,包括那些不是那么正式的活动,而是大家座谈的那种形式。就是请那个效率高的人分享分享经验,是怎样在工作之余还不忘事,怎样带孩子、处理家庭和工作的关系等。我们有这种活动,但是不是很正式,不是培训和交流这类。可能就是借助学院支部的一些活动啊,借助工会活动啊。所以工会和支部书记是不是可以做一些事情?"(SY8XJ)

4.创造良好的氛围

创造一种积极、包容的组织氛围,会潜移默化地影响到每一位老师。"我依然觉得潜移默化的东西在这方面会更重要些,你所在学院的氛围,如果大家都很open,很接纳你或者很融洽,那这个过程就会很好,你就没有太多的压力,也不会觉得有那种阶级感,(如果)大家是比较包容和接受的状态,也不会觉得你新来的就怎么样了,有新人加入,有新鲜血液很开心,觉得会带来一些新的东西、好的东西,大家没有看到更多的一种负性的东西。我觉得这个很重要。"(XJ5WJ)

三、大学护理教师教学发展状况

教学发展是指通过改善教学条件、提高教师技能、丰富学习材料等手段来提高学生的学业成绩和教学质量。教学发展是大学护理教师发展的基本内容。目前,我国高校护理教师发展项目可分为4种类型：职前教师发展项目、新教师发展项目、职业中期教师发展项目和副教授以上教师发展项目。

（一）职前教师发展项目

职前教师发展项目主要是指硕士和博士研究生阶段培养研究生教学能力的一些措施，主要包括助教制度、教学实习、课程学习等。

1.助教

有些学校的研究生培养方案中要求研究生担任助教，需要听课、进入医院带本科生见习。在澳大利亚，博士研究生可以申请助教岗位，帮助进行学生作业批改，但不是强制性要求。"在研究生期间有助教的要求，包括讲课多少学时、承担教研室的什么任务。它是有培养要求的。""就是去听课，然后参与其中的一些事情，包括带教。我们有明确的教学任务，学时和任务都是明确的，毕业前都是要达标的。"（SY8XJ）国外攻读博士研究生，一般可以申请助教岗位。"博士……因为我只在国内呆了一年，国外的话就是科研的培养，科研多一些，然后你可以去申请助教的岗位，或者批改作业这类的一些岗位。"（XJ5WJ）

2.教学锻炼

有些学校会为硕士研究生提供一些兼职岗位，要求学生帮助导师完成教学任务，此外，还有硕士期间教学实习，时间为一个月，内容包括实验教学的辅助带教要求。"读硕的话，我们都会有一些兼职，我们会有一个月的教学实习，那一个月就要跟着老师们去，比如说实验的辅助带教啊，还有理论课的不那么重要的一小部分。最后，硕士阶段我们有临床实习、社区实习和教学实习，然后平时作为硕士，我们培养方案也是要求你要辅助导师做一些教学，像帮导师做实验课之前的一些准备啊什么的。"

3.课程学习

研究生期间会修读《护理教育学》课程，还会有一些培训课程。"本身就有一个护理教育课程，在研究生期间会有像是培训教师一样的这种培训会。"（SY8XJ）

4.学习经历

学习经历对培养研究生的教学能力帮助非常大。"我觉得教学能力这方面，跟我们研究生还有本科生的学习经历关系特别大。""外国老师更多的是给你一个任务，就是你讲，老师们听，你就只好去准备很多东西。慢慢地，胆子就练出来了，思维也就练出来了，包括语气、语调，老师一直在纠正与调整，所以学习的经历、培训的经历挺重要的，来培养自己的教学能力。"（XJ4GW）

（二）新教师发展项目

新教师发展项目主要包括入职培训、教师资格证培训、教学基本技能培训、教研室培养计划、临床学习、导师辅导、集体备课等方式。

1.入职培训

一般学校会组织新教师入职培训，时间为半天左右，内容包括对学校、职能部门以及规章制度进行介绍,可以让新教师很快地融入学校。"新入职的培训有两天,两天差不多,我觉得这一点是很人性化的,会给你介绍所有的职能部门啊,你应该怎么样啊,有什么问题应该去找哪里啊,这大概有半天的时间,就是会让你很快地融入这个学校。新入职培训更多的就是一些规章制度。"(XJ4WJ)

2.教师资格证培训

获得高校教师资格证的一系列培训,一般需要经过岗前培训、面试和普通话考试。岗前培训合格证书的笔试科目包括高等教育学、大学心理学、教师伦理学、高等教育法规,面试科目包括教育知识与能力测评以及普通话考试达到二级甲等及以上。"在大学这边就会安排一些师资培训,然后取得教师资格证。"(XH2LJ)"教学资格证有一系列培训。就是这样的,可能各省市都差不多吧。因为要取得教师资格证书,所以有国家要求的一系列培训。然后学校内也会有一系列培训,这个培训是不同主题、不同模块的。一般是在工作的前半年,会集中地每个星期固定时间进行培训。"(SY8XJ)

3.教学基本功培训

对新教师进行教学基本技能培训,比如说如何出试卷、如何备课、如何展开讨论、如何角色扮演、如何调动学生积极性等,就不同主题开展教学培训或教学沙龙。"教学理论要结合实际,比如说怎么出试卷、怎么进行试卷的分析,这些新教师是不会的呀!就是这些特别贴近他工作的教学理论和方法是要培训的。""怎么写教案、怎么分析、怎么出试卷、格式应该是什么样的,我们教学年头长的教师,对试卷里到底是冒号还是句号,我们都抠得非常细,试卷必须要标准。"(SY8XJ)"就如何展开讨论、如何进行角色扮演,搞一些这样的沙龙或讨论会,这是真正地注重教学。或者怎样调动学生的积极性,对学生上课的一些冷漠现象应该怎样去解决,大家一起想一个办法。"(NY6ZH)

4.教研室培养计划

大学护理教师一般先进入不同教研室,如内科护理学教研室、外科护理学教研室等,教研室会给新教师制订培养计划,对没有经验的新教师,要求先去医院实践,担任助教,集体备课、听课、试讲等,提供各种机会如行政岗、实验辅助岗等进行锻炼。"先下临床,然后半年或一年之后才能试教。""整门课不仅去听,还要会讲和下临床代课,听课的过程也是一个学习的过程,在这个过程中,可能会参与一些示教室内练习、一些小的讲课等。"(XH1LY)"学校有青年教师管理方面制度和临床培养计划,主要是临床学习,担任助教,集体备课、听课、试讲等方面,有些也没有特别的培养计划。"(XH1LY)"新开课程都有试讲。对于我们教研室的老师,大家都是集体备课,遇到什么事情,大家都比较配合,大家要去讲课,都会互相打造一下。""就是在教研室先给他们派好什么课,如果说行政楼缺个岗了,就让他们去锻炼一下。这只是客观上起个锻炼的作用,并不是针对所有老师。"(NY6ZH)"经过一年的临床学习后会安排他们回来做助教,了解这门课程是如何组织的,先安排他们听课学习,然后再安排实验辅助的一些工作。然后再过一年安排他们去试教,慢慢地把理论课介入其中。""所有的新课都要有试讲,老教师肯定也会提出一些意见,新课试讲后就能上课了。"(XH2LJ)"没有上副高的老师就不要上理论课。但是会带见习、实习课、见习课。"(XY10ZJP)

5.临床学习

一般都会要求新教师进入医院临床学习,时间为一年,到与自己专业相关的科室锻炼。临床学习时间会因教师的级别和教龄不同而有差别,有些学校要求每年至少8周时间;有些学校没有强制性要求,只是鼓励去临床学习,但教师在工作量比较大的时候是很难做到的。"一般来说,新教师第一年多数是临床,半年或一年之后才能试教。"(XH1LY)"必须要下临床。""随着年资的不同会有差别。"(QD7WAM)"我的观点是就不该留这种刚从校门出来、不具备当老师资格的任教。因为必须下临床去感受,但现在全是空的,全是理论上的,而且完全不懂临床,至少应该去临床学习两年后再回来。""新老师要下临床一年,然后助教一年,咱们学校一年当中要至少进行8周临床学习。""必须下去和专业相关的科室,和普通护士一样上班,夜班也得上。"(XH3SY)"但并不是强制性规定要去临床。""对临床学习没有强制性的规定,我们不要求老师去临床,如果老师去的话,也是鼓励的,但是因为工作量的原因,只有当课不够上了,老师才到临床去。"(NY6ZH)

6.教师导师制

为年轻教师配备导师,分为教学和科研两个方面的导师,有些学校是全方位导师,实现老教师的传帮带。"我觉得年轻教师放到教研室,有一个指导老师,一定要有一个培养计划给他,然后按照计划来实施,要不断地训练他,先私下训练,然后逐渐扩大班级环境,然后老师就能上大讲台了,要实现这个东西一定需要时间与练习。"(XJ4GW)"有一个老师的建议特别好,年轻的老师一定要抱一棵大树,你要跟它一起成长。她说,你在大树的旁边,一定能比那些自己生长的小草生长得更快一些。"(SY8XJ)"2012年因为医学院要临床专业认证,需要进行年轻老师的培养,那之后才开始为每位新来的老师分配教学导师。"(LD9MYX)

学校会为新教师安排一系列的培训,安排指导老师,包括教学、科研和生活全方位的指导。"新老师有一系列的培养方案。我们其实是这样,举个例子,我们这3个博士来,一般会给他们配3个老师。这3个老师不仅在教学上指导,而且是全方位指导。这些老师来了,他们对这个学校挺陌生的,对很多方面他们可能不是很熟悉。我们的3个指导老师提供全方位的、所有的包括生活上的指导,比如说我要办什么卡啊、办什么事啊,一些细节上的东西,不要让这些新老师感到茫然。"(QD7WAM)

在科研和教学方面都会配备导师,导师为经验丰富的老教师、教研处主任等,导师可以帮助新教师提升教学能力,争取各种学习的机会。"就是一个新老师进来以后呢,要安排一个有一定年资的,就是在这个新老师将要承担的课程领域经验丰富的老师,作为他的指导老师。然后就由这个老师指导,他在发展中的困惑都可以由这个导师指导,包括他需要学院给他创造一些机会的话,也可以让这个老师帮他去争取。最终这个老师需要指导他的所有的教学细节,比如说这个新老师第一次上讲台之前,必须经过严格的试讲,就是要有几个专家来听。他讲得没有问题了才能上讲台。然后在这个过程当中,就是由这个老教师来告诉他,你这个教师应该怎么做。"(SY8XJ)"像我毕业的时候直接留校,包括后来的一些老师也都没有工作经验。所以会统一安排一个导师,基本上就是教研处主任等的导师。"(XH2LJ)"科研、教学能力是专门的一对一的导师制。"（XY10ZJP）。

学校会把新教师送进博士后流动站去锻炼,让他们自由选择导师和方向。"你进入师资博士后就会有自己的博士后导师,合作的导师指导科研。"(XJ4WJ)"可以自由选择导师,看要进哪一个博士后流动站,就是可以进基础医学的流动站、临床医学的流动站、公共卫生的流动站,就看你自己的研究方向跟哪一个更贴切。"（XJ4WJ）

7.集体备课

要求新教师参与集体备课、听课、读教材,新课都要求试讲,试讲后才能正式上课。"聘期考核也说得很清楚,你教学上做了哪些事情,包括集体备课、听课。"(XJ4WJ)"要求新教师全程听课。"(SY8XJ)"所有的新课都要有试讲,老教师肯定也会提出一些意见,新课试讲后就能上课了。但青年老师还是要下临床。"(XH1LY)"像基护的话我之前听了一轮,我还听了健康评估,我听了这两门,就跟着老师们去听,然后要求我们读够几本教材,要把读了几本教材列出来,然后要写一些心得感受。"(XJ4WJ)"要多听听大师级的人物讲课,多学学,我们院长、我们导师讲课都讲得特别好,不管是做报告还是讲课,他都是秉持着'既然我要讲就讲得最好,不然就不讲'的原则,人家确实在教学上有一套。再者,教学设计和学生互动这点特别重要,最后还是自己要多思考。"（LD9MYX）

通过听课,可以进一步掌握专业知识,加深理解,同时可以学习好的教学方法。"听课,首先可以加强知识的掌握和完善,另外还能学习教学方法。有些老师真的有好的东西值得你拿过来。我记得我听过原来湘雅一院的一个叫陈清兰老师的课。她现在已经退休了,是原来大内科的大主任。她专门讲支气管哮喘。她讲的有些内容到现在还在用。就几个字,她就能把那个重要内容讲明白了。"(XY10ZJP)

此外,还会进行跨学科的专业知识学习。"但我们学校里的老师不会只讲这门课程,在这一门为主的情况下讲一些其他课程,否则学习的空间太窄。在你相对专业的情况下,每个人或许有两三门涉及其他课程的学习,但也不会特别多。"(XH1LY)

（三）职业中期教师发展项目

职业中期教师发展项目主要指针对助教和讲师的教师发展项目,包括评课制度、教学比赛、教学项目、出国学习、教学培训、进修学习、自我提升、晋升制度等方式。

1.评课制度

通过督导、专家或同事之间的听课和评课,教学能力可以得到快速提升。"请很多督导,就是那些老教师,教学经验非常丰富的,督导我们学校很多,他们随时去听课。""在这些专家面前选一个主题,然后试讲。完了之后,专家就点评你,哪里需要改进之类的。我们叫青年教师点评,每年都会举办,请督导老师来做点评。"(SY8XJ)"你就会精雕细琢每一句话,每一个例子你都会提前琢磨好,所以那都是很精致的,比平时的课都要精致。"(SY8XJ)"老师之间的听课、评课,这就是学院的督导,学校的督导也是一个很重要的方面。"(XY10ZJP)

2.教学比赛

通过教学比赛可以促进教师之间的交流和学习，为教师提供反思教学、提升教学能力的机会。"参加这种教学比赛，有校级的、省级的，比如像教育部的这块，还有微课等，老师们都参加。"（QD7WAM）"我刚开始工作的时候，还是助教的时候就被学院派去参加学校的教学比赛了。"（SY8XJ）

通过不断的比赛，教师的教学水平得到提升，成为大家喜欢的好老师。"希望我站在讲台上始终是一个大家喜欢的老师，觉得这个老师不错，他们的时间没有白费。后来，我参加学校中文组的教学比赛，拿了一等奖。"（SY8XJ）"要参加大学青年教师授课比赛，而且升副教授必须得二等奖及以上。"（XH3SY）

3.教学项目

通过教学研究引发思考，通过教改课题、教学文章来改进教学。"我觉得有时候，项目也可以引起有些老师的思考。""我们学校要求老师参与教材的编写，担任副主编或主编，起码也要是参编者。然后我们必须要有教改课题，就是说教学是绝对不能放松的。还有教学文章，也是有数量要求的。"（SY8XJ）"我们还会有一些教改的课题来让老师申报。"（XY10ZJP）

通过指导学生参加大学生创新创业项目，达到教学相长。"学校里还有，比如说要带学生参加一些额外的项目，会有一些第二课堂、大学生科研创新项目。"（SY8XJ）"很多大学都有一些大创项目。有时候通过大创项目可以一定程度地促进教师发展。""你说这个大创项目促不促进教学呢？它促进啊！老师的能力不是单一的，可以通过一些事情去思考。这些大创项目不在课堂上，但对学生进行指导肯定对老师的各方面能力是有提高的。""我觉得大创这一块，对老师来说也是一个成长。这个科研更需要规范，对于老师指导学生规不规范，老师更要有责任心。对老师来说，也是个提高。"（QD7WAM）

4.出国学习

出国访学是大学护理教师的一种提升方式。"老师可以到英国去学习，但是我不够格，只有护理专业的老师可以，他们去英国半年，我们学院好多护理专业老师去了。"（LD9MYX）

5.教学培训

学校会组织一些专题教学培训或教学沙龙，主要包括新方法、新技术、教学理论和方法的培训。"微课、慕课这种新的教学方式出现的时候学校会组织统一的培训。"（XJ4WJ）"教学沙龙，一个学期会做几期，一期一个主题，比如说慕课，比如说怎么样解决目前学校存在的问题，就是那种很有针对性的专题沙龙。"（XY10ZJP）"教学理论要结合实际，比如说怎么出试卷，怎么进行试卷的分析，这些新教师是不会的呀！就是对这些特别贴近他工作的教学理论和方法我们是有培训的。""新教师在第一年都需要培训。不管他以前学没学过，都要扎实一遍，这是基本功。""这基本功，就是怎么写教案、怎么分析、怎么出试卷、格式应该是什么样的。我们教学年头长的教师，对试卷里到底是冒号还是句号，都抠得非常细，试卷必须要标准。"（SY8XJ）

有些学校会组织老师参加网络课程,因为没有互动,所以效果不太好。"学校教务处每学期都有网络课程,要大家去听,而且大家也都登记了。但其实讲白了,也是形同虚设,最后没有人考核,也没有人监管,没有后期的跟踪。一开始大家还说要去填,要去听一听,后来想一想这种在线网络课程有啥意思,没有人互动。我本身不喜欢这种网络在线课程,我觉得教学还是需要面对面的。如果说你只是为了应试,在线确实很方便;但是如果要提高水平,我觉得互动、展示很重要。"(NY6ZH)

有些学校会组织师资培训班来培养自己的年轻教师。"因为我们学校承担了教育部一部分师资培训班的任务,所以每年我们都会为国家培养中职、高职等年轻教师,在这个培训过程中我们也会把年轻教师叫来,所以在这个过程中也是在培训自己的年轻教师。"(XJ4GW)

6.进修学习

学校会把新老师送到师范类学校进修,学习心理学、教育学课程,提升教师的教学能力。"早期有些学校会把老师送到师范类学校进修学习,但现在学校基本没有这样做了。""学校把我送到了一个职业教育师范学校,学了心理学,以及怎么做教案之类。后来,我回到学校带学生会下临床,8个月当中有4个月回到临床去,现在做老师特别有信心,因为我既会临床,也会教学。我在带学生的时候不会太注重理论,我现在带学生举的都是临床的例子。"(XH3SY)

7.自我提升

除了参加学校和学院组织的各种教学提升方面的活动,大部分老师提到个人经验很重要,那么如何提升个人经验呢?多看书,多学习别人好的经验,多关注相关领域进展,扩展视野。"我觉得经验很重要,比如说多看书,还要多了解一些前沿信息。可能是我教的人文的课比较多,我看的书会比较杂。但是对于专业课的老师,在微信上应该关注一下相关的医学的公众号,看一些医学有关的书,甚至还要去临床。"(NY6ZH)"还有就是要不断地拓宽视野,包括要不断地上网去看关于领域的一些新资料。还要吸取其他人的教学或者技巧方面上的经验。学过来把它变成自己的,通过自己的方式表达出来。"(XH2LJ)

有些老师认为教学的提升需要不断思考,是一个从量变到质变的不断加工的过程。"这是一个量变到质变的过程,结合我自身来说,需要有更多的机会来参与到教学当中。不管是你熟悉的领域也好,不熟悉的领域也好,听的过程,就是一个熟悉的过程、接受的过程。但是如果你要产出,就要经过自己不断地加工。"(XH2LJ)

8.晋升制度

晋升高一级职务需要达到一定的年限、条件,同等职务分为不同等级,不同的等级其工资是有差异的。"一个新教师进来以后,我们学校是这样的一个晋升制度:如果没有临床经验,硕士进来,先是助教;助教后是讲师,讲师有三等,就是讲师一、二、三,工资是不一样的,也是满足一定的晋升条件才能晋级的。而且除了有晋升条件的限制外,还有部分年限的限制。比如说,你在讲师三上,至少要待多长时间才能晋升为讲师二。你要晋升为讲师二,就要满足讲师二的条件才能晋升。然后呢,比如说,经过了讲师一、

二、三，然后一共累计 5 年以上，就是说在讲师这个岗位上，不管你是在哪一档，累计 5 年以上，而且经过了讲师一、二、三，你就可以申请副高。"(SY8XJ)

（四）副教授以上教师发展项目

大部分护理学院/系比较重视新教师培养，但对副教授以上的教师没有特别明确的培养计划。这些教师可以参加中期教师发展项目，其他主要发展项目有学术活动、进修学习、硕士研究生导师培训等。

1.学术活动

副教授以上教师培养没有特殊的培养计划，主要通过参加学术活动、专业组织来提升。"讲师和副教授之间，可能就是一个科研的差别。学院其实没有一个特别的培养计划。"(NY6ZH)"我觉得没有特别说明有明确的计划，我感觉大家都挺有目标的。也许就是这种氛围，大家看到别人怎么做，然后言传身教。再有就是领导会提供一些机会，比如让你参加一些学术活动或者参与什么组织，给你提供机会。一旦深入其中就会有一种责任感，像别人在推着你走一样，就是在不断地前进吧！我感觉没有一个明确的计划，让你做这个或者做那个，而是根据自己的兴趣爱好或者特长来定专业方向，然后自然而然地去做这件事情。"(XH2LJ)

2.进修学习

虽然不会为副教授以上的教师制订专门的培养计划，但会有进修学习的机会。"对他们不会有专门的培养计划，但他们会进行不断的进修学习，各自的学习机会有很大不同。但是对副教授及以上的再培养计划目前还没有。"(XH1LY)

3.硕士研究生导师培训

教师晋升为副教授后，一般可以申请硕士研究生导师资格，会进行硕士研究生导师的相关培训。"晋升副教授后，很快就要面临硕导的遴选，就是要参加学校硕导的遴选。一般我们是在评上了副教授的第二年去参加学校的遴选。然后学校会根据申请遴选的副教授的业绩，来看他够不够硕导的资格。就是说，批了你硕导的资格的话，你就是一个硕导了。那么可能来年你就可以招生了。然后新导师来了以后，学校都会有一个统一的导师培训。"(SY8XJ)

副教授以上职称的教师教学任务相对减少，重点在科研。"对于教授和副教授，更多的是让他们往科研靠。也就是说，对他们的本科教学这块的要求可能低一点，课时可能少一点。而在研究生这块，可能更多的精力在指导科研。"(QD7WAM)

以上可以看出，我国大学护理教师发展项目可以分为职前教师发展项目、新教师发展项目、职业中期教师发展项目和副教授以上教师发展项目 4 种类型。首先是职前教师发展项目，该项目主要是指在研究生期间对教学能力的培养，包括通过担任助教制度、学习《护理教育学》课程、带教、教学实习、听课、辅助导师完成教学等方式来提升教学能力；其次是新教师发展项目，该项目也是护理学院/系最为常见和重视的项目，主要包括入职培训、教师资格证培训、教学基本功培训、教研室培养计划、临床学习教师导师制、集体备课；再次是职业中期教师发展项目，主要包括评课制度、教学比赛、教学项目、出国学习、教学培训、进修学习、自我提升、晋升制度等方式;最后是副教授以上教师发展项目,该项目没有明确的培养计划,主要通过参加学术活动、进修学习来提升,会对申请并遴选上硕士研究生导师的教师进行相应的培训。

(五)对教学发展的建议

教师们在访谈过程中也提出了一些提升教学发展的意见和建议,主要包括政策支持、教师导师制、师范进修、教学研究、拓展国际视野等。

1.政策支持

除了社会要营造尊师重教的风尚外,学校也要有良好的重视教学的政策导向,如晋升制度、评价制度、激励制度等。"首先就是那种整个社会的尊师重教的氛围,做老师就是一种很神圣、很伟大的事业。这是整个社会的大环境。其次是学校,就是你所处的这所学校。她要重视教学,她的指挥棒,她的评价指标,她的管理体制,包括职称晋升、津贴分配等。如果她实打实地倾向于教学,不只是教学的量,而且在教学的质的方面有考量的话。"(XY10ZJP)"良好的评价体系要能充分地体现出教师的付出,不是说上课的量,而是质。""第三个,我觉得学校还是要有一些措施。也就是说,要给这些真正潜心教学的,学生反映好,学习效果好,口碑也好的老师激励的措施、激励的政策,比如说评教学名次、先进教师,就是需要这种精神激励啊。"(XY10ZJP)

2.教师导师制

一般的护理学院/系的教师导师制度还不完善,需要从政策的角度来规范教师导师制度,明确规定导师和被指导老师的职责、义务、权益等,完善过程管理以及评价制度。"可能有一个具体的导师会比较好一些,就是资历比较深一点的,国外也是这样做,因为大家已经都是成年人了,可能其他的形式效果一般吧,而有针对性、一对一的指导可能会好一些。也就是说,我虽然想帮助你,但我们都是同事,名不正言不顺,制度可能需要理顺一下。而且我觉得应该记录导师的工作量,而不是免费帮忙,大家本来都很忙。"(XJ4WJ)

3.师范进修

大学护理教师应该去师范学院、人文学院进修学习,提升自己的教学水平和能力。"老师应该去师范学校进修,旁听半年也行,让他掌握这些教学技能。"(XH3SY)"我觉得作为一名新老师,可以去师范院校好好进修一下,因为师范院校有教授专门的教学设计,虽然这些老师们都考过高等教育学、心理学,但是那只是为了考教师资格证而已。因为我老公是学师范的,他是物理学博士,我感觉师范类的学生,他们上课的时候跟我们这种非师范生不一样,他们懂得怎么设计课程,设计完了知道怎么讲,怎么样才能抓住重点,怎么样才能抓住学生的心。"(LD9MYX)"我就应该去一些师范学校、人文学院这样的地方进修。"(NY6ZH)

4.教学研究

大学护理教师应该将教学和研究结合,通过教学研究来提升教学能力和水平。"我认为只要你在教学的过程中有一些想法,就可以去申请一些课题,按照你的思路在实践

的过程中得到提升。"(XH2LJ)

5.临床学习

教学和临床不能脱节,学校应该为教师制订系统的临床学习计划。"教学和临床不能脱轨,每年应该进行定期临床学习。"(XH2LJ)

6.拓展国际视野

大学护理教师可以通过出国访问、攻读博士学位等途径来拓展国际视野。"还有一点就是要给老师制订出国计划,国际视野很重要,它也是教师培养的一个重要方面,学院有经费的时候,就应该安排老师出国……可以送老师出国去念博士,学院这时候可以给一笔赞助费,这才是真的去培养一个老师。钱一定要花在培养老师方面!"(NY6ZH)

四、大学护理教师专业发展状况

专业发展强调大学护理教师专业角色的成长与发展。在高校学科体系背景下,大学护理教师的专业发展主要促进他们在护理学科领域的成长和发展。大学护理教师除了具有传道、授业、解惑的作用外,还是某一护理学科领域的学者和研究者。在某一学科领域达到较高的学术水平,不仅证明他有从事学术职业的基本素质,还为学科体系做出了应有的贡献,并通过学者的物化的劳动形式——文本载体进行发表。[1] 因此,专业发展是大学护理教师发展的重要内容。以下从护理学术发展和专业知识两个方面来反映大学护理教师专业发展状况。

（一）学术发展状况

大学护理教师是如何提升科研能力的呢? 大部分老师认为要做好科学研究,首先必须对研究感兴趣,觉得学术研究是个人的事情,科研能力主要靠自我提升。研究生期间的学术研究能力的培养非常重要,其他的提升科研能力和水平的方法主要包括参加学术讲座、培训学习、学术会议、跨学科学习、科研团队、考核评价、对外交流等。

1.科研兴趣

关于护理科研,大部分访谈老师提到要有兴趣,要喜欢,要有悟性,只有这样才能比较投入其中。"我觉得学术研究方面要提升的话,还是得靠自己的悟性,自己的悟性很重要。"(LD9MYX)"我觉得兴趣是很重要的。你看到别人说这个很重要,但是你对这个一点感觉都没有,这样你就做不下去。有些领域可能别人没有说特别重要,但是你对这个领域、这个方面有一些见解,或者有一些兴趣,你再去从事的话,可能会更投入。""有的时候会权衡自己的时间,或者是兴趣,有些东西可以在网上进行学习。"(XH2LJ)"我就觉得有这个兴趣,所以我学起来不觉得累,不觉得痛苦,我就是挺有兴趣的。就是我喜欢一切新的东西,跟我工作有关系的,比如教学方法比较特别,就算我不学我也要去查一查、看一看。因为我喜欢做科研嘛!"(SY8XJ)

---

① 郭丽君.大学教师聘任制——基于学术职业视角的研究[M].北京:经济管理出版社,2007:24.

2.自我提升

大部分老师觉得学术研究是个人的事情,科研能力主要靠自我提升,主要包括网上学习、查资料,通过多看文献、多思考、多记录来寻找灵感,要注意根据自己的情况制定目标来提升。"我一般是自我提升,基本就是这样子,我没有参加培训。""首先我太忙了,我没有时间去提升自己。其实我觉得,学术研究关键还是在于个人,自己要努力,不然领导也没有办法。""我经常在网上看大师讲课或者自己学习。"(LD9MYX)"我就把所有的课件都下载下来,打印出来……遇到想学的,我会去百度上搜视频,然后把它下载下来。"(SY8XJ)通过主动查阅文献,了解最新动态。"做科研的时候,要主动去查一些文献。"(XH1LY)"在研究方面,就是要多看文献。如果你想了解这个领域,首先要看文献,看别人都做了什么,怎么做,优点在哪里,缺点在哪里。对这个问题要有一个全面的把握。"(XH2LJ)"学术文献看得多也很重要。"(LD9MYX)

在看文献的过程中,要多思考、多琢磨。"多看文献,多思考。"(SY8XJ)"我这个人比较喜欢想一想,比如说我看文献的时候挺喜欢琢磨的。反正不管我是做课题做着做着,还是看文献看着看着,如果脑子一闪,有灵感了就记下来。然后我有一个本,专门记录曾经产生的灵感。开始的时候我有一个专门的登记本,后来我专门建立了一个文件夹,把我的灵感记下来,包括我想怎么做,就是细节的东西,我都会记住。然后习以为常了,记多了,我就会列出我写文章的计划,写什么样的文章,写些什么内容,发国内还是发国外杂志……当然,很多计划都没有空实现。但是我把它列出来,我一想到就会把它分配好。"(SY8XJ)自己要制定目标,"我知道我自己的差距在哪里,自己的弱点在哪里,会通过定一个目标或一个计划对薄弱的地方进行改进。"(XH2LJ)

3.研究生培养

研究生培养对学术研究能力的培养非常重要,研究生应该学会思考,在导师的引导下学会如何做研究。"真正的专业研究发展是在读研究生阶段。这时才真正接触到作为一个研究者,怎样去做感兴趣的领域,以及发展的领域是怎样的,所以这时候才开始去思考。"(XH2LJ)"科研还是要根据你的具体专业,现在毕业的都是博士,所以不会再到学校里来培养其科研能力,可能来了就需要用到这种能力,所以不存在再次培养。"(XH1LY)"博士研究生培养对我的影响非常大。我所经历的会把它放到后面,做护理学院研究以及担任管科研的护理副院长的时候,我会把我清华大学博士培训过程的一些关键环节在我们学院来贯彻、来做。"(XY10ZJP)通过导师的引导走上护理科研之路,"我觉得我要是走上科研这条路,也跟临床导师的关系特别大。"(XJ4GW)

4.学术讲座

学院会组织一些科研方面的专题科研学术讲座。"我们会请很多老师到学院来讲课,如科研能力的培训、专题科研的 workshop。""针对某一个,比如说质性研究某一个领域的,心理学方面的,心理护理学方面的,某一个领域如艾滋病这一块的,等等。一年中总会有好多个这样的研讨会……就是去听。"(XY10ZJP)

5.培训学习

大学护理教师可以参加科研方面的培训学习,图书馆是一个很好的科研学习平台。

"我们学校的图书馆工作其实做得挺好的。他们在周三，不是连着每周啊，就是定期地在周三发布公告，会什么讲座、什么新的数据库，图书馆也想做点新的贡献。"（SY8XJ）

6.学术会议

大学护理教师应该通过参加学术会议了解最新研究动态、拓展人脉、了解新的理念和方法，以此激发科研灵感，且由参加国内护理会议逐渐转为参加国际护理会议。"我觉得参加学术活动特别重要，你能通过学术活动认识很多人，或者从会上能了解到更多最新消息。"（LD9MYX）"我刚开始工作的那几年，国内的会议参加比较多，包括科研的会议。""国内的会议，原来我还是新教师的时候参加挺多的。那时候学院也经常派老师出去参加。后来也忙了，国内的会议参加就少了，主要还是参加国际上的。但是国内的会议，我们后来的那些新老师也会去参加。我觉得就得参加，尤其是年轻老师。一是听听人家业内都在报告什么，找找差距，也吸收些新的理念和方法。另外就是，你只有出去了才不是一个井底之蛙，才知道原来咱们的同行都已经这么厉害了。""这几年我们转向国际啦。所以学校会鼓励我们参加一些相对比较权威的国际会议。比如说，呼吸我们参加的是美国、欧洲的呼吸病科大会。然后心血管就是参加美国 AHAE，还有欧洲的。信息会的话，参加的是国际的护理信息大会和国际的医药信息大会。然后我们投稿了，如果文章被录用了就要去交流。学院就会资助你去，但是必须是权威会议。"（SY8XJ）"有时候我真觉得学术会议会给你灵感。"（XY10ZJP）

7.跨学科学习

大学护理教师可以带着需求进行跨学科学习，通过跨学科交流获得科研灵感，借鉴其他学科的研究方法和理论。有些护理学院会把新教师送到学校的博士后流动站进行跨学科研究。"那是自己选的，循证那块我跨的比较多……因为我原来是做动物实验的，所以他们那些基础医学的培训，像分子生物学之类的。那些是因为我有需求，就是带着需求去学的。我所有跨学科的都是带着需求去学的。"（SY8XJ）"我很喜欢和人交流，尤其是和外行，就是护理以外的人交流。我如果要做肿瘤，就一定会和肿瘤科的主任交流；如果要做心理方面，那么一定会和临床心理的那些教授去聊。并且我要做的东西都要请他们把关，帮我看。有时候我有一个想法，然后就把我的想法告诉他们，他们也会帮我完善。有时我的想法不够完善，不够合适，他们也会给我建议，所以说这个非常重要。"（XY10ZJP）参加跨学科的学术会议，"每一年去参加中国心理学大会。我每年都是一群人去开这个会，带着七八个研究生一起去。"（XY10ZJP）"有时候就要借鉴其他学科的一些方法和理论。其实护理要整个建立一个科研（框架），我觉得太复杂，不是单一的。"（QD7WAM）

有些学校会让年轻教师继续进入博士后流动站学习提升。"让他去别的学科读博士后。"（QD7WAM）

8.科研团队

大学护理教师可以建立科研团队，定时汇报研究进展，互帮互助，在团队中历练、成长。"然后科研这块呢，因为我们学校有团队，就是有些老师带的比较大的团队……大的团队里边会有些小团队……会有交叉……大的方向不会变，相当于大的团体又分自己的方向,也会相互融合,相互帮,所以我们只要没有特殊情况的话,每两周开一次团队会。在团队会上每个人都要汇报,内容包括你这两周到底干什么了,科研业绩有哪些进步,有哪些困难。然后对有什么困惑需要这个团队队长帮忙解决的进行探讨,集思广益……是从小到大的一个过程。所以科研上更多的是以团队为指导。"(SY8XJ)

9.考核评价

一般来说,学校的聘任考核文件都会明确规定需要完成的科研指标和任务,但有些学校没有明确的规定,而是进行年终总结。"学校的考核机制写得很清楚,你只好按照那个标准去达标,按照这个评价体系来做。"(XJ4GW)"政策导向很重要。因为很多东西没有一个政策导向……没有鞭子在后面抽的话,人都是有惰性的。"(XY10ZJP)"以教研室为单位进行年终总结,涉及参加了多少会议、发表了多少文章、带了多少学生、教学工作量的统计,这些东西会汇总在一起,然后就可以看到每一个人的情况。"(XH2LJ)

10.对外交流

大学护理教师应该积极参加各种对外交流活动,包括硕士研究生答辩,这也是一个很好的学习机会。"会有更多交流学习的机会,如去国外的交流机会、进修学习的机会等,这些老师们都有。"(XH1LY)"每年都有很多老师去国内外学习。"(XY10ZJP)"硕士生答辩都要去参加,要全程参加,而且要带着思考去参加。"(SY8XJ)

(二)护理专业知识发展状况

临床医学技术飞速发展,那么大学护理教师应该如何保持专业知识不与临床脱轨,保持专业知识的更新呢?大部分受访教师通过学习网上丰富、优秀的在线课程资源、上课听课、临床学习、编书等方式来更新医学护理专业知识。

1.网上资源

通过查找文献来拓展知识面,学习优秀在线课程,借鉴学习。"我觉得还是先自己努力吧,当你有一定基础的时候,就可以再拓宽自己的知识面。因为你可以根据这个线索找到下一个线索,然后你看的东西就多了广了,对这个问题就有了把握。"(XH2LJ)"为了拓宽知识面,需要不断去查文献,看其他大学,特别是美国的一些大学的相关课件,以及别人是如何讲这个课程的,然后进行借鉴。现在的资源非常丰富,有在线的慕课或者其他的课程都会去看一看、听一听。"(XH2LJ)

2.上课听课

通过上课可以做到教学相长,通过听课可以更新专业知识。"我总共讲过十几门课程。"(NY6ZH)"第一,就是听课。我可能是护理学院听课最多的老师。我教'健康评估'和'内科护理学'这两门。'健康评估'这门课我听过3门,'诊断学'我听过4轮。现在我还会根据我教授的课程,有选择性地去听。我觉得听课对提升教学能力真的太重要了。"(XY10ZJP)"多学习一些专业基础知识,我现在很多时候都去听课,跟着本科生去听一些专业基础课程,或者是一些对我以后的发展、研究可能有帮助的课程。"(LD9MYX)

3.临床学习

教师带学生到临床去见习，可以紧密结合临床实践。此外，教师要根据自己所上课程的需要制订临床学习计划。"临床学习是有的，为了拓宽他们的知识面，会有这个要求。每一年都有 4 周。"(XH2LJ)"我在临床带学生，带学生到临床去见习，我一直带教、带见习……我的每一堂见习课，我都是亲自带，从头到尾。""我一看到典型病例就两眼发光，我拍照片啊，录像啊……就会特别兴奋，真的就是这样子。因为喜欢做这些……包括看到一个病人，一个糖尿病的病人……他的脚坏死起泡了，我就把它拍下来了。"(XY10ZJP)"专业知识水平的提升可以去医院，我们现在就要求去医院……讲师是一年一个月，副教授每年 15 天，教授每年 7 天……首先通过这种方式，老师不会和临床脱节。其次得看老师带哪一门课程，如果带的是临床课，那肯定要先扎实基础课，先发展科研才能去临床；如果带'健康评估'，肯定要先去跟临床大夫一段时间，才能去教'健康评估'，因为'健康评估'操作比较多，课程难度比较大。护理专业的老师去上课的话，需要知道好多知识，比如心电图知识、视触叩听都需要。"(LD9MYX)

4.编书

大学护理教师通过编书，可以促使自己不断学习。"还有一个方面就是编书，编教材，主编内外科护理学教材、思想文化教材、双语教材等。在编书的过程中，你会不断去学习。"(XY10ZJP)

（三）对专业发展的建议

受访老师对专业发展也提出了一些建议，主要包括要结合学院情况制订师资培养计划、创造学习机会、制订临床学习计划等，教学和临床不能脱轨。

1.培养计划

护理学院/系要制订长远的师资队伍培养计划。"学校应该有一个长远的培养计划。首先要在学历上提升，学历的提升特别重要，因为你即使有再多的机会，却没有进行系统的学习，就很难取得很大的提高。"(XH2LJ)

2.学习机会

要为教师创造各种学习机会，在参与中学习提高。"然后，我觉得学校应该再多提供一些机会，特别是在前期的时候。新教师会接触到很多东西，很多事都是自己闷头干的，但是不知道现在学的这些东西将来能用到什么地方；或者说不知道自己学的这些东西将来能不能用得上。所以，有时候学校会给一些机会，让教师参与到一些活动当中。然后你就会知道，原来我需要这样的本领，我需要向这个方向发展。"(XH2LJ)

五、大学护理教师组织发展状况

组织发展是指改善教师、学生、管理人员所处的组织环境，为提高教师教学和学生学习的效果营造良好的组织氛围。组织发展是教师发展的重要保障。按照 Tierney 的观点，组织帮助新教师理解组织期望，同时又欢迎他们为组织重新创造新的组织文化，而不是简单地复制。① 大学护理教师不但要非常熟悉组织环境，建立良好的组织关系，而且要在促进自身发展的同时，促进组织的良性运行以及组织文化的传承与更新。那么，目前大学护理教师组织发展状况如何呢？

（一）教师教学发展中心建设情况

在访谈中发现，在护理学院/系的层面均没有建立相关的教师教学发展中心，但在学校层面有些学校会有教学发展中心（LD9MYX、NY6ZH、QD7WAM、XJ4GW、XJ5WJ），还有3所学校的教师发展事务由教务处兼管。受访教师已经认识到建设教师教学发展中心的重要性。"教学方面主要是教务处这一块儿。科研方面就是科研处。"（XH2LJ）"其实我们的教务处跟你们那边的教师教学发展中心差不多，由教务处承担这个责任……其实我们教师教学发展中心的职责就放在教务处了。有老师专门做这件事情，包括继续教育什么的。"（SY8XJ）"我们没有，但建设组一直在呼吁要做这件事情。因为我看到其他学校做得不错，比如山东大学医学院就做得很好，杨院长在那块做得很好。这个很重要，因为你要培养他（教师），要有载体，有平台。"（XY10ZJP）

（二）组织文化建设

有些学校具备支持教师发展的组织文化，组织会创造各种机会让老师得到锻炼，这种支持的组织文化可以提升凝聚力。"我觉得我们这里的组织文化就特别好，就是人文环境会营造一个鼓励的氛围，鼓励你走，你能走多远就走多远……年轻的老师嘛，刚进来就会给她提供各种各样的机会，有的新教师刚来工作不到半年就去主持了一个国际会议。所以我觉得人文环境确实跟组织文化有很大关系。我经常听说很多同学跳槽，但是在我们这里，大家都很开心，这和领导给你创造的组织文化有很大的关系，就不太愿意离开。"（XJ4GW）

（三）教师发展项目开展情况

教学发展中心或教务处会定期组织一些教学发展项目，这些项目主要包括科研沙龙、教学讲座或教学沙龙、新教师岗位培训等。

1.科研沙龙

教师教学发展中心或教务处会定期举办科研沙龙、讲座和会议，主要内容包括新技术、网络信息化、研究方法等。"我觉得学院比较注重提升老师的科研技能，经常会搞一些科研沙龙，比如说某老鼠动物实验、中医的熏洗技术，搞科研的比较多，搞教学的还没有，比较重视科研。"（NY6ZH）"教师教学发展中心定期举办讲座。"（QD7WAM）"教务处会办一些沙龙，也会教你有关网络信息技术化的一些知识。每个学院来组织，请一些人来。""上次我讲的去杭州的那个活动就是他们举办的。他们会定期组织一些活动。"

---

① TIERNEY.Organizational Socialization in Higher Education[J].Journal of Higher Education,1997,68(1):1-16.

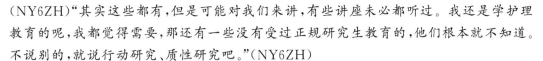

(NY6ZH)"其实这些都有,但是可能对我们来讲,有些讲座未必都听过。我还是学护理教育的呢,我都觉得需要,那还有一些没有受过正规研究生教育的,他们根本就不知道。不说别的,就说行动研究、质性研究吧。"(NY6ZH)

2.教学讲座或沙龙

教师教学发展中心或教务处会定期举办教学讲座或沙龙,有的学校由学院来组织,每月开展一次。"会举办教学研究方法的讲座,或者寻找一些相关的资源,开展一些这样的讲座。"(NY6ZH)"教学沙龙是每个月由不同的学院申报。也就是说,每个学院的副院长要负责牵头来组织一个主题关于教学的沙龙。"(SY8XJ)

3.新教师岗位培训

教师教学发展中心或教务处会对新教师进行岗前培训,开展教师工作坊活动。"有一系列新教师的岗位培训。""教师工作坊就是大家去示范性讲课,而且还有不同的主题,有的是示范性讲课,有的是讲如何作为一名老师,讲他的一些经验。反正每次都有不同的主题,然后新教师必须参加,工作几年以后的教师想去也是可以的。我们学校要求年资在多少以下的都必须去。"(SY8XJ)

(四)组织发展建议

受访教师对组织发展也提出了一些建议,认为教师教学发展中心在开展活动前需要了解教师的需求,要注意改革传统培训模式,更新培训方法。

1.举办需求导向的以教师为中心的活动

教师教学发展中心在举办活动前要先了解需求,根据教师标准,举办需求导向的以教师为中心活动。"教师教学发展中心首先得找到需求,才能找到各种各样的方式,去想办法满足这些需求。"(SY8XJ)"首先,老师需要什么?我们需要老师达到一个什么样的标准?结合这两者来做。我提供给老师的,是我希望老师应有的。"(XY10ZJP)"老师需要什么我就教他什么。"(XY10ZJP)

2.好领导

要办好教师教学发展中心,离不开一个敢于创新、敢于担当的领导。"要给他们(教师)一些新的教育理念、教学方法,就是你要做的就是我所想要的。就像乔布斯的苹果一样,我所想的就是你想要的。这需要好的领导。"(XY10ZJP)

3.改革传统培训模式

要创新培训方式方法,培训过程中要有交流和互动,后续要有辅导。"我觉得如果单纯地去听一些课程,听课后没有一些要求,这样帮助不会很大。就是说,可以在听课之后与授课的老师交流,提出自己的困惑和想法。然后应该给老师留一些作业,比如说,你在听这堂课之后,如果你来讲你会怎么讲呢,你有什么想法呢,通过这些活动肯定会有一些提升。"(XH2LJ)

综上所述,通过定量和定性资料对大学护理教师发展现状进行分析,结果表明当下我国大学护理教师教学科研课题成果情况不甚理想,但从教师发表 SCI 论文的情况来看,我国护理界的国际学术交流已经越来越多。对于个人发展,大部分受访教师觉得这是个人的事情,要靠自己去规划,制定目标,做好当下;也会和同事进行交流,学校也会组织一些活动,组织的关怀会让教师产生归属感。教学发展是大学教师发展的基本内容,目前,我国大学护理教师发展项目可以分为职前教师发展项目、新教师发展项目、职业中期教师发展项目和副教授以上教师发展项目4种类型。对于学术发展,大部分老师认为学术研究是个人的事情,科研能力主要靠自我提升,研究生期间学术研究能力的培养非常重要,其他的提升科研能力和水平的方法主要包括参加学术讲座、培训学习、学术会议,跨学科学习,组建科研团队,考核评价,对外交流等。在专业知识提升方面,大部分受访教师通过学习网上丰富、优秀的在线课程资源、上课听课、临床学习、编书等方式来更新医学护理专业知识。在组织发展方面,在护理学院/系的层面均没有建立相关的教师教学发展中心,有些学校有教学发展中心;支持教师发展的组织文化非常重要;教学发展中心或教务处会定期组织一些教学发展项目,这些项目主要包括科研沙龙、教学讲座或教学沙龙、新教师岗位培训等。

第三节　大学护理教师发展存在的问题

大学护理教师发展研究在我国护理教育理论界尚属于新生事物,大学护理教师发展的实践层面也还是以传统、经验性的方式方法为主。通过大学护理教师的调查和访谈结果的比较分析可以看出,当下我国大学护理教师发展因为学校不同会有所差异,虽取得了一些成绩,但还是存在不少问题,主要问题集中在以下几个方面。

一、大学护理教师队伍整体水平有待提升

我国护理本科教育经过一个阶段的快速发展,师资队伍迅速壮大,基本能够满足护理本科教育教学的需要,但是与不断发展的高水平护理本科教育教学的需求还存在较大差距。

(1)大学护理教师的学历、职称偏低,国际交流能力也有待提高。在本次调查中,大学护理教师中具有博士学历的仅占30%,大部分只有硕士学历,讲师和副教授各占1/3,受访者中有国外访问学者的经历比例偏低,大学护理教师队伍的国际交流能力有待提高。

(2)大学护理教师的科研能力薄弱,教学能力有待提升。从教学科研课题成果情况来看,当下我国大学护理教师教学科研课题成果情况不甚理想。28.15%的教师没有任何科研课题,42.86%的教师没有任何教学课题,60%~70%的教师没有主编过学术专著、教材和发表过SCI论文,竟有37.39%从来没有发表过期刊论文。大部分老师教学和科研课题很少,特别是国家级课题成果不多。目前,护理学院/系虽然重视科学研究,重视对教师的考核,也把科研、教学指标纳入教师考核的一项重要指标,支持和鼓励大学护理教师主持或参与教学和科学研究,同时也出台了一些激励教研与科研的奖励措施文件,但是没有结合护理学院/系的实际情况,存在着一些问题。

一方面,教学和科研工作难以平衡。首先,教学任务繁重。护理本科以培养应用型人才为目标,大多数以教学为主,兼顾科研,教学工作量较大,部分专任教师教学和科研难以平衡。教师额定教学工作任务相对比较繁重,要搞好课堂教学,疲于备课、授课,没有更多的时间静下心来做科研。其次,教师科研能力不高。由于护理本科师资中有部分来源于医院的临床教师,没有经过严格的科研训练和教学培训,因此科研能力和水平相对比较差。再次,缺乏学术氛围。研究生毕业的青年教师虽然具有科研的潜力和素质,但由于护理学院/系缺乏学术带头人,没有形成学术氛围,科研工作进展难度大,因此大学护理教师的科研难以开展,科研能力得不到充分的发挥。最后,没有科研团队。缺乏足够的护理专业研究人员和管理人员,专任大学护理教师除了承担大部分教学工作外,还需要承担科研和管理工作。

另一方面,制度环境支持不够。在对大学护理教师的访谈中发现,教师们普遍关注自身教学能力的提升与发展,也愿意参加学校和学院组织的针对性较强的提升教师教学能力与水平的专项培训和学术交流活动,但学校和学院在促进教学能力提升的"教学环境、科研环境、培训计划及评价机制"等方面缺乏相关的制度支持和具体的实施行动。

二、个人发展:教师发展意识淡薄,主动发展能力不强

"师者,所以传道受业解惑也。"教师是教书育人、崇高而无私奉献的职业,这就要求大学护理教师热爱护理、教学、教育事业,更要热爱自己的学生,并在教学工作岗位上充满热情,将护理专业知识和人文知识无私地传授给学生。但在访谈中发现,大学护理教师存在教师发展意识淡薄,主动发展能力不强的问题,可能与其缺乏支持性的发展环境有关。

首先,教师发展意识淡薄。通过访谈可以看出,不少被访谈教师对"教师发展"并没有清晰的认识,教师发展意识淡漠,没有明确的教师发展长远规划和目标。大多数教师认为教师发展是培训或完成工作量,没有从自身的需要出发来考虑教师发展问题。此外,目前我国不少护理教师为临床兼职护理教师,身兼临床护士和教师两种角色,作为具有双重职业性质的护理教师,如果不能适时地随着工作任务的变化而有效转化自己的职业角色,就无法胜任和完成教师的职责与任务,也很难在教师专业上获得发展。

其次,主动发展能力不强。访谈中可以发现,忽视大学护理教师的职业规划指导,对教师的职业发展没有开展有计划的指导与帮助,职业发展定位模糊,导致部分教师对护理教育事业缺乏足够的热情。只有少数受访教师在就职前的理想就是成为一名大学护理教师,而大多数大学护理教师投身护理教育事业,主要是迫于就业形势和职业选择的双重压力,对护理教师缺乏足够的了解,更谈不上热爱,这导致他们在发展过程中保持得过且过的安逸状态,仅仅把教师职业作为谋生手段,觉得护理教师比护士体面,有寒暑假,工作比较稳定,或不想从事临床工作,对待教学工作缺乏科学严谨的态度,没有太多意愿进行更进一步的发展。

最后,缺乏支持性的发展环境。大部分受访教师觉得个人发展是教师个人的事情,靠自己去规划,会和同事进行交流,学校会组织一些活动等。可见,个人发展问题还没

有引起护理学院/系的足够重视,对教师缺乏专业化的组织、帮助和指导,缺乏对教师"人的世界"的重视,对教师的工作、生活和家庭、健康和职业规划不够关心。若教师感受不到组织的关心,对学校就没有归属感,势必会影响大学护理教师的工作积极性和主观能动性,进而影响到护理学院/系的教育事业的整体发展。

三、教学和专业发展:缺少护理实践取向的职前职后一体化的整体系统规划

教师培养是护理学院/系进行教师队伍建设的重要环节,大部分护理学院/系在教师培养方面缺乏统一、有效的整体系统规划、指导体系和相关的配套机制。

(一)教学和专业发展中存在的问题

从教学发展的情况中可以看到,当下我国大学护理教师发展项目可以分为职前教师发展项目、新教师发展项目、职业中期教师发展项目和副教授以上教师发展项目4种类型。

首先,职前教师发展项目中的护理研究生助教制度还没有全面铺开,有些护理学院/系还没有开展护理研究生助教制度。已经开展的院校其制度体系还不够完善,包括管理制度不够完善、教学能力培训不足、考核制度不完善等问题。

其次,从新教师发展项目中可以看出,大部分学校对新教师有比较详细的培养计划和传帮带计划,还通过入职培训、教师资格证培训、教学基本技能培训、教研室培养计划、临床学习、导师辅导、集体备课等方式来提升新教师的教学能力。但大部分学校还是基于传统的入职培训和传帮带计划,缺乏根据大学护理教师需求制订的入职培训计划,内容缺乏针对性,过程管理不够科学,缺乏效果评价以及后续辅导支持,无法满足护理学院/系与教师个人的发展需求。新教师的导师制度在有的院校还没有开展,制度还不完善,导师和被指导老师职责、义务和权益不明确,缺乏严格过程管理以及评价制度。

再次,大部分学校对中后期教师发展缺乏明确的培养计划,缺乏支持性的政策环境。本研究的调查结果表明,中后期的青年骨干大学护理教师的工作满意度较低,工作压力和生活压力都比较大,容易产生职业倦怠感,但护理学院/系没有开展针对这个年龄段教师需求的教师发展项目,如时间管理、职业规划、激励项目等。

最后,从专业发展的情况中可以看到,大部分老师认为学术研究是个人的事情,科研能力主要靠自我提升,存在缺乏系统的科研学术培养计划、没有形成科研团队等问题。

(二)原因分析

(1)"独自式束缚"学习影响了大学护理教师发展。大部分教师无论是教学发展还是科研发展,主要通过自己琢磨,自己多阅读相关书籍、文献等方法来进行自我提升。这种"独自式束缚"学习会造成教师的教学和科研发展是片面的,会影响教师教学发展的质量和科研能力的提升。

(2)护理本科教育特点决定了大学护理教师素质的特殊性。护理本科教育应该是

建立在普通教育基础上的专业性应用型教育①。护理本科教育就是培养本科层次的高素质应用型护理人才。护理本科教育特点决定了大学护理教师工作的特点，对大学护理教师的专业素质和人文素质提出了特殊要求，即要求大学护理专业理论课程的教师是既懂理论又懂临床实践的"双结构"教师；要求大学护理教师具备熟练护理操作技术。但是，从引进教师到教师培养的过程中，学校对教师的临床实践又缺乏明确、有效的要求和规定。

（3）缺乏实践取向的大学护理教师的培训教育体系。护理教育必须基于教学证据的实践（evidence-based teaching practice，EBTP）和临床循证实践（clinical evidence-based practice，EBP），因此，护理教师必须具备最新的教学实践知识和技能以及他们所教授领域的最新临床护理实践。② 但目前我国还没有形成专门针对大学护理教师的培训教育体系，存在培训模式陈旧、培训方式单一、针对性不强、培训与实践脱节等问题。

首先，培训形式和内容简单。传统的高校培训内容简单，内容设计重视基础知识、基础技能的培训，往往忽视能力开发与创新思维模式的培养，缺乏价值观、文化建设与专业素养的有效培训，很难使大学护理教师形成归属感和组织目标认同感，很难激发大学护理教师的奉献精神。这类培训形式比较简单，大多以课堂为主，极少应用多样化的培训模式，如讲座、研讨、交流、案例分析、进入医疗结构观摩等方式，实践应用性不强，与大学护理应用性人才培养模式不相匹配。

其次，培训缺乏需求分析，针对性不强。从目前大部分护理学院/系的护理教师队伍建设现状来看，虽然有些护理学院/系制订了大学护理教师培训计划，却没有对大学护理教师培训做相应的需求预测与调查分析。培训需求预测分析是培训工作的基础，通过科学合理的需求预测分析，能真正了解大学护理教师需要哪一类培训，哪种培训能够真正促进教师的教学能力与水平的提升，使培训工作具有针对性。现阶段，大学护理教师培训主要以传统的高校培训内容为主，远远不能满足大学护理教师发展的需求，不能体现大学护理教师专业与学科的特殊性，也不能反映基于护理教学证据的实践（EBTP）和临床护理循证实践（EBP）的最新进展。传统的高校教师培训内容缺乏针对性，没有为大学护理教师制订详细培训进修计划与要求，如教学计划、科研计划、晋升与发展计划等。无法根据护理学院/系的实际情况来安排，使得部分大学护理教师把培训看成一种强制性的任务，缺乏积极性。

最后，培训与实践脱节。大学护理教师的在职培训与实践脱节，究其原因，主要是学校对护理专业教育教学实践不够重视，如护理教师继续教育培训的教学内容陈旧，方法教条，与护理教育教学实践脱节等。同时，高校护理教师继续教育质量缺乏统一、科

---

① 曹梅娟，姜安丽.从国际教育标准分类看高等（本科）护理教育的定位[J].护士进修杂志，2010，25（2）：153-154.

② BOOTH，EMERSON，HACKNEY，SOUTER.Preparation of Academic Nurse Educators[J].Nurse Educ Pract，2016，19：54-57.

学、有效的评价标准。无论是学历教育还是短期培训，都没有形成一套科学的针对大学护理教师的继续教育体系。

（4）大学护理教师临床学习不够深入。大部分护理学院/系会要求教师进入附属医院或教学医院参与临床实践，利用临床学习机会来提高大学护理教师的护理操作技能和实践教学能力。但由于客观条件受限，教师往往不能深入医院进行顶岗工作学习，只是走马观花，很难做到工学结合，达不到预期的临床学习效果。此外，对不同层次的教师也没有制订严格的临床学习计划，主要靠教师自觉自愿，无法保证临床学习的参与度和学习效果。

四、组织发展：教师发展缺乏有利的组织环境支持

在组织发展方面，访谈发现在护理学院/系的层面均没有建立相关的教师教学发展中心，很少能根据教师的需求来开展发展活动和项目，同时教师也肯定了组织氛围的重要性。

首先，应重视硬环境的建设，积极推动各护理学院/系层面建设大学护理教师教学发展中心。从20世纪90年代开始，美国大学教师发展机构建设进入快速发展时期，成为高等教育教学改革的重要促进机制，几乎每所大学和学院都建立起适应本校需要的大学教师发展机构。[①] 教师教学发展中心为大学护理教师全面发展提供了平台。依托大学教师教学发展中心来探索高校教师教学发展的规划、培训、服务与评价体系，以先进教学理念和育人文化为导向，建立教师培训、教学改革、研究交流、咨询服务运行机制，形成专业化的指导、服务与支持模式，促进教师专业水平、教学能力的提升。[②] 其次，要重视软环境的建设。组织环境主要包括组织氛围和制度环境两个方面。如果护理学院/系在制度上、在组织气氛上给予大学护理教师更多的支持和鼓励，创造一个相对宽松的组织氛围，减轻大学护理教师的工作压力，就能激发大学护理教师更多的工作热情和教学创新的积极性，使其在自我激励中实现自身的发展，尤其是新教师，更需要在信任和宽容的环境中成长。

组织氛围，尤其是校院管理者的工作作风，对大学护理教师的发展起着非常重要的作用。没有良好的组织环境的支持，教师的发展会受到各种各样的阻碍，尤其是来自教师个体心理和情感意愿的阻碍。实践证明，高层决策者和管理者的领导风格和态度是大学护理教师自主发展的重要外部条件。

大学护理教师发展评价结构不合理，奖惩评价仍是主要的评价方式。目前，护理学院/系教师评价主要采用管理性评价，即根据一定的目标和指标体系对大学护理教师的教育教学绩效进行评价，并做出对大学护理教师的低聘、解聘、减薪、调动、加薪、晋升等决策。这种评价侧重于总结性评价而不是过程性评价。评价方法相对简单，主要以奖惩为主，不能有效地指导和激励大学护理教师的发展，反而会增加大学护理教师的负

① 林杰.美国大学教师发展的组织化历程及机构[J].清华大学教育研究,2010,31(2):49-56.
② 潘龙领.高校教师教学发展中心建设的思考[J].常州信息职业技术学院学报,2015,14(5):63-66.

担,挫伤大学护理教师的工作积极性和工作满意度。

此外,护理学院/系教师的发展评价主体比较单一,评价关系不平等。评价主体是院校管理者,大学护理教师是评价对象。从多元评价的角度来看,单一评价可能导致评价不准确。科学的评价应该采用多元评价的方式方法,让更多的人参与到评价过程中来。评价者不仅要有院校管理者,还应该有学生、教师、社会和医疗机构相关人员。

大学护理教师发展评价标准缺乏针对性。大学护理教师的评价标准与其他专业教师的评价标准相同,缺乏有针对性的包含大学护理教师特殊性,如应用学术、教学学术方面的评价标准。无论是教师岗位职责、聘期考核还是专业技术岗位晋升方面,大学护理教师的特殊性都没有得到充分体现。然而,目前大学护理教师的针对性评价指标尚未建立,评价大学护理教师产学研能力和专业实践能力的标准尚未被纳入大学护理教师评价标准,这一不足迫切需要我们在大学护理教师的理论研究和实践探索中加以弥补。

本章小结

本章通过质性访谈的方式进一步了解大学护理教师发展的现况及存在的问题,并探讨相关问题产生的根源,对量性研究进行了相关补充,同时也为大学护理教师发展问题的解决提供了更多依据和参考。本次访谈选择了我国比较有代表性的 7 所护理学院/系,对这 7 所护理学院/系的护理专任教师进行了访谈。

结合访谈资料和问卷调查来描述我国大学护理教师发展状况:

(1)当下我国大学护理教师教学与科研课题成果情况均不甚理想,但从教师发表SCI 论文的情况来看,我国护理界的国际学术交流已经越来越多。

(2)个人发展方面,大部分受访教师觉得这是个人的事情,要靠自己去规划,制定目标,做好当下,也会和同事进行交流,学校也会组织一些活动,组织的关怀会使教师产生归属感。

(3)教学发展是大学教师发展的基本内容。目前,我国大学护理教师发展项目可以分为职前教师发展项目、新教师发展项目、职业中期教师发展项目和副教授以上教师发展项目 4 种类型。

(4)专业发展,包括学术发展和专业知识提升两个方面。在学术发展方面,大部分老师认为学术研究是个人的事情,科研能力主要靠自我提升,研究生期间学术研究能力的培养非常重要,其他的提升科研能力和水平的方法主要包括参加学术讲座、培训学习、学术会议,跨学科学习,组建科研团队,考核评价,对外交流等。在专业知识提升方面,大部分受访教师通过学习网上丰富、优秀的在线课程资源、上课听课、临床学习、编书等方式来更新医学护理专业知识。

(5)组织发展方面,在护理学院/系的层面均没有建立相关的教师教学发展中心,有些学校有教学发展中心;支持教师发展的组织文化非常重要;教学发展中心或教务处会定期组织一些教学发展项目,这些项目主要包括科研沙龙、教学讲座或教学沙龙、新教师岗位培训等。

通过对大学护理教师调查和访谈结果进行比较分析可以看出,当下我国大学护理教师发展因为学校不同而有所差异,取得了一些成绩,但还是存在不少问题,主要问题集中在以下几个方面。

首先,大学护理教师队伍整体水平有待提升。我国大学护理教师的学历、职称偏低,缺乏高水平和高质量的科研与教学成果,表明大学护理教师队伍整体水平有待提升。

其次,个人发展方面,不少被访谈教师对"教师发展"并没有清晰的认识,教师发展意识淡漠,没有明确的教师发展长远规划和目标,表明大学护理教师发展意识淡薄,主动发展能力不强。

再次,教学发展和专业发展方面,学校缺少护理实践取向的职前职后一体化的整体系统规划。主要表现在以下四个方面:①职前教师发展项目中的护理研究生助教制度还没有全面铺开,有些护理学院/系还没有开展护理研究生助教制度,已经开展的院校其制度体系还不够完善,存在管理制度不够完善、教学能力培训不足、考核制度不完善等问题;②新教师发展项目内容缺乏针对性,过程管理不够科学,缺乏效果评价以及后续辅导支持,无法满足护理学院/系与教师个人的发展需求,新教师的导师制度在有的院校还没有开展,制度还不完善;③学校对中后期教师发展缺乏明确的培养计划,缺乏支持性的政策环境;④从专业发展的情况中可以看到,大部分老师认为学术研究是个人的事情,科研能力主要靠自我提升,存在缺乏系统的科研学术培养计划、没有形成科研团队等问题。

最后,组织发展方面,大学护理教师发展缺乏有利的组织环境支持。护理学院/系缺乏专门的护理教师教学发展中心平台来开展相关的教师发展活动;缺乏有利的组织环境支持,组织环境主要包括制度环境和组织氛围两个方面。

第五章　国际参照：美国大学护理教师发展现况

根据美国高校教师发展的进程中每一时期侧重点的不同，美国高校教师发展可以分为 5 个时代：学者时代(the age of the scholar)、发展者时代(the age of the developer)、教师时代(the age of the teacher)、学习者时代(the age of the learner)、网络时代(the age of the network)。①② 但大学护理教师发展远远跟不上美国高校教师发展的步伐，从 2004 年美国护理联盟(National League for Nursing，NLN)认证第一批卓越护理教育中心开始，美国大学护理教师发展才开始逐渐走向快速发展期，此后经过 10 多年的发展，美国大学护理教师发展取得了显著的成绩。美国大学护理教师发展涵盖研究生阶段的准教师发展、新教师阶段适应性教师发展，以及职业中后期大学教师发展，基本实现全程化关注。此外，美国大学护理教师发展组织和专业协会蓬勃发展，开展的各种护理教师发展项目也名目繁多，美国大学护理教师发展已经逐步走向技术化，充分发挥和利用技术对教师发展的支撑与辅助作用。

第一节　美国大学护理教师发展：发展类型

美国大学护理教师发展主要包括教学和科研方面的发展，但更加侧重教学发展。教师发展的对象主要面向护理博士生、新入职的大学护理教师、职业生涯中期的大学护理教师和终身教授，他们在职业发展的不同阶段具有不同的特点，面临不同的教师发展问题：刚进入工作岗位的新教师，缺乏经验，压力大等问题比较突显，妥善解决这些问题可以激发他们专业发展的积极性，创造一个良好的职业生涯开端；处于职业生涯中期的教师在整个教学团队中所占比例最大，他们容易产生职业倦怠感等问题，值得关注。终身教授已经获得终身教职，容易自满，需要帮助其实现专业发展。因此，根据发展对象的不同，可以将美国大学护理教师发展分为 3 种类型：美国准大学护理教师发展、新入

---

① SORCINELLI，AUSTIN，EDDY，BEACH.Creating the Future of Faculty Development：Learning from the Past，Understanding the Present[J].2005.

② 徐延宇.高校教师发展：基于美国高等教育的经验[M].北京：教育科学出版社，2009.

职大学护理教师发展、职业中后期大学护理教师发展。

一、美国准大学护理教师发展

美国准大学护理教师发展的基本方式是研究生助教制度、研究生教学发展和未来师资培训计划。其中，研究生助教制度是推动准大学教师教学发展最有效的措施之一，而未来师资培训计划则是一项有利于促进准大学教师教学发展的较有远见的研究生教育改革。

护理博士研究生是美国大学护理教师的主要来源。研究生教育是大学教师培养的重要阶段，美国大学非常重视培养研究生的教学能力，以便为培养合格的未来大学教师做准备，此阶段可以称为准大学教师发展。[①] 准大学教师发展是研究生从不教学到教学的过渡阶段，是研究生从学生到教师的过渡阶段。重视准大学教师教学发展正在成为美国研究生教育的重要趋势，这有利于为大学教师教学发展奠定深厚与坚实的基础，有利于帮助大学教师顺利完成从学生到大学教师的转型，有利于提高教学质量。美国准大学教师教学发展的基本方式，主要包括在研究生教育过程中培养大学教师的教学能力、研究生助教制度以及特殊的未来师资培训计划。杜克大学护理学院的博士生课程要求学生完成一个学期的研究实习（1 学分）和一个学期的教学实习（1 学分）。[②]

二、美国新入职大学护理教师发展

Javrvis 认为新入职大学教师（junior faculty）为刚开始学术生涯、在大学从事教学和研究工作不满 6 年的教师。[③] 这些新入职的大学护理教师教学经验不足，缺乏教学相关的理论和实践，在教学过程出现问题时，往往不能做到得心应手，而且，新入职大学护理教师的压力较大。新入职大学护理教师走上工作岗位后，除了要完成教学任务，还要开始申请项目、撰写论文等各种工作。因此，美国护理学院针对新入职教师都制订了入职教育计划，为新教师提供指导，帮助他们顺利过渡到新职位，主要包括教师导师制、餐桌活动、系列培训、详尽的综合资源手册等。

三、美国职业中后期大学护理教师发展

职业中后期大学护理教师主要包括职业生涯中期和终身教授。美国学者韦默认为，大学教师在经历新入职阶段以后，直到退出职业生涯，这段持续时间最长的阶段可以称为职业生涯中期。[④] 现阶段，美国大约 80% 的终身教授年龄在 50 岁以上，从教年限在 19 年以上。[⑤] 职业生涯中期大学护理教师面临晋升终身教职的压力，除了完成日

① 吴振利.美国大学教师教学发展研究[D].吉林：东北师范大学,2010.

② NURSING.PhD Program in Nursing[EB/OL].

③ JAVRVIS D K.Junior Faculty Development：a Handbook[M].New York，NK：Modem Language Association of America,1991：18.

④ WEIMER MARYELLEN.A Study of Mid-Career Faculty [J].Academic Leader,2009,25(10).

⑤ HUBERMAN M,MARTI J.The Lives of Faculty[M].London：Teachers College Press,2003：115.

常教学工作、申报科研课题、研究等工作，许多老师还会加入各种校内外组织，负责组织和管理工作。这样会导致在工作时间长、压力大的情况下，教师产生倦怠心理。终身教授享有专门津贴，不受学校日常科研和教学工作考核，享有更多学术自由，不能随便被解雇。"我认为我们面临的最大挑战是终身教授，如果你获得了终身教职，就获得终身的工作，就不能解雇你。这就是为什么有的教师80岁了仍然没有退休的原因。终身教授可以做自己想做的事。此外，终身教授因为是最高教授级别，所以每年只需要教一两门课程。"（R11SU）目前终身教授因缺乏教学和科研的主动性，其水平遭到了公众的质疑。为了提升院校的整体师资水平和竞争力，美国护理院校对职业中后期大学护理教师也开展了一些针对他们需求的教师发展项目，如时间管理、职业规划、激励项目、终身后评审等。

第二节　美国大学护理教师发展：组织机构

美国大学护理教师发展活动需要通过一定的组织机构来实施和执行。护理教学卓越中心、大学教师教学发展中心、护理专业发展协会是美国大学护理教师发展活动最常见的组织机构。

一、护理教师发展的校内组织

（一）教师发展校内组织概述

大学教师教学发展中心在美国大学校内具有比较特殊的地位，其主要的任务是搭建一个支持性的平台，为大学教师在教学、科研等方面提供支持和帮助，促进大学教师之间的交流。70%以上的美国大学在校内成立了专门的教师教学发展中心。[1] 近几年，几乎每所大学和学院都建立起适应本校需要的大学教师教学发展机构。[2]

美国大学内设立的教师发展组织名称不同，通常被称为大学教师发展中心（center for faculty development）、研究和学习中心（center for research and learning）或教学改进中心（center for the enhancement and teaching），这些组织尽管名称不同，却都以促进大学教师的专业发展为目标，在大学中负责开展与教师教学、学生学习与研究相关的发展活动和项目，是现阶段美国大学开展教师专业发展活动和项目的主要组织。

2004年，美国护理联盟认证第一批卓越护理教育中心。[3] 美国护理联盟（The National League for Nursing，NLN）护理教育卓越中心（Center of Excellence，COE）认

---

①　COOK C E，SORCINELLI M D.The Importance of Teaching Centers[J].Chronicle of Higher Education，2002，48(33).

②　林杰.美国大学教师发展的组织化历程及机构[J].清华大学教育研究，2010，31(2)：49-56.

③　NURSING. Centers of Excellence in Nursing Education [EB/OL]. http://www. nln. org/recognition-programs/centers-of-excellence-in-nursing-education.

证是专门为在特定领域达到卓越水平的护理和卫生保健组织学校设计的。一旦通过认证，就说明这些组织达到了卓越创新、承诺和可持续性。此后，美国各地护理学院纷纷成立了教师教学发展中心，目前，全美有 67 家护理学院或医疗机构获得护理教育卓越中心（COE）认证。在护理教师教学发展中心的推动下，各种护理教师发展的项目、基金等应运而生，护理教师发展也逐渐表现出了制度化、规模化和组织化的特征，并且获得了广泛认同，也取得了不少成果。可以看出，美国大学护理教师发展正日益受重视，正在日益科学化和专业化，发展方式正在日益多样和丰富。

护理教师发展主要依托大学以及护理学院的教师教学发展中心来开展活动。护理学院设立的教师教学发展中心通常为卓越教育学院（The Institute for Educational Excellence，IEE）[①]、教育研究与创新中心（Center for Educational Research and Innovation，CERI）[②]、护理教师教育创新中心（Faculty Innovating for Nursing Education center，FINE）[③]。这表明，美国大学护理教师发展的组织化程度已经很高，许多护理院校比较重视教师发展，成立专门机构推动与实施教师发展活动和项目。

护理学院的教师教学发展中心、卓越教学发展中心等组织是推动大学护理教师发展的最常见组织机构，通常由护理学院的副院长负责，中心的主任则从教师中选择，一些有经验的护理教师成为中心的领导人员。中心通常由一名主任或一名副主任、一两名教师发展者、一名秘书组成。工作人员有时既包括专职人员，也包括兼职人员，成员数量不等，不同中心类组织之间的职能变动也比较大，有些中心类组织职能比较健全，人员也相对比较齐备。

（二）护理教师教学发展中心案例介绍

美国大部分护理学院成立了护理教师教学发展中心，下面将以杜克大学护理学院卓越教育学院（The Institute for Educational Excellence，IEE）和印第安纳大学护理学院的护理教师教育创新中心（Faculty Innovating for Nursing Education，FINE）为例来介绍。

（1）杜克大学护理学院卓越教育学院：教师发展活动主要由卓越教育学院负责，成立于 2008 年，发展的理念反映了高等教育界的复兴，包括教育学者的形成、教师教学角色的准备以及循证教学实践的需要。获得美国护理联盟（NLN）提升教师的教学专业知识、推进护理教育学、加强学生学习和专业发展 3 个护理教育卓越中心认证[④]，说明

---

① NURSING.Institute for Educational Excellence[EB/OL].https://nursing.duke.edu/centers-and-institutes/iee.

② NURSING.Center for Educational Research and Innovation (CERI)[EB/OL].http://nursing.rutgers.edu/CERI/index.html.

③ NURSING. Faculty Innovating for Nursing Education [EB/OL]. https://nursing.iupui.edu/research/centers/fine/index.shtml.

④ NURSING. Centers of Excellence in Nursing Education [EB/OL]. http://www.nln.org/recognition-programs/centers-of-excellence-in-nursing-education2018.

杜克大学护理学院卓越教育学院已经达到了卓越创新、承诺和可持续性标准。

杜克大学护理学院卓越教育学院的首要目标是促进护理教育教学模式改革，使教师为成为护理教育领导者做好准备，使临床护理工作者和研究者为适应不断变化的个人、家庭和社区的复杂健康需求做好准备。IEE 由一名全职的、有固定级别的教师担任主任。为了达成这些目标，IEE 需要与护理学院的人事处主任合作，做好新教师的入职教育。IEE 还与专任临床护理教师和其他担任本科教学工作的老师合作，开展一系列形式多样的护理教师发展活动和项目，提供各种资源，以提高所有护理教师的教学能力和水平。

卓越教育学院的使命：为了满足不断变化的健康保健系统的需求，护士作为能发挥变革性的领导作用的临床护理工作者必须做好准备，承担教育工作的教师必须具备设计、实施和评估培养这些领导者的项目的教学知识与技能。因此，卓越教育学院的存在，是为了培养护理教师成为护理教育领域的领导者和专家，优秀而具有创新力的教师能把学生培养为掌握熟练技能的护理人员、跨学科团队的高效工作者和相关领域的领导者。

愿景：通过建立学习型社区，让教师和学习者共同创建以学生为中心、以证据为基础、具有创新性和技术含量的优秀项目，从而使所有护理教师都拥有改革护理教育所需的知识、技能和价值观。通过这个愿景的实现，杜克大学护理学院希望未来成为护理教育界教育创新和卓越的标杆，从而改变美国乃至全球的护理教育。

核心价值观：为了促进教学模式的改革，卓越教育学院建构了一套价值观指导工作。这些核心价值观包括尊重人的尊严和价值、卓越、正直、创新、严谨、循证实践、技术变革、愿意接受变化和终身学习。

（2）印第安纳大学护理学院的护理教师教育创新中心：印第安纳大学护理学院的护理教师教育创新中心（Faculty Innovating for Nursing Education center，FINE）通过组织丰富多彩的活动和项目来改进护理教育，产生协同结果。它提供一个协调工作的框架，以帮助那些希望成为护理教师的护士、医疗卫生教育系统的管理者、想要发展护理教育学科的研究人员做好准备。印第安纳大学护理学院的护理教师教育创新中心是第一所被认定为两类护理教育卓越中心的学校，分别获提升教师的教学专业知识、推进护理教育学两类护理教育卓越中心认证。[1]

该中心侧重于教育者准备、护理教师发展、护理教育奖学金/研究以及国际教育 4 个关键领域的项目，这 4 个领域是创造未来护理教育的主要组织框架。[2]

①教育者准备项目：可以为那些想成为教师或护理专业发展的通才/专家的护士提供技能培训，让这些学习者做好准备，未来可以作为教育工作者、学者、领导者和/或研

① NURSING. Centers of Excellence in Nursing Education［EB/OL］. http://www. nln. org/recognition-programs/centers-of-excellence-in-nursing-education2018.

② NURSING. Faculty Innovating for Nursing Education［EB/OL］. https://nursing. iupui. edu/research/centers/fine/index.shtml2018.

究人员在跨学科、跨专业、国际和技术复杂的医疗卫生领域中工作。项目包括护理科学硕士（Master of Science in Nursing，MSN，护理教育方向）、护理教育硕士、护理教育博士、护理实践博士（Doctor of Nursing Practice，DNP，健康教育领导）、护理学理学学士（Bachelor of Science in Nursing，BSN）和注册护士（registered nurse，RN）到 BSN 的护理教育选修课程。

②护理教师发展项目：为兼职与全职教师提供指导和继续教育课程，以确保在各种学习环境中使用循证教育实践，包括教师教学指导，关于教学、评估/评估、课程和课程开发、教师角色、晋升和任期以及研究的教师发展项目，护理专业发展教育者计划（nursing professional development educators，NPFD）。

③护理教育奖学金/研究：培养学者和研究人员，研究通过教育来改善临床实践、医疗卫生系统和患者健康，主要来自印第安纳大学护理学院的研究和奖学金办公室和护理教师教育创新中心的资助项目支持。

④国际教育：推动教育工作者的准备工作，引导教育创新，改善本地、全国和全球的健康状况，主要项目包括国际合作院校、国际奖学金和研究、选修或短期课程的留学项目。

二、护理专业发展协会

在美国，除了上述学校和护理学院的教师教学发展中心外，一些全国性的专业发展协会在推动护理教师发展的实践中同样发挥着重要的作用。美国国家护理联盟、美国护理学院协会是两个对护理教师发展影响比较大的专业协会，本节将重点介绍这两个组织。

（一）美国全国护理联盟（The National League for Nursing，NLN）

NLN 成立于 1893 年，是美国护士培训学校的监督协会，是美国第一家护理机构，拥有 25 个附属组成联盟成员。全国护理联盟致力于提供卓越的护理服务，是护理教师和护理教育领导者的首选组织。

1.成员和组织结构

NLN 成立于 1893 年，它的成员主要有个人和组织，截至 2015 年 12 月，约有 40000 名个人会员和 1225 所护理学校机构会员，涵盖不同层次护理专业教育项目 3002 个，其中，护理学专业本科项目有 973 个，硕士点有 341 个，博士点有 153 个。[①] 其成员涵盖了高等护理教育、医疗卫生机构和组织各个领域的有关护理教育的项目，是美国护理教师、护理学院和护理教育领导者的核心专业组织。

NLN 总部设在华盛顿特区，由一个成员选举产生出来的理事会领导，任期 3 年。理事会由主席和其他 10 位理事组成，包括护理教育研究院审查小组、审计与合规委员会和奖项委员会等 18 个委员会和专家组。主席从委员会和专家组中选出。理事会成

---

① NURSING.Welcome to the NLN[EB/OL].

员、分委会和专家组成员由个人成员、机构成员和联盟成员提名,NLN 提名委员会审查确定候选人名单,最后从候选人名单中选出。高级管理团队 11 人,为全职工作人员,协助理事会、各委员会和专家组开展工作,负责组织日常各项具体事务。本届 NLN 主席为 G. Rumay Alexander,是北卡罗来纳大学教堂山分校的副校长。

2.任务与核心价值观

NLN 的任务是促进护理教育的卓越发展,建立一支强大而多样化的护理人员队伍,以促进国家和国际社会的健康。

NLN 的核心价值观包括 4 个:①关怀——促进健康,治愈疾病和予以希望以应对人类状况;②诚信——在没有条件或限制的情况下尊重每个人的尊严和道德整体;③多样性——肯定人、思想、价值观和种族之间的独特性和差异性;④卓越——共同创造和实施具有大胆创造力的变革战略。

3.战略计划

NLN 的战略计划包括 4 个方面的目标,每个目标下有具体的小目标。[①]

目标一:成为护理教育领导者。加强 NLN 在国内和国际的影响,使其成为护理教育中的公认领导者。具体目标包括推动在护理教师队伍中建立包容性卓越的举措;促进护士质量和安全教育;在护理教育中提升卓越、创新和诚信;成为有关护理教育和护士教育工作者的立法、法规或决策的主要数据来源;为不同层次和类别的护理教育的学生提供教学实践;创建护理教师的全球化社区,以识别和影响与护理教育卓越相关的问题。

目标二:对所有成员的承诺,致力于成为一个多元化、可持续发展、以成员为中心的组织,遵照共同的价值观,有效、高效地完成使命。具体的目标包括参与、授权并及时回应护理教师和准护理教师,渴望承担责任的成员、院长、护理教育计划和致力于护理教育的组织的需求;为护理教师提供优质的专业发展产品和服务;通过全面、包容和积极的方法建立多元化的会员组织;与州联盟组织合作以加强 NLN 实力;设计各种 NLN 项目和计划,为 NLN 会员提供最大的利益;实现年度收入目标,同时确保硬件建设能满足组织不断扩大的需求。

目标三:护理教师的胜出。成为护理教师代言人,并提升护理教师在政治、学术和职业领域方面的兴趣。具体目标包括为护理教师提供对话机会;促进护理教育成为一种高级实践角色;制定和告知各种护理教育方面的公共政策;创造和维持健康的工作环境,重视并支持包容性卓越;扩大并维持与其他有影响力的组织的联盟。

目标四:护理教育科学的进步,推动有关护理教育证据和教学学术方面的研究。具体目标包括促进作为教师和学者的大学教师不断发展;倡导并引导支持护理教育研究的资助;开发、设计和推进具有广泛意义的研究项目,促进循证教学实践,对机构和国家层面的决策至关重要,并有助于护理教育改革。

---

① NURSING.Mission and Strategic Plan[EB/OL].http://www.nln.org/about/mission-goals.

4.开展的主要活动

该组织主要通过提供专业发展项目、认证服务、学生考试服务、护理研究资助、护理教师资格考试认证、公共政策倡议等形式来促进护理教育的改革、创新,提升护理教师的教学和研究水平。

(二)美国护理学院协会(American Association of Colleges of Nursing,AACN)[①]

AACN是美国学术护理教育界的代言人,致力于建立护理教育的质量标准;协助学校实施这些标准;影响护理专业,改善医疗保健;促进公众对专业护理教育、研究和实践的支持。

1.成员和组织结构

AACN于1969年成立,初始成员为121个成员机构,目前代表全美公立和私立大学的814所护理会员学校,这些学校开设护理本科、硕士、博士和博士后教育。学校院长作为AACN成员代表,该协会为该学校所有教师、行政人员和学生提供了7个领导网络(leadership networks)服务,包括教学发展、研究、组织领导、教师实践、商业运营、研究生招聘和沟通/发展7个领导网络方面的内容。教师、行政人员和学生可以参与到不同的网络团队中,每个领导网络都为参与成员举办年度会议。

AACN由一个由11名成员组成的董事会管理,每个董事会代表一个成员机构。该协会设有财务、政府事务、成员、计划和提名委员会共5个委员会,还会根据需要组织一些特别的工作组和咨询小组,如有关多样性和包容性、学术—实践伙伴关系等特别关注的问题,并为护理学院机构成员的教职员工提供7个领导网络。

2.愿景和使命

AACN的愿景是护士正在努力改变医疗保健和改善健康状况。其任务为学术护理的集体代言人,促进护理教育、研究和实践走向卓越、创新。使命包括领导力、创新、协作、诚信和敏捷性。

3.战略计划

AACN每3年制订一次战略计划,2017—2019年的战略计划包括4个目标。

目标一:AACN是学术护理创新和卓越的推动力。具体包括引领学术护理领域的创新,促进以团队为基础的跨专业医疗保健;提高学术护理在医疗保健和高等教育领域的影响力;建立战略伙伴关系,推进学术护理;推进护理学成为一门学科。

目标二:AACN是推动健康、医疗保健和高等教育改善的主要合作伙伴。具体包括培养各级学术护理领导者,使其职业更好地转变为高等教育和健康;扩大与医疗保健、高等教育和其他利益相关者的合作机会,以改善健康状况并提高质量;与跨专业合作伙伴组织制定共同愿景和国家政策,以推进医疗保健重新设计和交付;扩大所有利益相关方的机会,在实现AACN的使命和愿景方面发挥突出作用。

目标三:AACN是促进学术护理中多样性和包容性的主要倡导者。具体包括推进

---

① NURSING.Who We Are[EB/OL].https://www.aacnnursing.org/About-AACN.

促进多样性和包容性的举措；促进护理在实现卫生公平方面政策的作用；创造机会，汇集所有利益相关方，以改善健康和保健方面的公平性；增加该专业中代表性较多的选区组织对 AACN 的参与度。

目标四：AACN 是通过信息管理和综合促进学术护理的权威知识来源。具体包括作为影响学术护理的问题和趋势的主要信息资源；开发资源以支持护理教育的发展、评价和评估以及满足护理人员的需求；为战略决策提供资料和数据；综合内部和外部来源的数据，推进公共政策优先事项。

4.开展的主要活动

AACN 主要通过制定课程标准、卫生政策倡导、研究和数据服务、会议和网络研讨会、特殊项目以及认证 6 个方面开展活动。

（1）课程标准：AACN 采用基于全国共识的流程领导开发了一系列核心文件（essentials documents），阐述了护理学士、硕士和护理实践博士（doctor of nursing practice，DNP）课程毕业生的核心能力。根据这些文件的标准来培养护理人才，护理学院就可以确保其毕业生达到要求并且符合专业认证标准。AACN 还发布了研究型护理博士课程的质量指标、关于临床护理管理者的白皮书，以及为护理教育、研究和教师实践确定基本临床资源的指南。

（2）卫生政策倡导：在政府关系和其他宣传方面，AACN 致力于推进有关护理教育、护理研究和护理实践的公共政策。AACN 是确保联邦政府能持续支持护理教育和研究的领导者；制定影响护士学校的立法和监管政策；确保为护理学生提供持续的经济援助。

（3）研究和数据服务：每年，AACN 调查所有学士学位和研究生护理课程，作为维护机构数据系统（institutional data system）①工作的一部分，这是一个综合数据库，报告有关招生和毕业生数据、教师工资和人口统计数据、预算、机构资源的现有统计数据，以及学士学位和研究生护理教育的其他趋势。多年的年度报告有助于成员学校制定基准、政策和决策。

（4）会议和网络研讨会：院长和教师发展是 AACN 的重中之重，每年举办的许多会议和网络研讨会都证明了这一点。华盛顿特区的半年度会议推动了该协会的业务，并使院长能够解决新出现的问题。教师和员工的发展是通过一系列会议来完成的，这些会议面向硕士、博士以及从事教师实践的教师。高级教师和有抱负的院长可以参与管理发展系列（executive development series）项目和学术护理领导计划（leadership for academic nursing program）项目。AACN 还专门为教授本科和大专的教师提供免费的网络系列研讨会，以及为经验丰富的学术领导者提供沃顿商学院的高管领导力课程。

---

①　自 1978 年以来，AACN 的研究和数据服务部门一直致力于创建和维护美国及周边地区的学士学位和研究生护理课程数据库。这个权威数据库是州和联邦政府、基金会和媒体的外部研究调查以及内部学校决策的重要依据。该部门每年向护理教育机构收集和报告数据，包括学生入学和毕业生统计数据、学术数据、教师和院长工资数据。该调查保持比较高的回复率（2016 年度调查回复率为 89.2%），数据发布次数也是其他组织无法比拟的。

（5）特殊项目：AACN 积极寻求资助，以便为成员学校的教育工作者提供特别关注的举措。这些项目目前专注于临终护理、信息学、人口健康护理以及护理教育的质量和安全。AACN 正致力于将临床护理管理者（clinical nurse leader，CNL）角色整合到医疗保健服务系统中，同时促进 CNL 认证。其他正在进行的项目包括推进住院护士计划（nurse residency programs）[①]的采用，促进向护理实践博士（doctor of nursing practice）的过渡，以及促进对高级实践注册护士（advanced practice registered nurse，APRN）监管共识模式（consensus model for APRN regulation）[②]的支持。AACN 还领导了一些旨在提高护理人员多样性的举措，包括强生少数民族护士学院学者计划。AACN 启动了研究生护理学生学院（Graduate Nursing Student Academy），为注册硕士和博士课程的学生提供免费的网络研讨会和资源，并为准护理学生提供集中的应用服务[③]。

（6）认证：包括护理专业和临床护理管理者两方面的认证。大学护理教育委员会（Commission on Collegiate Nursing Education，CCNE）为 AACN 的自治部门，通过认证来确保护理学士学位和研究生教育计划的质量和完整性，以确保毕业生的质量。CCNE 是美国教育部长正式认可的国家认证机构，通过评估这些参与有效教育实践的项目，为公共利益服务。CCNE 是全国领先的护理学院的学士学位、硕士学位和 DNP 项目认证机构，也是学士后住院护士计划的认证机构。临床护理管理者认证计划（clinical nurse leader certification program）由护士认证委员会管理，该委员会是 AACN 的自治部门，通过 CNL 认证认可具有专业标准和知识的个人，通过 CNL 重新认证促进终身学习。

第三节　美国大学护理教师发展：具体项目

美国大学护理教师发展具体项目比较多，这里主要介绍大学护理教师激励项目，包括护理教育研究院院士项目、护理教师资格认证项目、教学奖学金项目和护理教师资助项目；大学护理教师能力提升项目包括护理教育研究生证书、新入职教师发展项目；还有大学护理教师发展支持项目，包括护士教师贷款计划。

---

① 住院护士计划是一个为期一年的过渡到实践的教育计划，为新的学士学位护理毕业生做好实践的准备。

② 高级实践注册护士（APRN）实践声明描述了 APRN 监管模式，确定了要使用的标题，定义了专业，描述了新角色和人口焦点的出现，并提出了实施策略。包括 4 个 APRN 角色：认证注册护士麻醉师（certified registered nurse anesthetist，CRNA）、认证护士助产士（certified nurse-midwife，CNM）、临床护理专家（clinical nurse specialist，CNS）和认证执业护士（certified nurse practitioner，CNP）。

③ NursingCAS 是准护理学生用来申请护理学校的在线申报系统，方便好用。全国仅 AACN 提供该项服务，学生只要通过创建 NursingCAS 帐户，提供成绩单便可以申请多个学校的护理专业。该服务有助于简化申请流程，同时为申请人的每一步提供指导、更新和支持。

一、护理教育研究院院士项目

NLN护理教育研究院(Academy of Nursing Education)于2007年成立,目前已有来自美国和世界各地的234名在教学创新、教师发展、护理教育研究、护理教育领导、护理教育或合作伙伴关系相关的公共政策(教育/实践/社区)等方面对护理教育做出杰出贡献的教师、导师、学者、公共政策倡导者、实践合作伙伴和管理者被授予护理教育研究院院士(Academy of Nursing Education Fellow,ANEF),是护理教育领域的最高荣誉之一。[①] 本项目通过认可在护理教育领域做出杰出贡献人士的智慧,为护理教育做出了重要贡献,以此来促进护理教育的卓越发展。

二、护理教师资格认证项目

2009年4月1日,美国国家认证机构委员会(National Commission for Certifying Agencies,NCCA)授予NLN护理教师资格认证(Certification for Nurse Educators,CNE)计划认证,以证明其符合NCCA认证计划标准。[②③]

(1)认证价值:任何领域的认证都是专业的标志。对护理教育工作者来说,它将护理教育作为一个专业领域,为教师提供了展示他们在这方面的专业知识的手段。它向学生、同行以及学术界和医疗卫生行业传达了最高标准的卓越表现。通过成为认证护理教师,可以充当领导者和榜样,认证是护理教师的特殊标志。

(2)任务:护理教师资格认证计划的使命是促进高级专业角色的学术护理教师走向卓越。

(3)认证类型:NLN提供两种类型的护理教师认证,包括护理教师认证(certification for nurse educators,CNE)和临床学术护理教师认证(certificated academic clinical nurse educator)

(4)认证现状:目前,美国有超过5400名护士获得了该证书。本证书是对他们作为护理教师的专业知识、教育教学技能等的认可,以及对他们致力于卓越护理教育和促进护理教育科学方面做出的努力和贡献的认可。

三、护士教师贷款计划

护士教师贷款计划(nurse faculty loan program,NFLP)是美国卫生资源和服务管理局(Health Resource & Service Administration)的一项贷款减免计划,该项目向经过

---

① EDUCATION.About the Fellows[EB/OL].http://www.nln.org/recognition-programs/academy-of-nursing-education/about-the-fellows.

② NCCA是国家能力保证组织(National Organization for Competency Assurance,NOCA)的认证机构。NCCA标准于1977年创建,并于2003年更新,以确保认证计划符合认证行业的现代实践标准。NCCA认证于2014年续签。

③ NURSING.Certification for Nurse Educators[EB/OL].http://www.nln.org/professional-development-programs/Certification-for-Nurse-Educators.

认证的护理学校提供资助,旨在培养和培训合格的护士教育工作者,以填补教师空缺,并增加合格护士人数,支持护理学校提供教育课程,使学生为未来担任护理教师做好准备。[①]

> "有一个护士教师贷款计划项目,国家会提供资金支付你的博士学位学费,只要你未来从事教学工作,这是政府对新教师或博士生的支持,这就是激励人们重返校园的方法。护士们喜欢回到学校,喜欢教书,喜欢学习,但需要在经济上支持她们,因为她们有家庭需要照顾。"(R11SU)

四、护理教育研究生证书

护理教育研究生证书(graduate certificate in nursing education)是由美国各护理学院向在校研究生或研究生注册护士提供的一门在线护理教育证书课程,学完后可以获得护理教育研究生证书。入学要求学生持有美国注册护士执照,总学分因学校不同而有差异,一般为9~17个学分,课程一般包括必修核心护理课程、教育选修课和教学实习。护理教育研究生证书以在线形式提供,获得该证书的护理硕士或博士生有资格参加全国护理联盟护理教师资格(CNE)认证。

北卡罗来纳大学教堂山分校护理学院为在该校注册的研究生或研究生注册护士(RN)提供护理教育研究生证书课程,完成护理教育研究生证书课程至少需要修满9个学分的课程。课程包括护理教学原理(3学分)、护理和保健创新教育课程、护理临床教学(3学分)或学术角色分析护理教育(3学分,仅限博士生;MSN需要经许可)、教学实习(1~3学分),证书课程在一年内完成,通常在秋季、春季和夏季学期各开设一门课程。[②]

接受访谈的教师也谈到在本校开展的护理教育研究生证书课程,学生可以获得证书和教学方面的实践,还可以获得相关资助,是一个非常好的学习经历。

> "以前大多数护理博士没有经过教学实践或教学课程,但过去的几年,我们已经开始有护理教师方向的博士项目,有3门课程供学生修读:有一个是课程开发,我不记得其他两个。学生可以获得学分和教学实践经历,在其中一门课程中上课,所以他们获得了一些教学经验。"(R7LC)"我们在博士学习期间,可以选修'teaching certificate'课程,修完后就有证书。"(R3YY)"目前,我们学院在做一个教学研究员计划,已经做了四五年了。我们选择4位博士生,在主要的本科课程领域有丰富的临床经验,用一年的时间来培养其教学能力,一年中要教授6门临床本科课程。他们会获得相关资助,如津贴、健康保险、学费、书籍等。这是一个非常好的学习经历……修读3门课程,包括课程和教学设计、心理测量理论和教学实践。

---

① WORKFORCE.Nurse Faculty Loan Program (NFLP)[EB/OL].https://bhw.hrsa.gov/fundingopportunities/? id=bd03570b-3eb6-4a77-a1e3-4326ce292907.

② NURSING. Graduate Certificate in Nursing Education[EB/OL]. https://nursing. unc. edu/academic-programs/graduate-certificates/.

而教学实习实际上是为每一个学生量身定制的。"（R5DZ）

五、新入职教师发展项目

针对新入职的大学护理教师的发展项目主要包括新教师适应项目（orientation project）、新教师教学和研究发展项目两部分。新教师适应项目通常包括一系列的培训、讲座、指导等活动，没有统一的形式，由学校根据自己的情况决定。本项目的目的是为新入职的大学护理教师提供便利，帮助他们熟悉工作环境，尽快融入工作团队，尽快适应大学护理教师的工作。

杜克大学护理学院（The Duke University School of Nursing，DUSON）一直致力于为新教师提供指导，帮助他们顺利过渡到新职位。为了实现这一目标，DUSON 在 2009年完善了入职教育计划。该计划的框架包括以下内容：自我评估、与大学和学院重点人员进行会议、综合资源手册、一系列研讨会、教师指导、明确新教师在整个入职培训中的职责，在评估反馈的基础上，根据需要对培训计划进行修改。[①]

杜克大学护理学院（DUSON）为新教师设计了一个全面的培训计划。该项目在新教师到达之前就开始了，新教师被要求完成两个自我评估工具，包括与学校和大学的重要人员会面，并持续几个月。作为该项目的一部分，DUSON 还指派了现有的教员作为"定居"和职业发展过程的"向导"。每位新教师都被指派一名教学指导老师，其主要职责是指导新教师的教学工作。此外，每位新教师都有一个文化指导老师，其主要职责是帮助新教师了解杜克大学和杜克大学的"文化"，以及"事情是如何运作的"。最后，根据新教师是否是终身教职轨，还会为其分配一个研究或学术指导老师，其主要职责是帮助新教师计划一个研究项目并成功实施该项目。

（一）具体职责

与新教师会面的人员的相关领域都会被列出来，一起分享，与新教师会面的每个人要处理的事情也会被一一列出，并与所有相关人员分享。此外，4 位指导老师的具体职责也会被列出，要有效地履行职责。然而，新教师培训计划成功与否还取决于新教师在整个过程中需要履行的职责。

1.新教师具体职责

新教师的具体职责包括完成教育者能力的自我评估和技术能力的自我评估；按照要求提交所有文件；参加与重要人员的所有会议；在每次会议之前，回顾一下培训手册中所有相关的内容；参加由卓越教育研究所咨询委员会组织的为期 4 个月的培训课程；及时回应指导老师会面的邀请，或提交相关信息（如教师能力的自我评估、教学理念、研究轨迹等），与每个指导老师一起检查"职责"，以确保理解角色和期望；与指导老师会面前做好充分的准备；根据需要向指导老师、其他老师或教师事务处主任寻求指导和帮

---

① NURSING.Faculty Professional Development[EB/OL].https://nursing.duke.edu/centers-and-institutes/iee/faculty-professional-development.

助；向指导老师提供反馈，如哪些对他们有帮助、哪些没有那么有用；对整个入职培训项目提供反馈，包括哪些方面对积极过渡到教师角色最有帮助，其他活动可能有帮助，以及如何改进项目。因为只有新教师自己最了解哪些较清晰、哪些不清晰、面临哪些问题和挑战、需要什么样的帮助，所以新教师必须承担确保培训计划有效的责任。

在入职前，每位新教师都被要求使用护理教师能力自我评估问卷对其在护士教育能力各个领域的专业知识进行评估。对于非护理教师，则采用教师能力自我评价问卷。IEE 主任以及教学指导老师会对新教师的教师能力自我评估问卷的结果进行评价，根据结果来制订个性化的入职教育计划，解决新教师最迫切需要解决的问题。

2.指导老师职责

每位新教师都由经验丰富的老教师一对一指导，其主要职责是帮助新教师过渡到他们新的角色和环境。每位指导老师的职责包括：文化指导，帮助新教师了解杜克大学和杜克大学的文化以及事情是如何运作的；教学指导，帮助新教师履行他们的教学职责；研究指导，指导终身教职和研究型教师开展研究；学术指导，帮助非终身教职的教师提升学术能力。

（二）系列研讨会

在入职后的 4～6 个月，新教师需要参加每个月的会议，这是确保新教师和学院其他人员保持"联系"和入职培训的一种方式。会议由 IEE 顾问委员会组织，可能会针对某一主题，如治理、工作量、学生/教员关系，或针对新教师希望讨论的问题来组织会议。

六、教学奖学金项目

美国很多护理学院会设立专门的教学奖学金项目（teaching fellowship program）来帮助教员发展教学研究能力、提高教学专业知识，为教师提供发展的机会。下面以杜克大学护理学院的教学奖学金项目为例说明该项目的目标、申请条件和具体内容。[①]杜克大学护理学院的教学奖学金项目支持期限为两年，获得该项目资助的教师可以获得一定的经费支持，减免部分教学工作量，确保项目顺利完成。

（一）个人目标

促进教师学术能力的持续发展，以提高他们对护理教育科学发展做出贡献的能力；支持研究员成为教育专家，在杜克护理学院、杜克大学和护理界成为教育改革的推动者；促进研究员的教学专业知识的不断发展，以进一步提高他们作为教育者/学者的技能；帮助教师做好职业规划，促进研究员的职业发展轨迹，使他们成功进入美国护理教育研究院；促进研究员的职业发展，使他们能顺利成为美国护理科学院院士（Fellow of

---

① NURSING.Teaching Fellowship Program［EB/OL］.https：//nursing.duke.edu/centers-and-institutes/iee/faculty-professional-development.

American Academy of Nursing，FAAN)[①]。

（二）组织目标

对护理学院来说，该项目有利于达成以下目标：搭建一个由护理教育专家/学者组成的致力于丰富护理教育领域、提高教育质量的平台；促进护理教师教学学术的发展；提升教学的学术地位，使护理教师成为一个需要学术研究和教学专业技能的让人尊敬的职业；有助于提高护理教学、学习、评价和课程设计的质量；扩大全美及国际护理界教师之间教和学的交流；在杜克大学护理学院构建卓越教学框架；培养一批可以担任新教师教学指导老师的教师骨干，支持卓越教育学院实现其目标，促使杜克大学护理学院成为 NLN 卓越护理教育中心或类似的能获得认可的优秀教育中心。

（三）申请条件

符合以下条件的教师均可以申请：在奖学金项目开始时至少已经有两年的全职教学经历；希望提升其教学技能；在工作中需要从事学术研究。符合这 3 项要求即可以申请该奖学金项目。申请者在申请该奖学金项目时还要提交一些相关材料，如本人的教学理念、在教学和学术方面的目标、导师同意函、项目申请书。获资助的教师在两年项目期间减免教学工作量以支持其顺利完成项目，同时要签署一份协议书，保证有充足的时间和精力来参与到项目中，取得预期成果。

七、护理教师资助项目

罗伯特·伍德·约翰逊基金会（Robert Wood Johnson Foundation，RWJF）是全美最大的一家慈善基金会，致力于改善所有美国人的健康和医疗保健。从 2008 年开始，该基金会成立美国罗伯特·伍德·约翰逊基金会护士教育学者（Robert Wood Johnson Foundation Nurse Faculty Scholars，RWJFNFS）计划[②③④]，该项目持续到 2017 年。RWJFNFS 计划致力于培养下一代护理学术领域的领导者，旨在加强护理学校的学术生产力和整体卓越性，并通过培养和留住优秀的护理教师来解决护理教师短缺问题。该计划资助期限为 3 年，为终身教职系列的初级护理教师提供指导（包括护理和跨学

---

① 美国护理科学院始建于 1973 年，目前，全世界 25 个国家约有 2500 多名护理教育、管理、实践、研究和政策等方面有卓越成就的医院和政府管理人员、临床护理专家和科研人员被授予美国护理科学院院士。当选 FAAN 被认为是美国护理领域最高荣誉之一，也是全球护理界最负盛名的荣誉之一。

② GILLESPIE，GAKUMO，VON AH，PESUT，GONZALEZ-GUARDA，THOMAS. A Summative Evaluation of Productivity and Accomplishments of Robert Wood Johnson Foundation Nurse Faculty Scholars Program Participants[J].J Prof Nurs，2018，34(4)：289-295.

③ CAMPBELL，LADDEN，MCBRIDE，CIMINO，KOSTAS-POLSTON，DEMING.Overview of the Robert Wood Johnson Foundation Nurse Faculty Scholars program[J].Nursing Outlook，2017，65(3)：254-264.

④ FOUNDATION.Robert Wood Johnson Foundation nurse faculty scholars[EB/OL].http://www.nursefacultyscholars.org/sites/default/files/overviewNFS2009.pdf.

科）、领导力发展以及薪资和研究支持。在这 9 年期间，该项目共资助了 80 位护理学者，学者培养计划内容包括个人发展计划，重点是学术、教学、服务和领导力的发展，项目也促进了机构、大学和护理专业治理系统的参与，促进了组织发展[①]，取得了不错的成效。[②]

2012 年 10 月，乔纳斯护理领袖学者计划（Jonas Nurse Leaders Scholar Program，JNLSP）为全美 50 个州的 87 所高校共 198 名护理博士学生提供经费和支持，这是应对博士学历护理教师缺乏的最大型项目之一。[③]

2014 年 1 月，威斯康星大学提供的 320 万美元护士计划，通过威斯康星大学系统经济发展激励基金资助，为承诺毕业之后在该州任教的未来护士教师提供奖学金和免息贷款。

自 2002 年 2 月以来，强生公司一直致力于"护理未来运动"，这是一项多媒体倡议，旨在促进护理职业并提升护理形象。[①]2008 年 2 月，AACN 和强生"护理未来运动"宣布成立少数民族护士学者奖学金计划，该计划旨在解决国家护士教育工作者短缺以及教师人口多样化的需要，为毕业后同意在护理学院任教的少数民族背景的研究生护理学生提供经济支持。[④]

第四节　美国大学护理教师发展：维度和方法

美国不同的护理院校其发展目标和规模也有所差异，实现教师专业发展的途径也不同。但无论学校的规模和目标如何，在促进大学护理教师发展方面都有一些共同的形式，如举办研讨会、开展教学咨询和指导、对教师进行教学技术指导、餐桌会议等。下面将结合美国大学护理教师的访谈对美国大学护理教师发展的现状进行分析，从教学发展、学术发展、个人发展和社会服务 4 个方面来展开。

一、教学发展

从 2004 年开始，美国各护理学院开始重视大学护理教师的发展，在认识到护理教

---

① GILLESPIE,GAKUMO,VON AH,PESUT,GONZALEZ-GUARDA,THOMAS. A Summative Evaluation of Productivity and Accomplishments of Robert Wood Johnson Foundation Nurse Faculty Scholars Program Participants[J].J Prof Nurs,2018,34(4):289-295.

② CAMPBELL,LADDEN,MCBRIDE,CIMINO,KOSTAS-POLSTON,DEMING. Overview of the Robert Wood Johnson Foundation Nurse Faculty Scholars program[J].Nursing Outlook,2017,65(3):254-264.

③ NURSING.Nursing Shortage Fact Sheet[EB/OL].https://www.aacnnursing.org/News-Information/Fact-Sheets/Nursing-Shortage.

④ CAMPAIGN.Scholarships Help Provide Minority Nursing Students the Chance to Lead[EB/OL].https://nursing.jnj.com/nursing-news-events.

师发展的重要性后,护理院校也开始纷纷建立护理教师教学发展中心,采取各种措施和项目来加强大学护理教师的教育与培养。受访者也表示在 20 年前,护理教师并没有接受任何关于教学的正规培训和教育,一般都是比较零碎的学习,通过网络自学、学习经历、从做中学、在不断试错中学习提升,通过不断调整和修正,慢慢成长起来。

"如果你谷歌一下,会有很多教学方面的资源。可能不是专门针对大学老师,但是是非常好的学习资料。"(R13FB)"当我上高中时,我是辩论队的成员,所以我很善于公众演讲。我觉得这段经历对我帮助很大。我学会了如何为自己辩护,提出反驳别人的论点。"(R6BL)"多年前在非洲,我学会了从做中学。我从未接受过任何培训,我只是去教英语,因为我讲英语,所以教英语相对比较容易。但是刚开始真的很困难,但是我从错误和挑战中学习,不断尝试调整和修正。这就是我最初开始上课的情况,后来我发现我越来越喜欢教学了。""但我真的没有接受任何关于教学的正规教育。我就是在实践中慢慢摸索,这个有效,那个没效,慢慢就进步了。"(R8TR)

还有些老师从自己当学生的经历中学习,从优秀老师的身上学习教学技巧。

"当时我还是一个本科生,很多教我们的老师都拥有教育博士学位,教学引人入胜。我记得有一位女老师,她的哲学是——'我不会站在这里告诉你一切,我将更多地作为一个引路人指导你'。这就是她以前经常说的话。你要知道激发学生的内在动力是最好的学习方式。如果你只是在那里告诉学生你的观点是没有什么效果的。你需要能够吸引学生。"(R11SU)

随着时间的推移,美国护理学院已经开始重视教师的培养,经常会通过各种专题教学工作坊、餐桌讨论、临床实践、合作教学、系列培训、同伴支持、教学指导等方式来提升大学护理教师的教学能力。此外,每门课后都会有学生对这门课程进行评价,学生的反馈意见和建议对教师改进教学也有非常大的帮助。

(一)工作坊

工作坊(workshops)指的是以护理研究、护理教育教学领域的具体问题作为讨论主题,由大学或护理学院教师教学发展中心组织,根据老师的要求准备,有主持者、护理研究者、教学专家、大学护理教师等参与的会议,主要内容包括教学、研究和服务中的种种问题。工作坊由于类型多样,组织过程在一定程度上比较容易满足不同大学护理教师发展的需要,因此成为大学护理教师发展项目中比较常用的一种形式。

"有一些有关教学方面的研讨会和工作坊,如怎么分析试题的信效度、如何设计多项选择题等。"(R1RL)"真正契合需求的工作坊对有些教师很有帮助。"(R8TR)"这些工作坊教你如何在大学中生存,主要内容是关于教学的。大学教师主要有三大任务,可能在中国也是一样,第一个是教学,第二个是研究,第三个是服务。当你要晋升考核时,聘委会就会来评价你是否达到目标。所以对我来说,我有研究项目,我知道如何去服务,那我需要的是与教学相关的。这就是我获得教学相关知识和技能的方式……我通过工作坊的学习成为一名好老师。"(R7LC)"我一般会参加一些与课堂管理、如何将社交媒体融入你的课堂等相关主题的会议。我会去尝试做一些像这样的小事,去了解一些现有的进展。我会每一两年去学习一些关于教学的新知识和技术。""谷歌有很多免费网络研讨会,他们有一整套关于教师的课程,不是专门为大学教师制作的课程,但确实是很好的信息。"(R13FB)

有些学校会采用教学对话(teaching conversations)的形式来进行非正式研讨,旨在分享教育创新、加强教学的策略或解决教师遇到的常见问题。① 教学对话的形式一般首先会对这次对话的主题进行介绍,随后就是参与者之间的非正式研讨。这种研讨会一般会将现场录制下来传到网络上,以便其他老师和感兴趣人士学习。

(二)系列培训

护理新教师入职后一般需要经过简短的入职培训,一般主要包括与领导和相关人员会面、参观环境等,主要目的是熟悉环境,让新教师能尽快融入新的工作氛围;其次就是参加一些教学培训,这些课程中有些有提供证书,有些则是专门为新教师开展的系列培训课程,旨在快速提升新教师的教学能力。

"近几年,学校开始针对新教师开展教师培养系列讲座。每周一次或者每月一次,会举行一个讲座,有关于教学理论、如何备课、如何出试卷等。"(R1RL)"从这个学期开始,他们有四五门针对教师的课程,是一系列的课程,就是教你怎么教书的。"(R3YY)"新教师的入职培训有3天,一天半个小时,总共有5个人,3个分校一个学期就只招了5个人,然后每个时段那个主任会和我们讲讲话。"(R3YY)

为了提升新教师的教学能力,有些学校会为新教师提供护理教育证书课程(certificate course for nursing education),该课程是为期一两周的强化课程,主要内容包括课程设计、课程管理、教学大纲、教学评价,由继续教育学院提供,课程结束后会获得教育课程证书。这种证书课程可以让新教师在短时间内学习教学理论知识和实践技能,对开展教学很有帮助。此外,也可以进入 NLN 网站,学习各种网上在线的有关护理教学的课程。

"我接受了大概两个星期的护理教育证书课程。我是在暑假学习的。主要内容有课程设计、课程管理、教学大纲等,对老师帮助很大,这个课程是面对面的。我认为这个课程非常有帮助。"(R13FB)"我在完成博士学位和博士后培训后,刚来到罗格斯大学时,继续教育学院提供了一个认证课程,这个课程是一个为期一周的强化课程,对新护理教师进行培训,了解如何出卷,如何开展教学。"(R7LC)"当我来到这里时,我参加了罗格斯大学护理学院的教育认证课程。我记得是在冬假期间开设的,在如何做试题分析和测试写作方面对我帮助很大。这就是我参加的教学认证课程,我认为这可能是帮助我开展教学的最好途径。但他们不再提供这门课程了,这些课程是由护理学院继续教育系提供的。"(R10TM)"当我来到罗格斯大学时,继续教育部门提供了一个认证课程,这个课程是一个为期一周的强化课程,

---

① NURSING.Teaching Conversations[EB/OL].

给那些新的护理人员提供学习这个过程的机会，也包括如何出试卷、如何运行课堂等，然后我还参加了他们提供的其他研讨会。"(R7LC)"国家护理联盟组织(NLN)在培养护理教师和护理教师领导方面做了很多工作，可以通过该平台学习很多课程。"(R13FB)

(三)餐桌讨论

餐桌讨论是一种非正式交流，一般是青年教师与经验丰富的年长教师在一起用餐过程中进行的讨论，这种非正式的交流中，老教师可以和青年教师分享自己的教学信息，传授教学经验，对青年教师非常有益。

> "一星期的某一天老师们带上自己的午餐，新教师和经验丰富的教师进行午餐会，边吃边探讨教学中的问题，得到教师的建议，这将有助于教师在教学和研究上的成长。"(R7LC)

(四)临床实践

美国大学护理教师一般边工作边教学，很多护理教师都有非常丰富的临床护理经验，在自己专业的领域从事临床实践。在临床实践的过程中，要为患者进行健康教育，所以这也是一种非常好的护理教学实践。大学护理教师往往具备临床工作经验，同时持有注册护士、开业护士、临床护理专家等证书。[①] 护理教学不应该离开临床护理实践，紧密结合护理临床实践才能真正成为一名好的护理教师。

> "如果你没有临床实践经验，你就不能做得很好。"(R9RT)"我 22 岁成为一名护士，这么多年了，我才 69 岁。我已经在临床工作这么多年了。我最初是在创伤科工作，然后我在重症监护病房，我搬到了不同的州。然后我获得了社区卫生硕士学位，并在家庭护理部门工作，在克利夫兰市为穷人开了一家诊所。"(R7LC)"在我开始教书之前，我做过很多临床工作。1986 年我开始做护士，当时的我只是一个普通的注册护士。然后，我继续去学校攻读硕士学位，并成为执业护士，做了五六年，然后是全职护士。当我再次回到学校攻读博士学位时，我去做了兼职。所以当我开始教学时，我有很多临床经验。我也有生物学学位。"(R9RT)"大多数护士实际上已经做了很多教学工作，但更多的是在患者层面而不是面对学生，就是一对一的健康教育。因此，对大多数护士来说，教学可能并不是什么难事。当然这并不代表全部，可能有的护士会有很大问题。"(R6BL)"我认为教师在教学的领域应该获得相关执照。比如我教儿科，那现在我还在儿科工作。我还去诊所，仍然为孩子们工作，每周一次，现在是一周两次。"(R13FB)

对于临床实践问题，有些受访教师持有不同的观点，认为不同的晋升通道对临床实践的要求应该不一样。美国专职教师的聘用制分为 3 种：终身教职制(tenured)、预聘

---

① 张慧颖,张艳,张倍倍,韩二环,王荣华,余自娟.美国杜克大学护理学院师资队伍建设状况及启示[J].中华护理教育,2017,14(08):639-641.

制(on tenure track,not tenured)和非终身教职制(not on tenure track),终身教职制是美国高校最基本的教师聘任制度。[①] 非终身教职的临床护理教师应该参与临床实践,但终身教职的研究型教师的重点不应该在临床实践。因为大学护理教师的时间和精力有限,教学、研究和服务不可能都兼顾,要根据自己的具体情况有所取舍,才能集中精力做好一件事。

"我认为非终身教职的临床教师应该参与临床实践。但我认为研究型教师不应该这样做,你不可能样样精通。我不认为你能同时成为一个好的老师、一个好的临床医生、一个好的研究者。你没有时间和精力。所以我认为你必须决定你的目标。如果你是非终身任职教师,我认为你的重点是临床实践。如果你是一名研究型教师,你必须放弃临床实践,并决定学术来自研究项目。有两件事需要关注,首先是研究,其次是教学。我不认为你能成为一名优秀的教师,一流的研究能带来经费,同时你还能进行临床实践,你做不到,你不可能事事都做得很好。要看你是哪种类型的教师,是临床型还是研究型,不要期望所有教师都参与临床实践。这就是我的哲学。"(R10TM)

(五)学生教学评价

每学期课程结束后,学生都会对每一门课程整体情况进行评价,教师需要对学生的评价做出回应并记录,在和领导、同事充分探讨后,根据学生的反馈意见和建议进行适当修改、调整,从而提升课程的教学质量。

"学生会对每门课程进行评价,你应该看看这些评价意见并针对性地进行修改。"(R11SU)"在我教过的另外一所学校是这样对待学生评价的。教师必须对学生的评价做出回应并记录下来,交给院长。内容包括学生评价和改进建议,哪些合理,哪些不合适,以及我要改进的地方。我认为这是一个很好的例子。"(R11SU)"每门课程结束时学生都会对课程进行评价。如果指出课程有哪方面的不足,那么该教师就要和其他老师一起探讨'我该怎样做才能改善我的教学?'"(R7LC)"因为在每学期结束时都会得到那些关于课程的评价,所以学生们就像监测器。当我认真读完了这些评价,需要判断学生是否只是在抱怨,我在哪些地方是可以改进的,也许会让课程更好一些。我把我的想法交给其他同事,她给了我一些建议。"(R13FB)

(六)合作教学

大学护理教师发展的有效方式是教师之间的互动与合作,有效途径是组织学习或共同体学习。团队合作教学的方式提供了讨论和交流、鼓励和支持的机会,老师在有问

---

① 蒋凯.终身教职的价值与影响因素——基于美国八所高校的经验研究[J].教育研究,2016(3):132-140.

题和疑惑的时候可以寻求其他老师的帮助。[①] 在这种团队合作中，可以相互学习、相互交流、相互帮助、相互指导，达到共同提高的目的。

"我们开辟了费城的第二分校，两所学校之间相互指导、相互讨论如何做好教学，如何做好项目。这就是我学习的方式。""当我来到这里时，我是一位经验丰富的教师，我和另外 3 个新教师一起开展教学，我指导她们，和她们一起探讨，一直保持交流。这就是同事间的沟通，但学校不一定培养过他们。"(R11SU)"与经验丰富的教师共同教学，学习他们的经验，我认为那会很好……两个人共同上课是非常有价值的，因为这样可以更好地指导新教师。或将一个老教师分配给一名新教师，老教师可以帮扶新教师成长，新教师可以跟着老教师学习。"(R13FB)"在我来到这里之前，我在较小的学校工作过。我们合作了很多，我们要举行会议，我们互相交流，我们是团队教学。我认为团队教学确实很有帮助，因为这样我们可以互相学习。"(R11SU)

（七）同伴支持

同伴可以是同事、朋友，甚至是学生，同伴的支持可以让新教师走出困境，同事的合作，特别是跨学科的合作可以帮新教师学习到不同的知识和技能，同伴之间可以互相学习、互相支持，同伴的支持甚至比导师的帮助更有价值。同伴指导为缓解压力提供了一个安全的环境，通过允许成员在支持性的小组环境中完成学术工作，同时考虑确保所有成员成功的具体策略，可以帮助成员减轻压力。[②] 同伴支持一般是一种非正式、非强制性的关系，所以在组织中建设一种互帮互助的文化非常重要。新教师应该学会寻求帮助，除了向导师、资深教师学习外，同伴的支持同样非常重要。

"在这之前，有一种互帮互助的文化。这种文化似乎需要你自己弄清楚谁是可以帮助你的人，如果你不知道，那么你就得不到帮助。我来这里之前，我在宾夕法尼亚州的费城工作。我来到这里当老师后，我的第一门课程就是临床课程——'健康促进'，我了解到我需要弄清楚我要带学生去哪个临床实践点去实习，我不知道该怎么办。有一位资深教师告诉我，你可以和你以前医院工作的同事联系。但所有我认识的人都在宾夕法尼亚州。我只有在宾夕法尼亚州工作过，我没有在新泽西州工作过，所以我在新泽西没有认识的人。怎么办呢？我查到了上一学期上课的老师，她就是 Felesia Bowen，我和她联系，然后她很乐意帮助我，告诉我她认识的联系人、教学点以及她是如何带学生的。所以我很受鼓舞。"(R10TM)

通过跨学科的合作可以了解不同的教学风格，学习如何对不同班级进行有效的课堂管理、如何与新生相处，互相分享心得体会、分享资料，有困难的时候学会寻求帮助，

---

① BLAUVELT,SPATH.Passing the Torch：a Faculty Mentoring Program at One School of Nursing [J].Nursing Education Perspectives,2008,29(1):29-33.

② LEWALLEN,CRANE,LETVAK,JONES,HU.An Innovative Strategy to Enhance New Faculty Success[J].Nurs Educ Perspect,2003,24(5):257-260.

这是一种很好的正式或非正式的同伴支持。

"在一个关于课程写作的工作坊中,有一个程序将新教师与经验丰富的教师进行配对。当时我还很年轻,我和一位社会学系的女老师一起合作,她和我完全不同。她告诉我,你首先必须知道的是课堂绝对不是民主的。她真的很有趣,在课堂上有着非常不同的风格。我从她那里学到了一些关于课堂管理的知识,也学会了如何与新生相处。我最初几年都是教研究生,而教育18岁的孩子是完全不同的事情。所以我确实从她那里学到了一些东西,我们有很多工作室和教师发展项目。""如果你和经验丰富的教师一起工作,你就会学到他们是如何管理课堂的,大班的课程应该如何管理,小班又如何上课,以及文化差异很大的学生应该如何应付。"(R5DZ)"我们一起分享我们的课程资料,和其他教师探讨你如何处理这个问题,又是怎么处理那个问题的。这就是很好的正式的、非正式的同伴支持。"(R1RL)"新教师在需要帮助时去寻求帮助是非常重要的。我不能说每个人都愿意提供帮助,但我认为大多数人都愿意来帮助你。因此,当你碰到难题时,你可以找到一个愿意提供帮助的人:我在上课的时候碰到难题了,请问你有什么建议?我该怎么做?你觉得谁可以帮助我?你可以找你的导师,但你也可以去找其他老师寻求帮助。"(R7LC)

合作非常重要,找到一个合适的合作伙伴可能会影响人的一生。人的能力是有限的,但可以找到有能力的同事一起合作,他们比导师更有价值。每个人都有强项,也有不足,但只要你参与其中,一起共同努力,就能取得成功。

"Grata Styles,我不能说她是导师,但她为我打开了很多扇门,她介绍我进入ICN,我最终当选为董事会成员。同事之间可以互相支持。所以我认为,如果可以的话,找一个可以与之合作的人非常好,这个人也许就像一位导师。在我的职业生涯中,我合作最多的人是我的一名博士生,后来她成为我的同事,现在她是哥伦比亚大学的全职教授。她最初只是一名硕士,急诊科护士,非常有能力的一个人。我们一起合作了大约25年。""我没在临床工作过,所以我很需要一些临床的专家和我一起开展研究,有急诊科护士、家庭护士以及在不同环境中照顾患者的护士。她们比导师更有价值,她们是同事。"(R6BL)"所有的老师都参与其中,当我们调整课程的时候,我和那些有经验的老师们坐在一起,他们向我们展示,我们都参与其中,大家一起共同努力。也许他没有在本科课程中教过书,只在博士生课程中教书,但他们仍然参与到本科课程中,所以我们都能理解。"(R7LC)

(八)教学指导

教学指导(teaching mentoring)是实现美国高校教师教学发展的常用途径之一。更常见的教学指导形式有切磋式指导和师徒式指导。师徒式指导通常发生在专家型教师和新教师之间,这种师徒关系是建立在导师(mentor)和被辅导者(mentee)之间的指导和被指导关系的基础上,一般称为教师导师。

教师导师制要想取得成功,制定详细的指南和评估细则非常重要。在制定指南之前,应该做好调查,了解教师的需求,根据本学院教师的需求和提点来量身打造,要明确导师和被指导老师的职责,明确目标,做好过程管理和评价制度。

"如果他们(新教师)对教学有疑问,那么他们会与导师讨论这些问题。""我们刚刚成立了一个教师指导委员会,为培养新教师提供指导……这是大学层面的正式组织,为教师发展提供更多的支持……我是该组织的指导委员会成员,给教师导师制制定指南和评估细节。现在每个单位都必须有一个教师导师委员会,会为每一位新教师指定一名导师。因此,老师们将成为教师发展的一部分,指导新教师如何和管理层沟通以及了解学校各项规章制度。你需要达到什么目标,比如时间管理就非常重要,你要写论文、拿项目,同时还要学习和教学以及参与社会服务,你该如何管理你的时间呢? 有很多事情要做。那么你如何管理你的时间? 经验丰富的教师就会坐下来与新教师一起探讨这些事情。""如何开展教学工作? 如果新教师对教学有疑问,那么他们会与导师讨论这些问题。当然,所有的院系都可以帮助新老师。所有教师都会在课程结束时拿到学生的评价,如果学生提出课程的某些地方开展得不好,那么教师就会与导师一起探讨:我该怎样来改善我的教学?""对新教师的整个指导计划是,为新教师配备一对一的导师。""大学教师指导委员会做了一项调查,了解教师的需求,然后反馈给每个二级单位,如医学院、口腔学院,护理学院等,每个学院需要设立自己的教师指导委员会,并制定本院指导教师的细节。这是调查结果,教师们的需求,现在你必须为自己的学校量身打造并使其发挥作用。"(R7LC)

选择一个好的适合自己的导师非常重要,可以是一个比较成功的导师,可以是一个导师,也可以是多个导师,这些导师可以为新教师提供支持、帮助,提供对话的空间。所以说,好的导师可以为新教师的"打开很多扇门",站在老教师的肩膀上,就能取得成功。

"我认为导师制度是最重要的。""我认为培养护理师资的方法是要有好的护理导师,并提供对话的空间。"(R11SU)"我认为一个好的导师是很重要的,但问题通常是分配给你的导师不是那么好,所以你必须自己去找导师。去观察,看谁好,谁做得好,然后悄悄地花他们的一点时间来请教。一点点请教,一点点不同,不要向一个老师请教所有的事情。你已经知道怎么做了,那马上开始做,开始寻找你的导师。"(R4CS)"我认为新教师需要和一些成功的教师合作。那些写过书、出版过书的老师,那些获得过资助的老师,那些有持续研究项目的老师,那些在教学中获得好的学生评价的老师。这些老师可以再次成为导师顾问,不管采用什么样的方式,一对一的还是集体的,可以以任何一种方式工作,不管怎么做都没关系。但是新教师需要感觉舒适,能够和这些人提出他们的任何疑惑、困难或问题,最终获得帮助、支持,以及弄清楚如何提高、问题在哪里,这都是需要的。我需要一些能够提供支持的人,有两三个支持我的老师,我和他们一起工作,他们想看到我成功,所以我有问题的时候可以去找他们,问他们我应该怎么做,这是绝对重要的,你不能被孤立。首先,对你个人的心理健康来说,在一条小路上孤独地工作,试图全部由自己解决问题是不好的,这对个人不好,对学校不好,对学生也不好。所以需要支持,需要有人关心你的成功。对我们这些老教师来说,我认为新教师应该站在我们的肩膀上,这样他们就能取得成功,并进一步推动这一学科的发展。"(R7LC)"我有两个导师,Virginia Olsen 教了我很多关于论文写作技巧方面的知识,其次是 Grata Styles,我不会说她是我的导师,但她为我打开了很多扇门(为我的职业发展提供了很多帮助)。"(R6BL)

另一种是切磋式教学指导,即同伴导师。同伴导师模型(peer mentorship model)由两名或两名以上经验或职称相似的教师组成,作为平等的合作伙伴和导师进行互动,以实现双方确定的预期目标。同伴指导是一个相互协作的过程,其中每位成员都通过提供指导、专业知识、支持、咨询和建议来指导其他成员。[①] 同伴导师实际上可以是同事,相互帮助,相互支持。

"同伴导师,团队一起合作,你来上课,我们会教你如何编制试卷,如何讲课,如何准备关键阅读材料。我们实际上是同事,同伴导师一起来做,一起准备案例研究。让我们尝试一下,也许你可以这样做;也许你可以那样做……我认为团队合作方式很好,就像同事一起配对。我们是搭档,我在这里已经 12 年了,我们每周可以见面、聊天,这就是互相帮助的方式。但问题是你必须培养导师。"(R6BL)

那么,同伴导师和导师有什么区别呢? 最大的区别在于同伴导师是在同一个层次的同事,不像领导,因此没有压力,可以坦诚交流。

"系主任可能是你的导师,更像主管导师,但不是同伴导师。同伴导师是在同一个层次的。我只是试图为你导航,我在帮你想办法做事。他不像领导,而是同伴导师,因此没有压力,不会出现这样的问题:天哪,我没做这件事怎么办? 你可以和同伴导师进行开诚布公的交流。我知道我要开始着手写文章了,但我没有。为什么? 因为我要上课,我在做其他事情。同伴导师可以帮助你管理这些事情,所以两人之间没有太多的压力。"(R1RL)

如果同伴导师都在同一单位,可能会出现同事之间的竞争,如何避免这种竞争呢? 最好的办法是从其他部门寻找合适的导师,也可以在同一部门寻找已经晋升到高一级别的同事作为同伴导师。

"你可以从其他部门找合适的同伴导师。""同伴导师是一个很好的方式,尤其是当导师晋升到高一级别了,就没有竞争了。同伴导师不是行政人员,也不是系主任。如果你是新来的助理教授,我已经是副教授了,你不会跟我一起晋升,那么我将是你的好的导师,因为我可以告诉你如何准备晋升副教授。"(R1RL)"还有一起合作的同事可以互相支持……他们像导师一样。在我的职业生涯中,和我一起共事多年的是我的一位博士生,后来成为同事……我们一起工作了大约 25 年。"(R6BL)

在访谈过程中,受访者强调需要为新教师安排多个导师,包括教学、科研等方面的

---

① COLLING, GRABO, ROWE, STRANEVA. How to Develop and Sustain a Peer-Mentored Research Work Group[J].Journal of Professional Nursing,1998,14(5):298-304.

导师，可以帮助他们尽快成长。

　　"我认为新教师需要各种各样的导师，他们需要几个导师。他们需要一个教学导师，他们还需要一个研究导师。新教师第一年要学习教学方面的内容，不应该是试错学习。他们需要一个课程导师来进行教学指导。对一个新教师来说，无论他们是终身教职还是非终身教职，他们都需要进行学术研究。他们需要在一开始就知道晋升标准是什么。在考核晋升的时候，他必须要发表过文章，至少得申请一笔小额基金项目，必须专注于一个特定的领域开展研究。他需要定期与研究导师见面，来帮助他们成长，比如开始写作、申请基金等。这样他们就可以设定一年和两年的目标，这就是他们所需要的。"（R10TM）

　　综上所述，美国大学护理教师发展主要包括教学工作坊、系列培训、餐桌讨论、临床实践、学生教学评价、合作教学、同伴支持、教学指导等方式。各种教学工作坊可以满足不同护理教师发展的需要；系列的培训课程可以让新教师快速提升教学能力；学生教学评价可以让教师获得课程反馈，根据反馈意见和建议来改进教学。护理教学不应该离开临床护理实践，紧密结合护理临床实践才能真正成为一名好的护理教师，但可能需要根据教师的类型有所侧重。受访教师谈得比较多的是合作教学、同伴支持和教学指导，这3种方法强调同事、导师、团队的支持，合作非常重要，尤其是对新教师来说，这种帮助、支持、指导可以让他们快速成长起来。

二、学术发展

　　学术发展主要是指提升护理学科的研究能力和水平。美国大学护理教师主要通过研究导师、研究团队、跨学科研究、学术会议、博士学习经历来提升研究能力。

　　有些老师认为"在做中学"是一种非常好的提升学术水平的方式，只有真正去做，才能真正学会。同时，有的老师认为做研究是一个过程，从开始写申报书、反复修改、获得资助，到设计方案、开展研究工作等，一步一步完成，就是一个学习过程。

　　"我只是跳进去做了，但在这个过程中我学到了很多。我学会了在错误中学习提高……最重要的是，如果你想做，你必须走出去，真正去做……我并没有在我的博士学习中知道如何做质性研究，我是在做研究项目的过程中学会的。"（R8TR）"对于研究，我认为这只是一个过程，写一些项目申报书，回复专家反馈意见和重写，直到获得资助。我有一个很好的项目，知道如何开展研究工作。我知道如何做统计分析、设计研究方案和开展研究工作。然后我会和团队成员一起工作。你必须找到可以招募受试者的地方，这是一个艰难的过程。"（R7LC）

（一）研究导师

　　研究导师可以指导年轻教师如何做研究，新教师在导师的指导下做研究，在这个过程中可以学习如何开展研究工作。导师也可以提供很好的资源，为新教师顺利开展研究奠定基础。

　　"我有一位导师，他是一位健康心理学家，他真的帮助我如何做研究。"

(R8TR)"研究方面还好,也有老师的,跟着他们做。自己的项目不一定能拿到资助,但是你起码要熟悉整个流程是怎么运作的。而且你多跟一些人做的话有可能拿到资助。"(R3YY)"我刚开始只是采访了一些我感兴趣的人,围绕非洲妇女社区的一些参与者进行采访,这些是我能找到的社区参与者。因为我的导师过去和这个社区有过接触,他在这个社区做了长期的民族志研究。她有很多认识的人,所以她能让我进入社区,使得我能做足够多的访谈来完成我的博士论文,这就是促使我前进的动力。我继续完成我的论文,在此基础上做了一个全面的人类学研究。我就是这样做到的,在做的过程中真正学会了如何去做(质性研究)。"(R8TR)

(二)研究团队

研究团队是开展护理科研工作的重要组织形式,深入有效的团队合作是取得优秀护理科研成果的前提。要提高护理研究的质量,也应该组建高效的研究团队。大的研究项目靠一个人的力量很难完成,需要依靠团队努力,充分发挥团队成员的优势才能获得成功。

"无论如何,但我认为就研究而言,我认为人们需要做的是对感兴趣的研究领域要有自己的想法。但我认为与其他研究者合作是很有帮助的,特别是当你是一个新手,在一些你不知道如何做好的事情上可以获得别人的帮助。你如何做一个研究项目,做一个大的研究项目?而不像你的毕业论文那样是靠个人努力来完成的。一个大的研究项目越来越远离个人的努力,而是通过团队努力来完成的。学习如何成为一个研究团队成员并从中学习如何成为一个研究团队领导。根据你自己的想法,弄清楚如何充分利用研究团队的资源,他们在做什么,你自己可以做什么。这是你的想法,你可以继续努力。这可能是促进研究的最好方法。""如果有人能帮你做点什么,并给你一些建议,这是很有帮助的。帮助你开始研究工作,帮助你不断获得进展。"(R8TR)

新教师一般具备了基本的研究能力,对他们来说,此时最需要的是团队、资源,只有多学科团队才能获得项目资助。提升研究能力最好的方法就是加入研究团队中去,在团队中慢慢磨练,逐渐成长。

"博士学位新教师应该具备了研究能力,知道如何开展研究。所以,在帮助他们的方面,可能是把他们和大学里的其他研究人员联系起来,让他们加入其他研究团队。因为在美国要获得资助,你必须有一个多学科领域的团队。你自己一个人是无法获得资助的,这不可能发生。如果你的团队全部是护士,你也无法获得资助。你需要有其他非常重要的学科,比如说你的研究方向是老人,在新布伦瑞克市有个健康关怀和衰老研究所,所以你应该联系这个学院,你应该和这些在新布伦瑞克市或纽瓦克市的专注这个研究领域的研究人员取得联系。"(R7LC)"在研究方面是非常不同的,我认为最好的方法是加入一个研究团队。在学校找出哪些人在研究血液透析和肾病,看看你能否加入他们的团队。可能在开始的时候,除了参与了这个团队,你不会从中得到什么。但最终在什么时候,你可能成为一些项目的团队领导。有时你是第一作者，有时你是第三作者。这就是我要做的，一旦你成长起来，就能成就你自己。试着找一群在这个领域做研究的人，试着以合作者的身份加入他们。有时候当你写博士论文的时候，你到一个地方，你了解别人，你在那里做研究，他们会了解你。接下来你可以参与到其中的研究中了。"(R6BL)

如何才能找到研究团队呢？要学会主动寻求帮助，建立各种联系，寻找关注相同研究领域的人一起合作。

"我觉得最难的是刚来的时候完全不认识人，没有资源，你想做研究也做不了。不过我也挺幸运的，我刚来的时候想做研究，但是我不知道该怎么办，然后就去找研究办主任，他就帮我联系 Rita。也就是说，一个人的人脉是慢慢建立的，有一定的关系人家才会帮你。不然就是你去麻烦人家拜托别人来联系……后来，就是去年开始正式进行这个项目，她就开始正式带我。她有任何的研究项目都会把我加进去，让我跟他们一起做，我自己也有研究，有问题我就问她。"(R3YY)"我也会寻找其他的人来合作，他们也关注相同的研究领域，这很重要。"(R4CS)

注意关注那些有相同研究兴趣的研究者，建立联系，从小处开始做，慢慢建构自己的研究网络，提升自己的研究能力。

"对于如何发展研究能力，我想每个人都会有所不同。我想说的是，当你来到你的学校，环顾四周，看看哪些老师和你有相同的研究兴趣。你会有一种很好的感觉，就像他们是值得信赖的人，你觉得可以和他们一起工作。如果了解到他们是好相处的话，就找到他们并建立联系，寻找微小的，也许只是他们的项目中的一小部分，或者只是和他们一起做一个小项目。然后从一开始就问：'我从哪里可以让学生帮助我？我在哪里可以让学生帮助我？'即使只是一点点，我也会从小处做起，或和同事一起做。做好失败的准备，因为当你开始后，会有很多问题。没有什么研究是没有问题的。我经常对自己说，我不是在努力做到完美，我只是在努力学习，尽我最大的努力。如果它不完美，也不会打击到我……我就是这样从小处着手，慢慢构建。"(R4CS)

(三)跨学科研究

研究中的合作非常重要，如何找到合适的合作者呢？一些偶然的事件可能会成为合作的机会，要善于主动寻找合作机会，有时候会收到意想不到的效果。每个人的时间、精通领域是有限的，那么跨学科合作是一个非常好的选择。跨学科领域的合作对开展研究工作很有帮助。

(四)学术会议

学术会议是交流护理学术思想、展示护理研究成果和提升护理研究能力的一个学术平台。美国的护理学院一般有专门经费来支持教师参加各种会议。通过参加学术会议，特别是跨学科的学术会议，可以从不同角度来审视自己研究，可以见识到不同研究方法和研究问题，可以激发灵感，探寻合作机会，从而为自己带来更多的发展机会。

　　"院长有专门经费用来支持那些想参加国家护理联合会举办的各种会议的老师，让老师们接受不同类型的培训。"(R13FB)"我可能每年会参加一两次专门针对我工作的研究会议。我在夏天参加了一个学习班，讲授关于肥胖数据分析方面的知识，我学到了更多，班里的很多人都比我年轻很多。我觉得这很好，这是在学习如何做肥胖数据分析，非常有用。去年夏天我在 NIH 参加了基因研究方面的会议，那也很有意思。他们大概有 25 人，我想大概有 1/3 的人是博士生，他们非常聪明……在我上学的时候，很多我们知道的关于基因的东西都是不存在的，我从没听过这些基因方面的词汇。我在那里呆了一个月，上面有很多阅读材料，莎莉·波特博士和莎伦·安德森在这个领域做了很多工作。我很喜欢，我真不敢相信这一切，我以前对此一无所知，这是一个很好的机会，可以让你从不同的角度来审视你的研究，慢慢进步一点点。"(R5DZ)

(五)博士学习经历

　　美国护理博士研究生课程种类繁多，以帮助学生建构科研知识体系、发展和完成博士课题为主旨，通常会开设"护理哲学""护理理论""量性/质性研究""统计学""教学实训""科研实训""博士毕业论文研讨"等课程，要经过资格考试、博士候选人考核和博士论文答辩 3 次考核，只有每轮考核都通过的学生，才能顺利完成学业并获得护理哲学博士学位。① 科研能力的培养系统地涉及整个博士培训项目的各个环节，所以说，美国护理博士研究生的学习经历为学生的研究能力奠定了坚实的基础。本节中受访的教师谈到在博士生学习期间如何采用小组学习方法掌握质性研究方法的案例。不同小组有不同任务，通过小组学习，通过课堂的汇报交流，可以学习到不同的质性研究方法。

　　"在博士课程中，做质性研究的同学有 8～10 个。我们已经组成了自己的小组。我在做民族志研究，两个人在做现象学研究，还有两个人在做扎根理论研究等，我们都采取不同的研究方法，但我们知道彼此的方法，因为我们有很好的方法课程。所以我知道 Gravity 在做什么，我也知道 Lawrence 为什么要这么做，Romney 为什么要做这些，她做的是现象学研究。我通过和其他同学的交流，学习了不同研究方法的异同。我们分享学习资料，讨论研究数据，互相帮助分析……当我完成我的博士学位的时候，我已经学会了很多不同的研究方法，尽管我自己只使用了一种研究方法。这就是为什么我现在可以开展质性研究的课程，因为我知道这些方法如何做，知道它们应该是什么样子。"(R8TR)

(六)提升学术发展的建议

　　受访教师对如何提升学术研究能力也提出了一些建议。首先，护理研究要结合临床实践，要专注研究领域，因为护理学是一门实践性比较强的应用型学科，护理研究一定要结合临床护理实践，专注一个领域深入开展研究工作，就能取得成果；其次，要学会

---

① 马晨娟.美国护理哲学博士教育中科研能力的培养及启示[J].中华护理教育,2018(4).

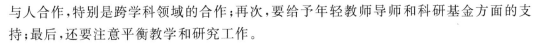

与人合作,特别是跨学科领域的合作;再次,要给予年轻教师导师和科研基金方面的支持;最后,还要注意平衡教学和研究工作。

1.结合临床实践,专注研究领域

护理学科是一门实践性很强的学科,护理的研究问题应该产生于临床护理实践,最后用之于临床护理实践。此外,研究领域不要过于分散,要专注于一个研究领域,深入开展研究工作,经过不断努力,就能成为这个领域的专家。

"但我确实认为,你的实践专业领域和兴趣在哪里,参与的临床实践应该反映出这一点。如果你有兴趣做关于危重病护理方面的研究,那么你就需要在危重病护理领域工作。保持这种实践,因为这就是你的想法的来源,研究灵感来源于临床实践。"(R8TR)"我认为你要做的另一件事是,如果你想成为这方面的专家,你就需要不断地研究,了解有什么最新研究进展……我认为你必须努力并习惯去做的一件事就是专注地去做一件事。"(R8TR)

2.合作研究

合作研究已成为现代社会生产条件下科学技术研究活动的内在要求,高校科研团队这一组织方式与单兵作战相比,在研究的深度和广度上都能拓展到更高的层次,也易于实现新的科学发现和重大进展。[①] 只有和志同道合的人一起合作开展研究,才能在护理科研上取得进展。

"如果你要做研究,而没有一个真正好的基础设施来做研究,我认为第一件事是对同一研究感兴趣的教师要走到一起来讨论关注的焦点,需要集中力量来做研究。一些研究做得很好的护理院校,他们非常专注,他们有中心,大家都在做症状管理或者大数据管理,这是两个比较大的领域,有护理领导,但是教师们专注于合作研究。"(R9RT)"要尽早确定研究方向,并且坚持做下去,和志同道合的人一起合作开展研究。""我认为人们必须合作,这是关键。""在这之前,我们很难得到足够的资金。大家的研究方向都不同,这样不好。教师们必须团结起来,在美国,你必须和其他部门的人合作。"(R9RT)"研究一定要有合作。"(R12PJ)

3.跨学科合作

许多美国高校把跨学科研究视为学校发展的基本政策,学校副校长管理跨学科教育、跨学科组织的工作,具有虚实结合的多样化跨学科学术组织、多方的基金支持、共享的物质条件、全面的信息交流和跨学科合作文化氛围。[②] 跨学科领域的合作对开展护理研究、促进护理学科的发展具有非常重要的意义。

"鼓励跨学科的研究。如果你要做一个医学研究,就必须有护士,鼓励医生和护士一起合作研究。"(R11SU)"因为在美国要获得资助,你必须有一个多学科领域的团队。你自己一个人是无法获得资助的,这不可能发生。如果你的团队全部

①　戴勇,范明.高校基础研究团队有效性及影响因素分析[J].科技进步与对策,2010,27(13):134-137.

②　陈平.基于学部的跨学科合作探讨[J].科技管理研究,2010,30(12):87-88.

是护士,你也无法获得资助。你需要有其他非常重要的学科。"(R7LC)

4.支持

年轻大学护理教师不但需要有人指导,还需要基金的支持。导师可以为新的护理教师提供有条理的指导,可以让教师更好地驾驭学术环境,更轻松地过渡到新的角色和责任。[①] 导师对新教师的发展和成长具有非常重要的意义,导师制要取得成功,离不开导师制度的完善。此外,还需要给予一定的科研基金,让年轻教师能尽快启动研究工作。

"需要有人来指导你如何写项目申报书,对于项目申报书写作方面的协助,我们在这方面做得不好。我们在护理学院的研究项目办公室非常小,有些研究做得很好的学校会有统计学家帮助教师做统计分析,我们没有这方面的支持。因此,我们教师需要更多有关项目资助和领导方面的支持,科研办能为教师真正提供研究方面的支持。"(R10TM)"我认为学校需要支持两件事。第一,我认为学校需要重视和支持教师导师关系。如果你是指导老师,指导四五个人,那是需要时间和精力的。学校需要认识到这一点,重视这一点并将其纳入支持中。""我想进行一项研究,开展研究,建立一个研究项目,他们真的需要一些启动资金。需要一些资金来让你做预实验,开始你的研究之路。""有时院长会提供一些所谓的种子资金,让你开始获得一些资金做一些研究,进行预实验的研究。我从来没有听说过住房,但这可能是院长也在谈判的事情。因此,在聘用之前由新教师与院长单独协商并以书面形式进行谈判——谈判的任何内容都应该是书面形式,这样你才有证据证明。"(R7LC)"在我和院长协商时,我拿到了一万美元的启动资金。我建议当你在一些单位进行职位协商的时候,不要对他们给你的任何东西都答应。协商并要求多一点,一定要为你的研究申请一些资助资金、种子资金。"(R4CS)

5.平衡教学和研究工作

人的时间和精力是有限的,要注意平衡教学和研究工作,根据不同的教师晋升通道制定不同的工作量,要给予政策的支持。

"教师需要的是如何平衡教学和研究。你是如何把时间分配到研究、教学和服务上的? 这必须有政策支持。但我认为,如果你是终身教职,那么你70%的时间都应花在研究上。教学会占用你很多的研究时间。教学工作量适当的话,你就有更多的时间来进行研究,你就不用花太多的时间来备课。"(R10TM)

综上所述,学术发展的主要方法包括研究导师、研究团队、跨学科研究、学术会议、博士学习经历等。有些老师认为"在做中学"是一种非常好的提升学术水平的方式,只有真正去做,才能真正学会。同时,有的老师认为做研究是一个过程,从开始写申报书、反复修改、获得资助,到设计方案、开展研究工作等,一步一步完成,就是一个学习过程。

---

① NICK,DELAHOYDE,DEL PRATO,MITCHELL,ORTIZ,OTTLEY,YOUNG,CANNON,LA-SATER,REISING,SIKTBERG.Best Practices in Academic Mentoring:a Model for Excellence[J].Nurs Res Pract,2012:1-9.

要提高护理研究的质量,也应该组建高效的研究团队。通过组建研究团队进行合作研究和跨学科研究对开展护理研究、提升护理学术研究能力十分重要。此外,美国护理博士研究生学习经历为学生的研究能力奠定了坚实的基础。

三、个人发展

个人发展指通过改变大学教师对自身的理解和认识,改善他们的社会和组织环境,来改变他们对自己工作的态度。[①] 美国护理院校对大学护理教师的个人支持如何呢?从访谈中可以了解到大学和护理学院对大学护理教师的个人发展方面的支持还很有限,主要是健康保险,其次是员工援助计划,最后提到教师自己要注意做好工作和生活的平衡,关键还是要照顾好自己。

(一)健康保险

目前在美国,获得健康保险的途径主要有 3 类:一是通过自己的雇主、配偶或父母的雇主来获取;二是通过参加公共(政府运营)社会保险计划等来获取;三是消费者个人直接从商业健康保险公司购买。[②] 美国的大学会为本校教师购买健康保险,可以覆盖全家的健康保险。另外,美国公立学校从小学到中学都免费,如果你的小孩大学读本校也可以免学费。

> "美国只管你的医疗保险,然后退休金,其他的事还有什么好处,大家都一样。我家人都跟着我的保险。我的小孩读公立小学、中学都是免费的,但读私立的要收费,大学如果读本校也免学费。"(R12PJ)

(二)员工援助计划

美国大学会为教师提供员工援助计划,如罗格斯大学有员工援助计划(employee assistance program,EAP)。[③] 为了通过兼顾工作和生活责任来支持高效和绩效驱动的员工队伍,罗格斯大学为教职员工提供 EAP,主要内容包括大学行为医疗(university behavioral health care,UBHC)提供全面的咨询和转诊服务,为大学员工和家庭成员免费提供该服务;员工协助计划帮助那些经历正在压力、工作问题、情绪或家庭困难等的人;员工/家庭成员与咨询服务机构的任何联系都是严格保密的;提供 24 小时的危机和紧急咨询服务。杜克大学为教师/员工及直系亲属免费提供个人救助服务(personal assistance service,PAS),主要包括由专业人员提供评估、短期咨询和转诊服务,以帮助解决一系列个人、工作和家庭问题。[④]

---

① 　HUSEN,POSTLETHWAITE.国际教育百科全书(第四卷)[M].贵州:贵州教育出版社,1990.
② 　范娟娟,张万强.美国健康保险供给格局的演进[J].中国金融,2018(16):76-77.
③ 　UNIVERSITY.Employee Assistance Program[EB/OL].https://uhr.rutgers.edu/benefits/non-state-benefits-legacy-umdnj-positions/employee-assistance-program.
④ 　UNIVERSITY.Personal Assistance Service[EB/OL].http://pas.duke.edu/index.php.

（三）平衡工作和个人生活

对于如何平衡工作和个人生活,受访教师认为要学会拒绝,注意保持条理性和平衡性,参与一些非正式的社交活动对缓解工作压力也会有帮助。新教师面临很多事情,要学会专注做重要的事情,学会拒绝,学会照顾好自己。

"我认为很多工作的问题在于你做的工作越多,做得越好,人们对你的期望就越高。他们只是想,这个对你来说不难,你太棒了。然后让你做这个或者请你帮忙做那个。在某种程度上,你知道你不得不说:'不,我不能,我不擅长这个,你需要找别人。'然后就说'不'。我认为这很重要。"(R5DZ)"你开始的时候并不完美,只是想要变得优秀,努力变得优秀,要有耐心。对尽可能多的事情说:'不,我做得不好。'无论何时,只要有可能,你就会逃离服务,这是礼貌的表现。教学重点主要是让学生完成目标,让他们思考,不要等待。这就是我的想法。"(R4CS)"要告诉新教师,照顾好自己是很重要的,设定限制是可以的。如果你周末在家,不做任何工作也没关系。你不需要回答学生的问题或者其他什么,你应该在一个合适的时间下班。所以我认为这些是我们应该告诉新教师的事情。"(R13FB)

其次,要保持条理性,建立工作与生活的平衡。

"因为要兼顾实践、研究和教学是很困难的,不是不可能,只是很困难。当你刚开始的时候,你发现事情太多,会让你不知所措。但我认为这取决于每个人的研究兴趣以及他们想要做什么,他们必须要做的事情,他们必须要找到平衡。"(R8TR)"我认为教师在第一年需要学习的一件事是如何平衡工作和个人生活。这很困难,因为你总是在思考你要做的工作,但你必须学会不让它打扰你。"(R10TM)"你有家庭,你要努力平衡你的工作和个人生活。"(R5DZ)"我非常有条理。这也是我能做这么多不同事情的部分原因。我是系主任、负责研究的副院长、评估服务的主任,所以我有很多经验。"(R6BL)"必须学会建立工作与生活的平衡,你要知道,教学备课永无止境,每天 24 小时你都在备课。你要知道如何平衡事物,如何限制干扰。"(R13FB)

最后,可以参与一些非正式的社交活动。

"如果我们都是新老师,都在教书,我们只会在每周一次的教师会议上聚在一起,没有什么社交活动。我认为大家每学期下班后聚一两次,喝杯鸡尾酒,是个不错的主意。"(R13FB)

四、社会服务

博耶将学术分为四类:探究的学术(discovery)、整合的学术(integration)、应用的学术(application)和教学的学术(teaching)[①],将社会服务纳入应用学术的范畴,这种学

---

① BOYER.Scholarship Reconsidered：Priorities of the Professoriate［M］.NJ：Princeton University Press,1990：151.

术观打破了以往对学术的狭隘理解，扩展了学术活动的范围，不仅科研、教学具有学术性，同时也充分肯定教师从事社会服务等各类相关活动的价值。因此，美国大学护理教师在教学、科研工作之余，也会积极投身到与专业相关的各种社会服务中，将社会服务和研究领域结合起来，提倡将研究工作和社会服务紧密融合。

　　"有机会的时候，你会被分配到一个学院的委员会，所以你会一直为学院提供服务。然后是大学层面的机会，有一些委员会的空缺你可以自愿参加，然后你为大学提供服务。最不重要的是社区的服务，你可以成为社区中不同组织的董事会成员。如果你是研究母婴护理的教师，你可能可以参与到'10 美分三月'的组织，这个组织招募资金和做研究，为患有小儿麻痹症的儿童提供帮助。现在小儿麻痹症不再是一个问题，他们正在帮助有各种需要的儿童。所以你可以找到一个适合你的专业领域或研究兴趣的组织并参与其中。"（R7LC）"这是社会服务，我想可能是因为我所做的就是基于社区的参与性研究，所以我的研究工作和社会服务是紧密联系在一起的。"（R5DZ）"我也做很多其他的专业工作。我是 12～15 分的期刊的评审专家。我在 NRS 做了很多工作，NRS 是一个研究兴趣小组的组织，这是一个基于社区的参与性研究。我做了很多类似的事情，其中很多与研究有关的事情和服务工作紧密融合在一起了。"（R5DZ）

第五节　案例研究：教师导师制和资助项目

　　为了应对护理师资的持续短缺，美国从政府、组织和学校层面都出台了不少举措，也取得了不错的成效。下面以案例研究的形式介绍美国宾夕法尼亚大学护理教师导师制和美国罗伯特·伍德·约翰逊基金会护士教育学者资助项目的具体运行情况。

一、美国宾夕法尼亚大学护理教师导师制

　　自 20 世纪 90 年代后期开始，教师发展在美国研究型大学中开始受到广泛关注和研究，导师制作为教师发展最重要的策略之一。[①] 传统导师制被定义为一个层次关系，在持续的一段时间里，年长的或更有经验的人为年轻和缺乏经验的人提供指导。[②] 导师制（mentoring）即帮助青年教师寻找一个或多个专业领域内的资深教师作为职业导师，在青年教师和资深教师之间建立起指导关系。这种指导关系可以是非正式、短期的，也可以是正式、长期的，经验丰富的导师对被指导教师进行指导，提供建议、信息、支持或机会，促进其个人的专业发展。教师导师制被认为在吸引、培训和留住护理教师以

---

　　① 刘鸿.美国研究型大学青年教师发展有效导师制的文化分析[J].比较教育研究,2015(06):64-70.

　　② BERK, BERG, MORTIMER, WALTON-MOSS, YEO. Measuring the Effectiveness of Faculty Mentoring Relationships[J].Academic medicine :journal of the Association of American Medical Colleges, 2005,80(1):66-71.

及保证高质量的护理教育水平至关重要[1][2]，教师导师制给导师[3]和被指导者[4][5]都能带来成长和提升已经达成共识。护理教师导师制是对新任护理教师给予支持和引导，帮助其完成护理教育的任务和实践的一个发展过程。[6] 在我国护理领域，导师制也应用到本科生[7]和研究生培养[8][9]，而教师导师制在我国护理教育界的研究和实践才刚刚起步[10]，缺乏比较系统的、成熟的理论和实践模式。因此，借鉴、比较美国较为完善的经验对促进我国护理教师培养和专业发展，提升高等护理教育质量无疑具有非常重要的意义。本案例研究以宾夕法尼亚大学护理教师导师制为例，介绍美国护理教师导师制，提出教师导师制在我国护理教师发展的初步思考。

宾夕法尼亚大学是美国著名的常春藤八大名校之一，其护理学院创立于 1935 年，是美国高水平研究型护理学院，其护理研究和教育水平居世界护理教育前列，有一支高水平的研究型教师队伍，其教师队伍的培养主要采用教师导师制，包括个体导师制项目和团体指导项目。宾夕法尼亚大学护理学院制定了教师导师制的任务、原则和价值观：致力于招揽与留住优秀和多样的护理教师；为不同学术生涯的教师提供教师指导计划，目的就是帮助教师制定和达成在教学、科研、临床服务等方面的目标；确保所有的教师，特别是这些希望续聘和高聘的教师对学校的使命、战略目标、重要的政策和规章制度有全面了解；帮助教师了解可利用资源，确定重点发展目标，发展护理专业和行政领导力，建立社交和专业网络，指导学生和个人职业生涯。

① CHEN,WATSON,HILTON.A Review of Mentorship Measurement Tools[J].Nurse Education Today,2016,40:20-28.

② NOWELL,WHITE,MRKLAS,NORRIS.Mentorship in Nursing Academia:a Systematic Review Protocol[J].Systematic reviews,2015,4:16.

③ DIBERT, GOLDENBERG. Preceptors′ Perceptions of Benefits, Rewards, Supports and Commitment to the Preceptor role[J].Journal of Advanced Nursing,1995,21(6):1144-1151.

④ BRYANT,AIZER BRODY,PEREZ,SHILLAM,EDELMAN,BOND,FOSTER,SIEGEL.Development and Implementation of a Peer Mentoring Program for Early Career Gerontological Faculty[J].Journal of Nursing Scholarship,2015,47(3):258-266.

⑤ MARIANI,PATTERSON.Mentoring:An Approach to Developing Leadership in Nurse Faculty Through an Innovative Clinical Simulation Project[J].Nurse Leader,2015,13(1):58-61.

⑥ DUNHAM-TAYLOR,LYNN,MOORE,MCDANIEL,WALKER.What Goes Around Comes Around:Improving Faculty Retention Through More Effective Mentoring [J].Journal of Professional Nursing,2008,24(6):337-346.

⑦ 索虹蔚,方海琴,许红.工学结合的双导师制在助产专业妇科护理教学中的应用[J].护理管理杂志,2014(08):564-565.

⑧ 陈语,李梦婷,李国宏.导师负责制下护理研究生导师团队的构建[J].护理学杂志,2015(11):76-79.

⑨ 陈语,李梦婷,李国宏.护理研究生团队导师制建设[J].护理学杂志,2015(16):1-4.

⑩ 李菁,绳宇,邓寒羽,马伟光,张京煜,张欢,梁涛.护理青年专职教师双路径导师制临床实践模式的研究[J].中华护理杂志,2014(05):580-583.

（一）个体教师导师制项目

正式的个体教师导师制项目成员包括导师、被指导教师、协作导师团队、系主任领导和导师指导协调人。

1.角色定位

首先，明确导师和被指导教师角色。在取得人力资源部支持的前提下，系主任与导师指导协调人共同协商来制定指导老师和被指导教师组合。资深教师会被邀请作为导师参与到教师导师制项目。所有的助理教授和任何级别的新任教师都会被安排到一位导师和导师团队进行指导。此外，其他教师如果希望能得到导师或导师团队的指导，也可以向系主任提出。教师导师制项目的目标是促进教师的职业和专业发展，只要被指导教师需要，教师导师制项目可以一直持续下去。青年教师至少可以在他们晋升为副教授前持续得到指导。因此，教师可以利用导师指导项目得到持续支持。

教师导师的职责主要是参与教师指导活动，如新教师入职培训、培训活动和评估。导师要主动和被指导教师联系，确保指导能顺利开展，一般每学期确保见面至少一次以上；要帮助被指导教师评估长期发展方向和近期目标，监控目标完成情况；提供有关研究、临床实践、发表文章、教学效果、学校的使命与战略计划以及重大政策与制度的指导、信息和反馈；帮助被指导教师发展专业和组织领导能力，提供可利用资源，帮助教师成为专业协会或组织成员；帮助教师做好时间管理和决策，指导教师如何进行团队工作；与系主任和导师团队紧密合作，指导进展，及时解决教师成长过程中遇到的问题。导师可以是从护理学院任命的主导师，同时也可以从护理学院内或校外再聘任一位或多位指导老师，时空上表现出较大的灵活性。导师和被指导教师指导形式采取"一对一"或"一对多"指导形式。

被指导教师的职责是要全面负责自己的职业生涯，积极参与指导活动，主动和导师沟通联系，制定短期和长期目标，定期与导师会面报告进展；同时每学期至少与系主任见面一次，可以把协作导师团队会议和年终绩效考核会议安排在一起，汇报进展；熟悉大学和护理学院有关教师续聘、晋升和终身教职的标准、政策与程序，以及护理学院的使命和战略计划；加强对本研究领域或临床方面的知识的学习，争取在学术领域，特别是在研究和教学方面取得优秀成果。

其次，建立协作导师团队。建立协作导师团队对导师和被指导教师给予支持，促进指导关系顺利进行。团队的成员至少要包括双方系主任，必要时还可以加入多位教师或导师认为有需要的资深教师，该成员可以是其他护理学院或校内的教师。系主任每年最少召开召集一次导师团队成员会议，评估教师的成长情况，制订未来计划，在会议中根据情况来调整教师的角色和任务。如果这一年中出现了一些需要导师团队成员协同参与解决的问题，系主任可通过电子邮件分发给导师团队成员。

再次，教师导师制的成功离不开系主任的领导。宾夕法尼亚大学护理学院包括家庭和社区健康以及生物行为健康科学两个系。系主任在教师导师制顺利开展的过程中扮演着非常重要的角色。系主任在新教师聘任之初就会安排见面，安排教学任务，制定新任教师在研究和临床实践或服务活动中的发展目标。以后,系主任会保证每学期至少与教师见面一次,了解教师的成长情况,及时帮助教师解决出现的问题。在每年的年终绩效考核会议上,教师向系主任提供书面进展报告。根据会议结果和导师团队对教师的记录,系主任将向院长和院长咨询小组(dean's advisory group,DAG)提供一份关于每位新教师和年青教师的总体进度报告,来确定可利用资源和策略以帮助教师成长。类似的评估每年都会进行,直到教师被晋升为终身教授。

系主任的职责就是全面负责教师导师制项目,确保项目顺利实施,与导师指导协调人以及院长一起定期评估项目的进展;对新任教师进行评估,安排教学任务和目标;通过协作导师团队会议和年终绩效考核评估教师成长进展;与其他系主任和导师指导协调人紧密协作,确定需要指导的教师和遴选导师。

最后,导师指导协调人由院长来确认和聘任,促进导师制项目的顺利进行。协调人与系主任密切合作,向院长汇报。协调人的职责主要包括保证教师导师制列入学院事务活动的优先项目;招募和培养导师,确定导师与教师的组合;参与对教师导师制项目的评价。

2.过程管理

教师导师制基本过程包括:确定需要指导的教师,初步确定导师;导师与教师谈话获得彼此的同意,院长签发正式文件;对导师和被指导教师进行培训;每年双方定期进行会面保证指导顺利进行;召开协作导师团队会议进行评价和指导。

教师导师制项目贯穿于聘任前—聘任—续聘整个过程。系主任与副院长协商后,根据学院和系部的总体部署,为教师安排教学、研究、学术委员会服务方面比较合理的工作量,制订详细的培养计划,促进新任教师顺利成长。系主任和导师指导协调人一起来确定和讨论导师和被指导教师组合,并安排新任教师参加新教师入职培训。在聘任后,系主任会和新教师会面,审查教师手册中有关教师晋升方面的问题,讨论有关研究、论文发表、教学标准、同行评议和其他活动的细节,以及护理学院的使命和战略计划。系主任还会和新教师讨论如教学、咨询委员会等服务工作的工作量问题,确定研究计划。教师和导师将定期举行会议,确保进度。导师团队将至少每年召开一次会议。教师和系主任至少每学期会面一次,讨论进展。

3.评价与奖励制度

教师导师制项目的理想效果是被指导教师成功续聘和晋升,优秀教师留任,教师的教学和研究成果丰厚;导师和教师对保持"健康和学习"的工作环境的战略目标比较满意。针对优秀的导师给予奖励,包括院长导师奖,把导师的指导工作纳入晋升标准,在学院的教师刊物上展示导师风采。

(二)学院层面的团体指导项目

宾夕法尼亚大学护理学院除了开展针对教师导师个体指导的正式项目外,还提供针对全体教师的支持和机会,主要有针对全体新任教师的深度入职培训、对护理研究项目的支持,以及针对全体教师有关教学、研究、生活、信息等方面的指导。

学院对护理研究项目给予深入、细致、全程的支持。护理研究办公室主要针对研究项目的申报提供全面支持，如提供可申报研究项目；培训如何书写研究计划书；对项目集体申报提供协助；帮助教师合理预算；协助教师通过高校伦理审查委员会（Institutional Review Board，IRB）的审核；提供统计方面的支持；对项目书提供同行评议；提供奖项申请管理，为促进教师进行合作或特殊项目的研究提供一定的种子基金给予支持，同时对新领域的研究咨询提供资金支持；每周召开研究研讨会，促进师生研究指导计划的实施。可以说，护理学院的研究办公室项目对教师进行研究项目申报的整个过程给予支持，同时提供起步基金用于支持特殊研究项目。另一方面，护理学院的研究中心将从项目的申报到结题给予全面和不同阶段的持续指导，为教师的学术发展提供支持。

学院提供针对全体教师有关教学、研究、生活、信息等方面的指导。例如，提供在系部的教职员工的交流、信息分享，以及与系部密切相关事务的对话和沟通机会；聘任访问学者和指导咨询专家，申请国家基金、跨领域研究项目等；定期邀请世界知名专家召开多样性和全球健康问题的讲座与研讨会；支持教师事务办公室有关聘任、续聘和晋升的事务；人事委员会每年至少主办一次关于如何顺利通过续聘和晋升的讲座；开展优秀教学研讨会，主题包括了解学习策略、与不同年龄层次的学生和教师工作（如婴儿潮一代教师）、进行形成性评价和总结性评价的方法；定期与院长和同级别的教师进行会谈，促进对话和交流；每两年举行一次全体教师的休假，为全体教师讨论和规划未来创新计划；为教师提供在各种委员会和专门工作组工作和学习的机会，锻炼其领导能力。

综上所述，美国护理教师导师制是经过学院的正式安排建立起来的教师专业发展项目，导师和被指导教师的指导关系具有相对的稳定性、清晰的培养目标、明确的角色定位，提供系统培训，有固定沟通时间，有可度量的结果，成为护理教师入职教育和护理教师持续专业发展的有效策略。我国高校的护理学院或护理系缺乏高素质和优质师资，还缺乏有效的教师培养经验和策略。教师导师制是教师发展的一种有效途径，而护理教师导师制在我国护理界的研究和实践才刚刚起步[①]，缺乏比较系统的、成熟的理论和实践模式，因此很有必要借鉴美国护理教师导师制的经验。结合美国护理教师导师制的经验和我国护理教师发展的具体现况，探讨适合我国的护理教师导师制模式，对促进我国大学护理教师的培养和专业发展具有非常重要的现实意义。

二、美国罗伯特·伍德·约翰逊基金会护士教育学者计划

罗伯特·伍德·约翰逊基金会（Robert Wood Johnson Foundation，RWJF）是全美最大的一家慈善基金会，致力于改善所有美国人的健康和医疗保健。[②] 2008—2017年，

---

① 沈曲，刘洋，彭健，杨金秋，叶本兰，梅丽莎.美国护理教师导师制对我国护理教师专业发展的启示[J].护理学杂志，2016，31(18)：97-100.

② GILLESPIE，GAKUMO，VON AH，PESUT，GONZALEZ-GUARDA，THOMAS. A summative evaluation of productivity and accomplishments of Robert Wood Johnson Foundation Nurse Faculty Scholars Program participants[J].J Prof Nurs，2018，34(4)：289-295.

RWJF 护士教育学者(Nurse Faculty Scholars,NFS)计划致力于培养下一代护理学术领域的领导者,旨在加强护理学校的学术生产力和整体卓越性,并通过培养和留住优秀的护理教师来解决护理教师的短缺问题。①②

自成立以来,RWJF 已投入近 6 亿美元用于护理行业。该基金会认为,护士在其建立健康文化和改善美国健康与医疗保健的使命中发挥着重要作用。2006 年,在美国护士短缺的高峰期,该基金会聘请了一名顾问,探讨 RWJF 在缓解护士短缺方面可能发挥的作用。确定的主要问题之一就是护理教师短缺。由于缺乏合格的护理教师和临床教学点,因此学校无法增加护理专业的入学人数。与护士教师短缺相关的关键因素:与护理临床实践相比,护理教师的薪水较低,故难以招聘到护理教师;护理教师不如临床护士有吸引力、回报高;拥有博士学位和研究经费的护理教师很少,故在大学中的地位比较低。经过慎重考虑,RWJF 建立了护士教育学者(Robert Wood Johnson Foundation Nurse Faculty Scholars,RWJF NFS)计划,以培养未来护理学术界的领导人才。自 2007 年成立以来,该基金会已为该计划投入了 4000 多万美元。

(一)计划目标

NFS 计划旨在培养未来护理学术界的领导人才,从而提高护理学校的学术生产力和整体卓越性。这个为期 3 年的计划为终身教职系列的初级护理教师提供指导(包括护理和跨学科)、领导力发展以及薪资和研究支持。为了实现该计划的目的,提出了 4 个具体的目标。首先,护士教育学者(NFS)将成为护理学术界的领导人才,这体现在其职位以及他们对护理学院、大学和专业组织的贡献。其次,护士教育学者将成为护理教育的领军者和护理学科的领导者,成为卓越的榜样,并在缓解护士和护理教师短缺方面发挥重要作用。③ 再次,护士教育学者将在美国医学研究所(Institute of Medicine,IOM)和国家医学院(National Academy of Medicine,NAM)未来的护理报告建议中发挥重要作用,成为护理博士项目的领导者,到 2020 年将获得博士学位的护士人数增加一倍。该计划特别鼓励和促进开设护理博士课程,因为这是美国最大的需求。① 最后,护士教育学者旨在以一种关注 21 世纪现实、挑战和机遇的方式,为改善美国健康和医疗保健的知识体系做出重大贡献。RWJF 确定的 21 世纪挑战之一是提供建立"健康文化"所需的跨学科科学。④

获得 RWJFNFS 计划资助的护士教育学者将得到 35 万美元的奖学金,以确保学者 60% 的时间用于促进他们的研究和领导力方面的发展。60% 的时间是经过精心设计

① CAMPBELL,LADDEN,MCBRIDE,CIMINO,KOSTAS-POLSTON,DEMING.Overview of the Robert Wood Johnson Foundation Nurse Faculty Scholars program[J].Nursing Outlook,2017,65(3):254-264.

② Robert Wood Johnson Foundation Nurse Faculty Scholars,2008.

③ ALTMAN,BUTLER,SHERN.Assessing Progress on the Institute of Medicine Report the Future of Nursing[M].Washington (DC):National Academies Press,2016.

④ PLOUGH.Building a Culture of Health:a Critical Role for Public Health Services and Systems Research[J].J American Journal of Public Health,2015,105 Suppl 2(S2):S150.

的，这样可以留出足够的时间给初级教师履行其他职责。该计划被认为有点类似于美国国立卫生研究院（National Institutes of Health，NIH）的"K"奖，因为它不仅支持研究和研究方面的培训，还提供学术护理领导力发展：教学/教育、机构和专业服务以及研究方面的资助。这种慷慨的项目资助可以让每位获资助学者在导师的指导下自由塑造、发展。

（二）项目发展过程

RWJF 于 2007 年选出 NFS 国家项目主任（National Program Director，NPD）Jacquelyn Campbell 和国家咨询委员会（National Advisory Committee，NAC）主席（A.B.M.），之后，两人与基金会项目官员合作，在一个协作过程中开发该项目；同时聘请了一名副主任和项目管理员展开工作。首先，与曾参与 RWJF 其他项目的领导者和校友联系，如执行护士研究员（executive nurse fellows）、临床学者（clinical scholars）和卫生政策研究员项目（health policy fellows programs）。与他们沟通的目的主要是了解这些计划在领导力发展方面的最佳实践。其次，和基金会沟通，更多地了解该组织的情况和期望。

原国家咨询委员会（NAC）的其他 12 名成员包括护理领域的专家（8 名）和其他学科的专家（4 名），遴选成员特别注重学科、性别、地域、公立/私立大学和种族/民族的多样性。NAC 成员不仅负责更新计划的重点，还负责评审申请书，然后遴选出进入面试阶段的申请人，并推荐拟资助对象。他们还以正式或非正式方式向学者提供他们的专业知识，并每年审查资助项目的进展情况。

（三）学者选拔过程

申请条件如下[①]：美国公民身份/居民身份、教育资质（研究博士）；终身教职系列，具有至少 2 年、不超过 5 年的教学经验；护理学院的承诺书（只提名一位候选人）；大学（院长的提名信，教务长或同等职位者、主导师和研究导师的承诺书）；尚未成为独立研究员的证据[不是 NIH 研究项目资助计划（R01）的项目负责人或同等项目负责人，以前没有获得该项目资助]。检查申报书是否合格，然后每个申请人由申请人的个人简历中的 3 名 NAC 成员审核；一项整体的学术职业目标声明，包括 3 年资助期间的目标以及学术护理研究生涯的长期目标；研究项目书；导师、教务长和院长的评价表。该奖项与美国国立卫生研究院 K01 奖项申请之间的最大区别是该奖项对初级护理教师在教学、研究和服务方面给予全方位的支持。2008 年和 2009 年共有 15 名学者入选，而 2010—2014 年的 4 年期间只有 12 名学者入选，根据表 5-5-1 所示标准选择。

---

① Robert Wood Johnson Foundation Nurse Faculty Scholars，2008.

表 5-5-1　护士教育学者申请人遴选标准

遴选标准
1.合格导师、导师承诺、学术资源,包括候选人的单位提供适当空间的证据
2.在候选人的学术关注的领域有可能成为顶级专家的证据
3.候选人对卓越教学的承诺的证据
4.候选人尊重护理中种族、民族、性别以及文化多样性的证据
5.候选人研究计划书在明晰、方法和创新方面的优势
6.研究计划书和学术领域的潜力,为候选人的学术生涯和贡献奠定基础;护理科学;重点领域的跨学科知识;改善美国的医疗保健

选择标准要求证明候选人在学术护理领域具有长期领导职业的潜力和坚定承诺,最终能够达到正教授的级别;提名院校以及领导对候选人提升的承诺(包括承诺保护学者 60% 的研究发展时间);具备合格导师以及学术资源的可用性和承诺;有潜力成为学术重点领域的领军型人才;致力于卓越教学(不一定是“导师”);尊重护理领域的种族、民族、性别和文化多样性,作为理解美国社会日益多样化的一部分。NAC 成员会仔细评估候选人的研究计划书的优点,以及拟议的研究和学术领域的潜力,将其作为候选人的学术生涯的基础,并能为护理科学、重点领域的跨学科知识和改善美国的健康与医疗保健提供实质性的贡献。该研究提案必须被评估为实质性的(而不是预实验),并且是研究计划独立性的基础,最终结果将产生重大影响。

（四）计划实施和目标实现的跟踪

领导力培训是导师指导计划的重要组成部分。在学术机构和跨学科领域,通过指导提高领导力已被用作培养初级教师以及提高研究能力的手段。[①] 为了通过导师指导提升其领导力,护士教育学者(NFS)与护理的主导师、来自另一个学科的研究导师和国家导师[②]合作。希望通过跨学科指导,使已经很有才能的学者坚持高水平的研究诚信,提高他们的研究成果,使其建立专业的同伴和国家关系网络,并参与专业领导力方面的活动。导师—被指导者的关系被概念化为基于相互承诺和对关系质量的共同责任。表 5-2-2 是有关 RWJF NFS 程序指导模型的完整描述。[③]

---

① COHEN,SHERMAN,KIET,KAPP,OSANN,CHEN,O'SULLIVAN,CHAN.Characteristics of Success in Mentoring and Research Productivity—a Case-Control Study of Academic Centers[J].2012,125(1):8-13.

② 国家导师是指经过美国国家导师认证的导师。

③ CAMPBELL,LADDEN,MCBRIDE,CIMINO,KOSTAS-POLSTON,DEMING.Overview of the Robert Wood Johnson Foundation Nurse Faculty Scholars program[J].Nursing Outlook,2017,65(3):254-264.

表 5-5-2 个人发展计划

发展目标 你希望在下一个学年关注哪些领域	行动 对于每个目标，你可以采取什么行动帮助你实现目标	时间表 你完成每项计划的时间表	指导/资源 你想获得成功的话需要什么帮助	结果指标 对于你所做的每一个计划，评价成功的标准是什么
1.建立研究/学术计划 出版文章（特定期刊等） 获得进一步的资助 研究技巧 其他研究目标（如报告,评审等）				
2.成为教学大师 发展教学能力,如创造性教学法、课程开发、改进评估、了解多样性和辅导				
3.专业服务 在以下领域的领导力： 学校和大学 护理专业组织 跨学科组织 社区				
4.有权限的外部确认 汇总成果,以便学者可以考虑晋升、奖励或其他成果				

　　为鼓励获资助的学者们做好短期和长期规划,学者们要制订个人发展计划(individual development plan,IDP),一般在获得资助的第一年的九月份的项目培训上进行审核和改进。这份个性化的学术型护理专家的成长计划由主导师和获资助学者共同制订,包括各方面需要达到的目标、行动、完成时间、资源支持以及结果指标。这样,导师和被指导教师可以参照这份个人发展计划来了解计划完成进展。在每年的年度会议上,学者要向本研究领域的专家、获资助学者、自己的主导师以及罗伯特·伍德·约翰逊基金会(RWJF)的国家咨询委员会成员汇报研究进展。

　　获资助的学者们每年都要参加年度会议。第一年,学者在获得资助第6个月的时候要介绍他们的研究目标、目的和设计,这个研究框架要经过 NFS 国家项目主任(NPD)和主导师的修订,当然,这个研究框架还可以根据意见和建议进一步优化;第二年,学者需要介绍他们个人计划的进展情况;第三年,学者要展示 RWJF 研究和未来进一步的研究计划。鼓励学者们尽量展示他们在这个过程中遇到的困难、调整以及获得的成绩。汇报结束后,学者的主导师会组织小组成员进行讨论,给学者提供书面或口头反馈,提供建设性的建议、反馈和改进意见。主导师会收集书面意见反馈表,在返回单位后找时间和学者一起回顾这些反馈意见。这种小组反馈会议让学者们受益匪浅,不但为他们提供了和各领域的专家面对面交流的机会,探讨在研究和学术发展方面遇到的困难和挑战,还帮助他们提升个人能力,为其他学者提供建设性的反馈。由于每位学者的主导师也都会参加年会,因此也可以获得这些专家的宝贵建议。

(五)项目评估

RWJF NFS 采用多种方法持续评估学者的成长情况,以提供个人指导、改进项目和成果评估。国家项目主任(NPD)每个季度都会审查所有当前学者的进展报告,并与那些"卡壳"的学者一起探讨,以提供资源和改进方法。国家项目主任(NPD)或国家咨询委员会主席会在项目最后一年的春季和每位学者进行深入访谈,进行个人和项目评估,帮助学者顺利完成研究项目以及实现个人成长计划目标。这些访谈用于改善后续学者项目和导师指导计划。每个学者都会被指派一名国家咨询委员会成员作为联络员,他会认真听取那位学者在年会上的发言,与学者讨论,并向国家项目主任(NPD)反馈有关这位学者的关注点。主导师不仅负责监督学者的进步,还会定期举办小组会议,分享他们对该计划的疑惑或建议。随后,国家咨询委员会、项目主管和工作人员以及RWJF 项目官员开会,讨论过去一年的评估数据,希望能改进项目,汲取在领导力培养计划方面的一些经验教训。

具体评估内容包括导师指导计划、学者所在护理学院的研究基础设施的改进情况、多样性目标和领导力培训。NAC 主席和 NPD 还制定了短期、中期和长期过程的成果概述。

收集 2008 年 9 月—2016 年 3 月的文章数据,H 指数①为 2016 年 1 月计算(表 5-5-3和表 5-5-4)。

表 5-5-3 学者发表文章情况

年份	文章/篇	每位学者的平均文章数/篇	每个学者的H指数平均值	关于RWJF研究的评论文章/篇	RWJF研究中每位学者评审文章的平均值/篇	RWJF跨学科期刊研究文章/篇	RWJF护理期刊研究文章/篇
2008 年度 (n＝15)	372	24.8	8.4	84	5.6	33	51
2009 年度 (n＝15)	278	18.5	9.1	86	5.7	48	38
2010 年度 (n＝12)	207	17.3	8.4	58	4.8	40	18
2011 年度 (n＝12)	204	17	5.8	36	3	22	14

① H 指数(H index)是一个混合量化指标,可用于评估研究人员的学术产出数量与学术产出水平。

续表

年份	文章/篇	每位学者的平均文章数/篇	每个学者的H指数平均值	关于RWJF研究的评论文章/篇	RWJF研究中每位学者评审文章的平均值/篇	RWJF跨学科期刊研究文章/篇	RWJF护理期刊研究文章/篇
总计（n=54）	1061	19.6	7.9	264	4.7	143	121
2012年度（n=12）	159	13.3	7.2	18	1.5	9	9
2013年度（n=12）	100	8.3	6.7	9	0.75	3	6
2014年度（n=12）	85	7.1	3.9	11	0.92	8	3
总计（n=36）	344	9.5	6.9	38	1.05	20	18

表 5-5-4　罗伯特伍德约翰逊基金会护士教育学者获研究项目情况

	项目数	自RWJF计划启动以来获得的总资金
2008年度（n=15） 2008年9月—2016年3月		
NIH（3 R01s）	17	$ 10,365,653
政府	5	$ 3,331,000
个人	25	$ 8,733,659
机构	22	$ 458,978
总数	69	$ 22,889,290
2009年度（n=15） 2009年9月—2016年3月		
NIH（5 R01s）	9	$ 6,961,686
政府	1	$ 16,000个
个人	10	$ 671,303
机构	6	$ 482,431
总数	26	$ 8,131,420
2010年度（n=12） 2010年9月—2016年3月		
NIH（3 R01s）	11	$ 8,551,917
政府	7	$ 2,065,345

续表

	项目数	自 RWJF 计划启动以来获得的总资金
个人	13	$ 2,660,891
机构	20	$ 990,231
总数	51	$ 14,268,384
2011 年度($n=12$)		
2011 年 9 月—2016 年 3 月		
NIH(3 R01s)	10	$ 8,885,866
政府	3	$ 4,695,826
个人	12	$ 2,216,372
机构	8	$ 142,500
总数	33	$ 15,940,564
2012 年度($n=12$)		
2012 年 9 月—2016 年 3 月		
NIH	5(2 R01s)	$ 5,272,768
政府	10	$ 18,888,087
个人	8	$ 2,960,308
制度	2	$ 37,400
总数	25	$ 27,158,563
2013 年度($n=12$)		
2013 年 9 月—2016 年 3 月		
NIH	0	0
政府	2	$ 1,256,000
个人	6	$ 122,000 名
制度	4	$ 103,246
总数	12	$ 1,481,246
2014 年度($n=12$)		
2013 年 9 月—2016 年 3 月		
NIH	7(1 R01)	$ 4,498,065
政府	1	$ 108,000
个人	6	$ 1,906,000
制度	1	$ 10,000 个
总数	15	$ 6,522,065
学者总数	231	$ 64,746,532

综上所述,2008—2017 年,RWJF NFS 通过对美国 56 所护理学院的终身教职的初级教师提供职业发展资助项目,发展和支持下一代国家学术型护理领军人才。在导师指导计划的支持下,该项目的学者制订了个人发展计划,重点是学术、教学、服务和领导力的发展。学者培养计划内容包括领导力发展、提高护理教学能力、重点关注研究和学术方面的目标,项目也促进了机构、大学和护理专业治理系统的参与,促进了组织发展[①]。通过 9 年的资助,RWJF NFS 共资助了 80 位护理学者,可以看出,RWJF NFS 取得了不错的成效[②]:首先,该计划的第一个目标——促进学术护理领导力已经实现,因绝大多数校友已晋升为副教授或正式教授;其次,学者发表了相当数量的文章,前 4 年平均每年 19.6 篇文章,其中第一年最多(24.8 篇),共有 264 篇文章是由 RWJF NFS 赞助的研究,平均每位学者撰写了 4.7 篇评论文章;最后,学者们也获得了不少研究资助项目,前 4 年获得了 179 个研究项目,价值超过 6100 万美元,其中 47 个项目的拨款来自国立卫生研究院(NIH),RWJF 对这些学者的资助为 1890 万美元,该资助的产出已经超过 3 倍。这些文章的数量和平均 H 指数表明,NFS 计划实现了其第三个目标,即为改善美国健康和医疗保健的知识体系做出重大贡献。RWJF NFS 计划的选拔过程、质量控制、项目评价指标等整体运作过程科学、严谨,成效显著,为我国开设大学护理教师发展资助项目提供了可供借鉴的参考。

本章小结

本章节主要通过文献研究以及对美国护理教师的访谈来对美国大学护理教师发展现状进行分析,主要从美国大学护理教师的发展类型、组织机构、具体项目、维度和方法以及案例研究 5 个方面进行了阐释。

(1)从发展类型来看,美国大学护理教师发展涵盖了研究生阶段的准教师发展、新教师阶段适应性教师发展,以及职业中后期大学教师发展,基本实现全程化关注。

(2)组织机构主要包括大学教师教学发展中心、护理教学卓越中心、护理专业发展协会。这 3 种机构是美国大学护理教师发展活动中最常见的组织机构,其中,护理专业协会 NLN 和 AACN 在美国大学护理教师发展中发挥了重要的引领作用。

(3)具体项目主要包括激励项目,如护理教育研究院院士项目、护理教师资格认证项目、教学奖学金项目和护理教师资助项目,以及能力提升项目,如护理教育研究生证

---

① GILLESPIE,GAKUMO,VON AH,PESUT,GONZALEZ-GUARDA,THOMAS.A Summative Evaluation of Productivity and Accomplishments of Robert Wood Johnson Foundation Nurse Faculty Scholars Program Participants[J].J Prof Nurs,2018,34(4):289-295.

② CAMPBELL,LADDEN,MCBRIDE,CIMINO,KOSTAS-POLSTON,DEMING.Overview of the Robert Wood Johnson Foundation Nurse Faculty Scholars Program[J].Nursing Outlook,2017,65(3):254-264.

书项目、新入职教师发展项目,还有支持项目,包括护士教师贷款计划。

(4)美国大学护理教师发展的维度主要包括教学发展、学术发展、个人发展和社会服务。首先,教学发展方面的主要方法包括教学工作坊、系列培训、餐桌讨论、临床实践、学生教学评价、合作教学、同伴支持、教学指导等方式。其中,合作教学、同伴支持和教学指导被认为是非常重要的教学发展方式,这3种方法强调同事、导师、团队的支持与合作。其次,学术发展方面的主要方法包括研究导师、研究团队、跨学科研究、学术会议、博士学习经历等,强调通过组建研究团队进行合作研究和跨学科研究对开展护理研究、提升护理学术研究能力的重要性。再次,个人发展方面,院校层面对个人发展方面的支持还是比较有限,主要包括健康保险和员工援助计划,强调还是要靠教师自己照顾好自己。最后,社会服务方面,美国大学护理教师在教学、科研工作之余,也会积极投身到与专业相关的各种社会服务中,提倡将研究工作和社会服务紧密融合。

(5)以案例研究的形式介绍了美国宾夕法尼亚大学护理教师导师制和美国罗伯特·伍德·约翰逊基金会护士教育学者资助项目的具体运行情况。

第六章　理论反思与对策建议

从对大学护理教师进行的问卷调查和访谈中都发现,当下大学护理教师工作满意度和教师发展方面在不同程度上仍然存在一些不尽如人意之处。因此,改进大学护理教师发展制度是促进大学护理教师发展的必然要求。针对多项实证研究发现的主要问题,以及结合美国大学护理教师的相关启发,本章将尝试以相关理论视角为切入点,对如何构建适合我国大学护理教师发展的框架提出建议和对策。

第一节　研究结论

本书立足于大学护理教师发展所存在的现实问题,从不同理论视角对相关问题进行探讨,进而对大学护理教师的工作满意度、离职倾向以及教师发展进行了多项实证研究。研究深化了对相关问题的认知,取得了一些重要发现。概言之,主要有以下几个方面:

(1)对238名大学护理教师进行了工作满意度的问卷调查。首先,对工作满意度量表进行了信度和效度的检验,修订的问卷具有良好的信度和效度。其次,研究发现,总体上大学护理教师的工作满意度属于中等水平,其工作满意度测评分均值在1～5分之间(满分为5分),平均分为3.45。在不同满意度维度中,政策、发展方面的满意度比较低;工作条件与人际关系方面的满意度相对其他维度比较高。对不同教师群组进行工作满意度均值比较结果发现,不同的地区、学校类型、年龄、教龄、学历、职称以及是否兼任行政职务的大学护理教师群组之间的工作满意度存在显著性差异。总体而言,中部的大学护理教师群体的平均工作满意度明显高于东部和西部地区的大学护理教师群体;综合本科院校教师群组的工作满意度均值显著高于医学专业院校教师群组的工作满意度均值;30～39岁年龄组的大学护理教师群组的工作满意度均值显著低于40岁以上的教师工作满意度均值;14年及以下教龄教师群组的工作满意度均值显著低于15年及以上教师群组的工作满意度均值;硕士学历教师群组的工作满意度均值显著低于本科和博士教师群组的工作满意度均值;教授组的工作满意度均值最高,副教授及以下教师群组的工作满意度均值均显著低于教授组的工作满意度均值;担任行政职务教师群组的工作满意度显著高于未担任行政职务的教师群组;月收入对大学护理教师工作满意度没有影响。此外,工作满意度对总体满意度的回归分析结果表明,人际关系、工作本身、发展和管理政策是影响大学护理教师工作满意度的重要因素。

(2)对238名大学护理教师进行离职倾向的问卷调查。首先,对离职倾向量表进行了信度和效度的检验,表明问卷具有良好的信度和效度。其次,研究发现,总体上大学护理教师的离职倾向属于较低水平,其离职倾向测评分均值在1～4.5分之间(满分为5分),平均分为(2.45±0.67)分。对不同大学护理教师群组进行离职倾向均值比较的结果发现,不同的学校类型、年龄、教龄、学历、职称、月收入的教师群组之间存在显著性差异。在医学院校工作、40岁以下、14年及以下教龄、硕士及以下学历、副教授以下职称、月收入在8000元以下的大学护理教师离职倾向比较高。总体上,医学专业院校教师群组的离职倾向均值显著高于综合本科院校的离职倾向均值;40岁以下大学护理教师群组的离职倾向均值显著高于50岁以上的教师离职倾向均值;14年及以下教龄教师群组的离职倾向均值显著高于15年及以上教师群组的离职倾向均值;硕士及以下学历教师群组的离职倾向均值显著高于博士教师群组的离职倾向均值;教授组的离职倾向均值最低、最稳定,副教授及以下教师群组的离职倾向均值均显著高于教授教师群组的离职倾向均值;月收入在8000元以下教师群组的离职倾向均值显著高于月收入8000元以上教师群组的离职倾向均值,也就是说,收入越低,离职倾向越高。此外,工作满意度对离职倾向的回归分析结果发现,管理政策和人际关系是影响大学护理教师离职倾向的重要因素。

(3)对238名大学护理教师进行教师发展状况的调查研究。首先,对大学护理教师发展问卷进行了信度和效度的检验,表明问卷具有良好的信度和效度。其次,研究发现,总体上大学护理教师参与教师发展的情况还远远不足,效果不太理想。大学护理教师主要参与的教师发展模式从多到少依次为培训(主要包括学术讲座、培训课程)、参与发展和完善过程(主要包括集体备课)、探究行动(主要包括学术会议和研讨会)、个体指导(在职攻读学位)等。其中,培训是大学护理教师主要参与的教师发展模式。此外,研究发现,大部分大学护理教师发展主要还是以自学为主。

(4)在现有研究的基础上,以多个相关理论为基础,初步构建了我国大学护理教师发展的理论逻辑初始模型。然后,通过对大学护理教师发展、工作满意度和离职倾向的关系进行数理统计分析,验证了作用机制理论逻辑模型。首先,采用Spearman相关分析发现,大学护理教师发展与工作满意度总分及各个维度(管理政策、发展、工作本身、工作条件、人际关系)的得分呈显著正相关,与离职倾向总分呈显著负相关,工作满意度总分及各个维度(管理政策、发展、工作本身、工作条件、人际关系)的得分与离职倾向总分呈显著负相关。其次,进一步考察大学护理教师发展、工作满意度与离职倾向之间的关系,采用国际上近年来提出的最新中介效应检验程序进行中介效应的检验,发现工作满意度的中介效应显著,控制了中介变量——工作满意度之后,教师发展对离职倾向的影响也是显著的,表明工作满意度在教师发展对离职倾向的影响中发挥了中介作用,但不是唯一的中介变量,还有其他遗漏的中介变量,有待以后进一步研究。再次,采用逐步回归分析考察教师离职倾向的影响因素,发现工作满意度和教师发展能共同预测离职倾向23.7％的变异量。最后,根据文献及已有的研究结论,初步提出大学护理教师发展、工作满意度和离职倾向之间作用机制的假设模型图,将数据导入AMOS 22.0软件进行分析,发现教师发展因素除了对离职倾向有直接影响外,还通过工作满意度对离职倾向产生间接影响,中介效应是部分中介效应,中介效应与总效应之比为$-0.234/-0.415=56.39\%$。工作满意度对离职倾向有直接影响。也就是说,教师发展因素除了能直接影响大学护理教师的离职倾向水平外,还通过工作满意度间接对其产生影响,即起到部分中介作用,即如果大学护理教师能在大学内得到比较好的发展,那么教师对组织的认同感就会提高,工作满意度也会随之提高。这样,大学护理教师就更倾向于在一个让自己感到比较舒适、比较满意的组织内工作,其离职意愿也会相应减弱。

(5)结合访谈资料和问卷调查来描述我国大学护理教师发展状况:首先,当下我国大学护理教师教学科研课题成果情况不甚理想,但从教师发表SCI论文的情况来看,我国护理界的国际学术交流已经越来越多。其次,个人发展方面,大部分受访教师觉得这是个人的事情,要靠自己去规划,制定目标,做好当下,也会和同事进行交流,学校也会组织一些活动,组织的关怀会让教师产生归属感。再次,教学发展是大学教师发展的基本内容,目前,我国大学护理教师发展项目可以分为职前教师发展项目、新教师发展项目、职业中期教师发展项目和副教授以上教师发展项目4种类型;在学术发展方面,大部分老师认为学术研究是个人的事情,科研能力主要靠自我提升,对研究生期间的学术研究能力的培养非常重要,其他的提升科研能力和水平的方法主要包括参加学术讲座、培训学习、学术会议,跨学科学习,加入科研团队,考核评价,对外交流等;在专业知识提升方面,大部分受访教师通过学习网上丰富、优秀的在线课程资源、上课听课、临床学习、编书等方式来更新医学护理专业知识。最后,组织发展方面,在护理学院/系的层面均没有建立相关的教师教学发展中心,有些学校会有教学发展中心;支持教师发展的组织文化非常重要;教学发展中心或教务处会定期组织一些教学发展项目,这些项目主要包括科研沙龙、教学讲座或教学沙龙、新教师岗位培训等。

通过对大学护理教师的调查和访谈结果的比较分析发现:当下我国大学护理教师发展因为学校不同会有所差异,取得了一些成绩,但还是存在不少问题,主要问题集中在以下几个方面。首先,大学护理教师队伍整体水平有待提升。我国大学护理教师的学历、职称偏低,缺乏高水平与高质量的科研和教学成果,表明大学护理教师队伍整体水平有待提升。其次,个人发展方面,不少被访谈教师对"教师发展"并没有清晰的认识,教师发展意识淡漠,没有明确的教师发展长远规划和目标,表明大学护理教师发展意识淡薄,主动发展能力不强。再次,教学发展和专业发展方面,大学护理教师缺少护理实践取向的职前职后一体化的整体系统规划。最后,组织发展方面,大学护理教师发展缺乏有利的组织环境支持。护理学院/系缺乏专门的护理教师教学发展中心平台来开展相关教师发展活动。组织环境主要包括制度环境和组织氛围两个方面。

(6)采用文献研究和对美国大学护理教师进行访谈研究发现:

①从发展类型来看,美国大学护理教师发展涵盖了研究生阶段的准教师发展、新教师阶段适应性教师发展,以及职业中后期大学教师发展,基本实现全程化关注。

②组织机构主要包括大学教师教学发展中心、护理教学卓越中心、护理专业发展协会,这3种机构是美国大学护理教师发展活动中最常见的组织机构,其中,护理专业协会 NLN 和 AACN 在美国大学护理教师发展中发挥了重要的引领作用。

③具体项目主要包括激励项目,如护理教育研究院院士项目、护理教师资格认证项目、教学奖学金项目和护理教师资助项目,以及能力提升项目,如护理教育研究生证书项目、新入职教师发展项目,还有支持项目,包括护士教师贷款计划。

④美国大学护理教师发展的维度主要包括教学发展、学术发展、个人发展和社会服务。在教学发展方面,合作教学、同伴支持和教学指导被认为是非常重要的教学发展方式;在学术发展方面,强调通过组建研究团队进行合作研究和跨学科研究对开展护理研究、提升护理学术研究能力的重要性;在个人发展方面,主要包括健康保险和员工援助计划,强调关键还是要靠教师自己照顾好自己;在社会服务方面,美国大学护理教师在教学、科研工作之余也会积极投身到与专业相关的各种社会服务中,提倡将研究工作和社会服务紧密融合。

⑤以案例研究的形式介绍了美国宾夕法尼亚大学护理教师导师制和美国罗伯特·伍德·约翰逊基金会护士教育学者资助项目的具体运行情况。

第二节　理论反思

大学护理教师发展是一个系统性、复杂性工程,有其自身的特殊性,同时也必然要遵循一般大学教师发展的基本规律和基本原则。本研究的调查和访谈反映了当下我国大学护理教师发展存在诸多不足,可以从多维学术观理论、大学教师发展相关理论、工作满意度理论、教师职业生涯发展理论、教师专业发展评价理论等理论视角进行反思,为大学护理教师发展体系的建构和完善提供理论支撑。

一、基于多维学术观视角反思大学护理教师发展的特殊性

博耶在《学术的反思:教授工作的重点》中建议重新审视和反思学术的真正内涵,学术不应该只有"研究"一种学术形式,应该拓展学术工作涵盖的领域,使学术内涵更加丰富、科学、合理,由此提出了多维学术的观点,认为学术应该包括教学学术、探究学术、应用学术和整合学术4个维度,其中,将理论和实践结合起来,在应用中相互作用、相互促进,构成了应用学术。① 博耶主张构建多元化学术生态,高等学校和院系应该保持自身特色,构建多元化的学术生态系统,可以偏重科研,可以偏重教学,也可以偏重应用,多种学术形式在该多元学术系统中能够共存、共荣,相互依赖、相互促进和共同进步。护理学作为一门应用性学科,多维学术观的提出为护理学科明确了自身学术的定位,为大

---

① Boyer. Scholarship Reconsidered: Priorities of the Professoriate[M]. NJ: Princeton University Press, 1990: 151.

学护理教师的考核和激励、大学教师发展的特殊性提供了理论基础。以下将从护理本科教育的特点出发来分析大学护理教师素质的特殊性,从而推导出大学护理教师发展的特殊性。

(一)大学护理教育的特点

在不同层次、不同类别的学校,教师群体的发展一般应遵循共同规律,许多发展路径和方法基本类似。但与此同时,不同教师群体的发展也存在着很大的差异。这些差异有可能是由不同教师群体的学术水平和个性特征造成的,也有可能是因为受到教育水平和教师教育类型等因素的制约。大学护理教师的发展既要遵循一般高校教师发展的共性,又要注意大学护理教师发展的特殊性。哪些因素决定了大学护理教师发展的内在特殊性? 本研究中的大学护理教师是指在高等护理教育机构即护理学院/系,教授护理学本科层次,从事教学科研工作的护理专业教师。护理本科教育是指对进入现代护理服务领域的学生进行为期 4 年的学以致用的护理准备教育。本科护理教育是培养护(理)师的教育,与中专、专科护理教育同属一类,但在"层次"上存在差异。本科护理教育是整个护理教育体系中的一个层次。本研究认为,大学护理教师的特殊性主要来源于本科护理教育的特殊性。

护理本科教育有什么特殊性呢? 首先,应明确护理学科的性质。护理学是以自然科学和社会科学为理论基础,研究疾病预防、保健和康复过程中的护理理论、知识、技术及其发展规律的综合性应用科学。[①] 所以说,护理学是一门实践性很强的应用型学科。根据博耶的多维学术观点,应用学术也是一种非常重要的学术形式,具有自由发挥的空间和非常重要的价值,应该得到尊重。[②] 也就是说,每个学科应该根据自身的特殊性,明确自身定位,办出特色,故护理学科也应该根据本学科实践性、应用性的特点,明确自身的学术定位。其次,要明确护理本科教育的分类。根据 2011 年的《国际教育标准分类》,护理本科教育属于第 6 级的教育,分为学术型和专业型。学术型是指培养以研究为主的精英学科型护理人才,专业型是指培养大众应用型人才。护理本科教育依托于不同的护理学院/系来培养,这样就离不开护理学院/系的合理定位和科学分类。在全国 300 多所开办护理本科教育的护理学院/系中,除了少数几所研究能力和综合办学能力比较强的护理学院/系应该定位培养学术型的护理本科人才,其他院校中的护理本科教育都应该定位培养专业型的护理人才,每个护理学院/系也应该根据自身实际,办出护理学科的特色。应用型高等教育应被定义为一种本科层次的专业性技术型人才培养活动,从属于职业教育体系。在这里,主要探讨专业型护理本科教育的特点以及培养这类人才的大学护理教师的特殊性。当下,我国护理本科教育没有按照《国际教育标准分类(2011)》进行分类,定位不明确。

---

① 李小妹.护理学导论[M].4 版.北京:人民卫生出版社,2017.

② BOYER.Scholarship Reconsidered:Priorities of the Professoriate[M].NJ:Princeton University Press,1990:151.

根据护理学的性质,其逻辑起点应该是"专业性应用教育",即护理本科教育应该是建立在普通教育基础上的专业性应用型教育①。护理本科教育就是培养本科层次的高素质应用型护理人才,即毕业后可以在各类医疗卫生保健机构从事护理工作的高素质应用型专业人才。② 那么,培养这种本科层次的高素质应用型护理人才有什么特点呢?通过本科阶段的学习,学生应掌握较系统的护理学及相关的医学和人文社会科学知识,具有创新精神、评判性思维能力、独立解决问题能力和自主学习能力,具备基本的临床护理能力以及初步的教学能力、管理能力及科研能力。这是最基本的要求,作为本科层次的高素质应用型护理人才,在知识、能力和素质上应该具有一定的高度和广度。首先,在知识方面,高素质护理应用型人才一方面要有一定的知识广度,不仅要有一定的理论知识,还要有较强的理论技能;不仅要有扎实的护理专业基础知识,还需要有过硬的护理实践性和技能性知识,要有一定的科学人文知识和相关的管理与人际沟通方面的知识。另一方面,他们要有一定的知识深度,从实用、够用的基本要求向基础厚实的要求转变,从掌握基本护理操作技能和技术的操作性要求的知识,逐步向掌握完整、系统和科学性的护理专业知识体系转变。其次,在能力方面,本科层次的高素质应用型护理人才不仅要有很强的护理操作实践能力,还要具备创新精神和较强的护理创新能力。在具有成熟的护理常规、护理岗位职能和护理操作能力的同时,还要具有较强的护理理论知识、护理技能的应用能力、护理研究能力。再次,在素质方面,本科层次的高素质应用型护理人才不仅要有较高的护理专业素养,还要有一定的非专业素养。护理质量的高低与个人的责任心、道德感、心理素质、意志品质、身体条件等非专业方面的素养关系密切,这些非专业素养直接影响到护理人员工作完成的效果和质量。因此,护理本科教育要避免"重专业技能、轻综合素养",过分重视人的技术价值、工具价值,忽视人自我发展的价值,要从片面强调护理本科学生的职业素质转变为兼重综合素质的整体提升。

(二)大学护理教师素质要求的特殊性

护理本科的教育特点决定了大学护理教师的特点,对大学护理教师的专业素质和人文素质提出了特殊要求。因此,很有必要探讨一下大学护理教师的特点,在此基础上,明确本科护理教育对大学护理教师素质的规定性。

现实中,我国大学护理教师的来源主要有5种:①高等院校的博士学位和硕士学位的毕业生;②在护理学院/系发展的早期阶段,从中等卫生学校或大专院校升入本科院校的教师是教师队伍的重要组成部分,但是后来学校逐渐倾向于引进学术性的博士生和硕士生,这部分大学护理教师所占比例越来越小,但仍然是一个重要的部分;③从其他护理学院/系引进的教师;④聘请医疗机构的护理人员担任大学护理兼职教师;⑤少数留校的学生通过成长逐渐成为本校的护理教师。

---

① 曹梅娟,姜安丽.从国际教育标准分类看高等(本科)护理教育的定位[J].护士进修杂志,2010,25(2):153-154.

② 姜安丽,段志光.护理教育学(供本科护理学类专业用)[M].4版.北京:人民卫生出版社,2017.

其中,大学护理教师的第一类来源占大学护理教师的主体。这些老师临床护理经验不足,缺乏专业实践经验和必要的护理专业技能,其中具有护理临床工作的实际经验和技能的骨干教师与护理专业学科带头人也非常缺乏。

护理学院/系现状和教育管理部门对护理学院/系教师的评价标准与要求跟对普通高校教师的要求基本一致。事实上,学位的获得和提高在一定程度上可以代表能力的提高与知识的掌握,但如果这是唯一重要的衡量标准,那就很不全面。究其原因,首先,学位属于国家教育事业管理的一种制度和标准,是对某一工作岗位的综合要求。当大学护理教师的学历表现为"证书主义"的实用性时,在特定的、有限的学校范围内保证一定的质量水平是可行的,但难以适应社会发展对大学护理教师多样化的需求。因此,学历应该只是大学护理教师资格的标准之一,但不能夸大学历的作用,更不能把学历作为唯一的标准。其次,教育学历和本身能力是不一样的。与医疗卫生技术的发展速度相比,教育学历具有滞后性的不足,没有一种学历教育在一成不变的情况下就能跟上护理本科教育的变化。因此,大学护理教师专业素质和教学质量的提高不能过于依赖学历来衡量。最后,以学历作为大学护理教师资格认定的标准,难以体现护理本科教育教师的特点。在政策法规方面,教师资格证书是由国家颁发的。事实上,学历的认定并未包含不同类型的教育教师的区别,而主要以学校的相关课程和考试为主要参考依据,但在现实中,以学科知识建立的课程体系还没有完全反映护理本科教育所应具有的教育类型的特点。

目前,我国高校教师资格证书制度对教师资格期限是没有限制的,即教师资格是终身制,这在很大程度上阻碍了护理教师队伍的建设和护理教师整体水平的提高。而且,目前高校教师资格证书没有对专业知识的要求,也就是说,还没有针对护理教师的资格认证制度。对大学护理教师来说,专业知识更新的速度也非常快,现有的师资资格要求中没有针对护理专业知识和技能的相关要求,也没有规定时效期限,是不适应我国目前大学护理教师发展的要求的,这导致了大学护理教师容易与社会需求、临床护理实践脱节的现象。目前,从事护理本科教育的兼职教师还没有相应的标准,在操作流程上还处于无规则可循的状态。从相关医疗机构聘用的兼职护理教师的管理工作在护理学院/系的管理中并没有占据非常重要的位置。因此,我国应该尽快建立一个护理教师国家标准,并开展护理专业的教师资格认证制度,为我国护理教师规范化管理提供指南。

（三）护理本科教育对大学护理教师基本素质的规定性

护理本科教育的特殊性决定了大学护理教师素质的特殊性。因此,应该研究护理本科教育对大学护理教师素质有何特殊要求和规定性。具体来说,大学护理教师应遵循护理本科教育的特点,即大学护理教师的素质应符合以下规定性:

（1）大学护理教师必须具有一定的科研能力和理论素养。护理本科教育是一种高等教育,因此应该符合高等教育的基本要求。具体来说,首先,要求学生有较高的文化基础,护理本科院校招收高中毕业生,因为护理本科教育除了护理操作技能的培养外,还要求学生具有较高的人文素养,为今后的临床护理工作、学习和个人事业的可持续发展提供保障;其次,护理本科学生学习护理操作和护理实践内容比较多,这要求大学护理教师不仅要掌握一些本专业的成熟的相关护理技术,还要更新相关护理理论和实践知识,关注当前医疗卫生行业的新技术和最新进展,将其渗透到护理教育教学的整个过程中;最后,对护理本科生的综合素质要求较高,护理本科学院/系的毕业生与中专和大专教育培养的毕业生相比,应具有更强的综合护理理论基础、护理应用能力和创新能力。这些能力的培养需要大学护理教师进行潜移默化地教育,因此,对大学护理教师的科研能力和理论修养要求更高。

(2)大学护理教师应具备熟练的护理操作技能。护理本科教育的主要任务是培养医疗服务第一线的高素质护理人才,能够根据患者的需要制订个性化的护理计划,并将护理计划付诸实施。大学护理教师在承担这种人才培养任务的过程,也是个体提高产学研合作能力、护理专业技术技能的过程,这就要求大学护理教师具备熟练的护理操作技能。

(3)大学护理教师应具备指导护理学生就业创业的知识和能力。护理本科教育和其他类型的教育都需要考虑社会的需求、学生未来可能从事的专业或技术领域的需求,分析该职业所必需的能力、知识和素质,尽可能将医院护理职业的新需求及时反映到护理教育教学的过程中。因此,护理职业是一个重要的特征。从功能上看,护理本科教育不仅担负着提高学生文化素质的任务,还担负着培养学生从事护理职业能力的任务。职业能力的培养是为了使学生为将来从事的护理相关职业做好充分的准备。

护理本科教育职业的规定性对教师有多方面的影响。护理本科教育需要基于医疗服务市场的需求,建立护理人才培养与医疗服务行业需求紧密衔接的供需平衡机制,在设置本科层次的护理专业时就应以相应护理职业岗位胜任力的需要为依据。护理本科教育是以护理职业岗位所需要的理论知识和实践技能为依据的。在就业方面,应直面医疗护理服务一线,培养高素质的专业性应用型护理人才。

与中专、大专护理专业毕业生相比,护理本科毕业生不仅具有较高的基础理论水平、护理专业理论知识水平和护理技术技能水平,还具有较全面的知识和能力。这种人才的综合素质不仅表现为护理专业知识的整合,还表现为护理实践能力、护理技术操作能力和应用能力的整合。因此,护理专业毕业生具有较高的个人素质和综合素质。

护理本科教育强调学生应该在医院和社区实践环境的职业环境中学习,有助于掌握护理专业技能,养成职业素质。实践教学的目标是培养学生临床护理实践和应用能力,并在教学安排中占据比较大的比例。毕业生在毕业前参加护士执业资格考试,获得"双证书",即学士学位证书和护士执业证书。

因此,护理本科教育人才培养的目标决定了护理本科教育教师的双重素质:既要有教师专业技术职务或素质,也要有护理专业技术职务或素质,培养具有双证的学生,就需要具有双素质的教师。双素质的教师可以来源于学校已有的教师队伍,也可以来源于医疗机构的专业技术人员。教师不仅要具有深厚的护理实践指导能力,还应具备指导护理学生就业与创新创业的知识和能力。

（四）大学护理教师专业素质的特殊性要求

大学护理教师与普通高校教师在素质要求上的差异不仅体现在知识和理论水平上，还体现在临床护理实践经验上。大学护理教师作为一个独特的教师群体，无论是个体还是整体，都有自己的专业素质和特点。例如，在专业素质要求方面，与普通高等教育教师相比，大学护理教师有非常鲜明的特点；与中等职业学校的护理教师进行纵向比较，大学护理教师的业务重点和专业水平应该有所不同。

1.大学护理教师整体专业素养的要求

大学护理教师应具备良好的职业道德，这不仅是由教师这个职业决定的，也是大学护理教师获得个人职业发展的需要。因为，大学护理教师除了要培养护理本科生的护理理论知识、操作能力和临床护理实践能力，还要培养学生作为一名优秀护理工作者的良好职业素养。职业素质的培养不是一朝一夕可以完成的，这是一个长期的持续过程，需要大学护理教师在教育和教学活动中通过自己的言行举止来影响和引导学生，在潜移默化中对学生的个人成长产生积极的影响。所以，大学护理教师要做到为人师表，成为一名好护士、好老师，表现出优秀的职业素质和修养，这样在护理教育的教学实践过程中，会在不知不觉中促进学生的思想道德素质教育，培养学生严谨、认真、诚实、正直等优良品质。护理本科毕业生的这些优秀品质将为其未来以良好的精神面貌走上护理工作岗位奠定基础。

优秀大学护理教师应该具备什么样的素质呢？接受访谈的老师们表示应该具有较高的综合素质、专业的引导能力、深厚的专业知识、丰富的临床实践经验，应该具有一技之长，能做到教书育人，要有自信、慎独精神，做事认真，有爱心，具有特有的仪态美等。

（1）优秀大学护理教师应该具备较高的综合素质。"我觉得作为一个教师，还是要多方面发展，培养各个方面的能力，不管是人文素养或者是基础知识、天文地理等，不止是医学方面的知识，什么事情都得知道。因为只有知道得多，来上课的时候你才能给学生举更多的例子。"（LD9MYX）"我觉得有一些人从事医疗或者其他领域，成为大师级的人物，他们的眼界是很宽的。他可能不是专注于自己的这个领域，而是一个博学的人。"（XH2LJ）"口才好，思维要缜密、科学"（QD7WAM）"像我们学校，选拔老师基本的条条框框已经把了很大的关了，学校的要求已经很高了，按照这个要求筛选的老师素质已经很高了，所以能到交大的老师几乎没有什么漏网的，都是高素质人才。"（XJ4GW）"正直的、团结的、敬业的、奉献的。我觉得但凡是我们要求护士、护理人的这些精神，他都应该有。"（SY8XJ）"表达能力、沟通能力也很重要。"（QD7WAM）"在筛选老师的时候，就应该筛选出这样的老师。我觉得这是他整个成长过程中形成的。但是我觉得对这个职业的情感和职业素质的培养，跟护理特别有关的，如慎独、细心、爱心，还有同理心等，就像我们培养护理学院的学生一样，你作为一个领导、老教师是怎么做的，就会给年轻的老师树立一个什么样的榜样。"（SY8XJ）

（2）优秀的大学护理教师应该在专业上具备引领能力。"好老师要有个引领作用。我不仅要自己干得好，还要考虑怎么样能把我这些学生也引导得非常好。""要有专业方面的引领能力。护理专业要发展,老师就应该在他的领域起到一个带头的作用,给予学生中恳的意见,或者是引领他们的方向,引起学生的兴趣,让他们在这个专业上能持续发展。"(XH2LJ)

(3)大学护理教师还要具备深厚的专业知识。"要有深厚的专业基础理论知识。"(NY6ZH)"第一个,尤其是高校的老师,你要做的最基本的,就是你的专业知识、技能。这是一个基础,就是必要的东西。"(R1RL)

(4)大学护理老师拥有丰富的临床护理经验也至关重要。"首先要有临床经验,尤其对我们来说。因为现在太多护理学院/系都存在老师没有临床经验的问题。"(LD9MYX)"还有一点,就是要有切身的临床实践体验,即使没有经验吧,也至少要对临床护理工作有一个比较深刻的体验,这点也是比较重要的。"(NY6ZH)"然后要在自己的专业实践领域里有一技之长,最主要的还是最终要有一种自我实现的感觉。"(NY6ZH)

(5)大学护理教师要热爱护理、热爱教学。"热爱这个岗位,你热爱教育、热爱学生,其实热爱了,才愿意去做好。"(QD7WAM)"一定要从心里去热爱这个专业……这个职业教育,你说了很多遍,都不如在你身上自然地流露展现出来,让他们觉得更受益匪浅或他们愿意跟随你。""护理老师如果不爱这个工作,不爱这个专业,甚至自己都瞧不起这个专业的话,学生是可以体会得到的。所以我觉得100次的言传都不如一次的身教更有教育意义。老师除了业务做得好、做人的基本素质过得去之外,他还必须要爱这个专业。"(SY8XJ)"首先他就是要热爱这份工作。""我喜欢这份工作,我爱这份工作,就会做得很好。在态度这一块,这就是情感。我觉得一位好老师,他除了爱这份职业以外,他还应该爱他的学生。""他要愿意听,他要能听懂。这两者就需要你要有一个很好的教学方法。那么你之所以会很努力地去钻研你的专业知识、技能以及专业教学方法,就是因为你对这个职业的态度、你对学生的情感。""因为喜欢做这些,所以我原来为什么说态度、情感很重要。喜欢这件事情,你就会很愿意去把这些新的东西吸收进来啊。"(R1RL)

(6)在教学的过程中,大学护理老师要自信,要具有慎独的精神,要能做到教书育人。"一定要把教书育人这个理念贯彻在他整个教学过程中。"(R1RL)"护理专业的老师自信力特别强。"(NY6ZH)"我觉得作为护理人,很多人都很认真,甚至是较真,很抓细节,很注重责任,我觉得这就是护理人很特别的地方。"(SY8XJ)"护理老师会比较认真。护理老师对待学生,对待其他事情,会比其他专业的老师更认真,不会特意去放水。"(NY6ZH)

(7)优秀的大学护理教师要非常有爱心,要具有特别的仪态美。"首先你要有爱心。其实我倒感觉,学生这一块也挺重要的。咱们培养的学生就是要面对病人,跟你面对机器、面对图纸是不一样的。它真的要挺温暖的,挺向上的。""护理的老师走出去就是有一种护士的仪态美。在校园里,护理学院的老师走出来就是比较漂亮,气质都还不错。"(NY6ZH)

2.大学护理教师个体专业素质的要求

以上对大学护理教师的整体专业素质进行了阐述,那么,其在作为一个整体专业素养具备同一性的同时,每个教师个体在专业素养上因教授课程的不同,也会有一定的个体素质要求的差异。

2004年5月,卫生部和教育部将"双师型"教师队伍建设纳入高等护理教育改革。所谓双师型护理教师,根据教育部提出的这类教师的条件,可归纳如下:首先,具有丰富的课堂教学经验和临床护理经验,不仅可以进行理论教学,也可以胜任临床护理工作,给予学生指导和帮助。[①] 对教师个体来说,"双师型"护理教师是指教育教学水平高,护理专业操作技能强,精通护理专业理论知识、护理实践技能及其内在关系和规律,具有教师和护士双重知识和能力结构的专业教师。对护理教师群体来说,"双师型"护理教师是指护理教师整体具备"双师型"的能力,即在护理专业教师中保持"理论型""临床型"和"双师型"教师的合理比例。这里的"双师型"教师队伍是大学护理教师队伍的整体特征,这并不意味着每位护理教师都必须成为"双师型"教师。

护理本科教育专业课程一般分为三大类:基础医学理论课程、护理专业理论课程和护理专业实践课程。不同课程的教师应该具备不同的专业素质。下面分析对这3种类型课程的护理专业教师个人专业素质的要求。

(1)医学基础理论课程:这类课程的设置是为了满足护理专业课程的需要,符合高等教育课程标准,以掌握强化应用与实践知识为重点,注重医学理论与临床护理实践的关系。因此,对这类教师来说,没有必要对他们的"双结构"标准要求过于严格。

(2)护理专业理论课程:教学一般以"必要与充分"为基本原则,充分满足以护理专业面向的临床护理人才的实际需要为标准。教授这类课程的教师必须具有较强的实践性、针对性和教学能力,能够传授临床护理的实践知识和经验。这就对大学护理教师专业理论知识的素养提出了两个要求:首先,要明确护理理论知识的总体框架和发展趋势,并对此有广泛的认识,这是理论基础和要求;其次,护理本科教育是培养面向医疗管理和护理服务一线的高素质应用型护理人才。因此,要求大学护理教师的能力应完全满足医疗护理管理的需求、护理服务实际的需求,要具备针对临床医疗护理服务实践需求的专业知识。

大学护理教师对理论知识的要求不在深度上,而在广度上,这取决于教师能将理论知识与临床实践联系起来的能力。特别是随着科学和技术的进步,医疗卫生领域的新理论、新技术日新月异,这就要求大学护理教师必须及时掌握最新的专业理论知识,了解最新技术的进展和趋势,以便在教学中为学生提供最新的信息、知识,避免学生所学和临床护理工作脱节,否则教师的教学内容将与临床护理工作大相径庭。因此,从这个意义上说,这些课程应该以护理实践的知识和经验教学为主,这类教师应该是兼具理论和临床实践的"双结构"教师。

---

① 中华人民共和国卫生部,中华人民共和国教育部.护理、药学和医学相关类高等教育改革和发展规划[J].中华护理教育,2004(1):5-8.

（3）护理专业实践课程：主要目标是培养护理专业人才的护理操作和技术的能力。大学护理教师的教学重点不在于护理专业的理论课程，而应注重培养学生的护理技能。因此，大学护理教师应首先掌握与所学理论相适应的护理实践技能。这也要求大学护理教师的知识结构应包括经验知识和实践工作经历。例如，教授儿科护理学的见习和实习课程的老师若只具备理论教学能力是不行的，还要有儿科护理的专业技能，如呼吸机、温箱使用方法，儿童心肺复苏等专科技术和儿科工作的实际工作经历。大学护理教师应关注本学科领域的前沿信息和知识进展，学习和掌握各种可能应用于临床实践的新知识、新技术，将最新的临床进展与新技术结合到护理教育教学过程中。因此，护理专业实践课程的教师也应具备"双结构"。

综上所述，由于大学护理教师所教授的学科方向不同，教学任务和目标不同，教师个体的专业素质表现出不同的特点，所有大学护理教师应具备普通本科院校教师的基本素质，其中一些教师的教学应具有理论联系实际、不断更新实践知识的特点。因此，鉴于大学护理教师所应具备的素质具有一定的特殊性，相应的，大学护理教师发展应区别于其他学科教师发展。故而，我们在制定政策、教师发展内容、方式方法等方面都应考虑到大学护理教师发展的特殊性。

二、基于大学教师发展相关理论视角的内容设计

范怡红等提出的多维学术观的大学教师发展框架主张大学教师发展是为了满足教师的内在需求，从教师的主体性出发，通过个人发展、教学发展、专业发展和组织发展4个维度来设计各种项目和活动，提升教师在教学、探究、应用与整合的能力。[①] 其核心观点就是维度和能力，通过不同的维度来发展具体的多维核心能力。从对大学护理教师发展的模式调查以及质性访谈分析中可以看出，大学护理教师参与的教师发展活动和项目不多，效果不甚理想；在个人发展方面，大学护理教师的发展意识淡薄，主动发展能力不强；在教学和专业发展方面缺少护理实践取向的整体系统规划；在组织发展方面缺乏有利的组织环境支持。从多维学术大学教师发展概念框架视角考虑，有必要对大学护理教师发展的内容进行系统设计：涵盖个人发展、专业发展、教学发展和组织发展4个维度的内容，通过教学发展和专业发展来提高教师的教学能力、探索能力、应用能力和整合能力，而个人和组织发展项目和活动为大学护理教师的多维能力的发展提供了内部和外部的支持和保障。

此外，大学教师发展的理论模型提出大学教师的发展是一个动态循环的过程，包括态度、过程和结构3个层次。根据其观点，在教师发展的具体操作层面，要注意关注个人发展（态度）、教学和专业发展（过程）以及组织发展（结构），只有三者互动，才能取得成效。因此，在设计大学护理教师发展项目时，要注重教师个人发展，尤其要重视组织发展，要注重组织发展对大学护理教师个人发展的促进作用，努力创造能够促进大学护理教师发展的组织结构、制度环境与外部社会环境。必须在教学和专业发展过程、组织

① 范怡红.中国与欧洲大学教师发展比较研究[M].成都：西南交通大学出版社，2013.

结构和个人态度 3 个层次上进行系统规划,通过教学和专业发展过程来发展教师的教学、探究、应用和整合的学术能力,正确处理好 3 个层次之间的关系,三者互动,才能有效促进大学护理教师发展。

(1)大学护理教师发展的态度对教师发展非常重要。首先在师德方面,大学护理教师必须热爱护理教育事业,热爱学生,能积极主动参与教师发展的各项活动;其次在教学与专业发展的过程中,大学护理教师要摆正自己的位置,把自己看成一名教师,重视教学,不断学习新的教学技术与探索创新教学方法,并且认识到科研、教研对提升教学水平的作用,主动参与或主持教研科研项目,撰写优秀论文,以科研促进和提升教学,努力在课堂管理与学生交流上花时间和精力,能够正视自己的缺点与不足,提升教学服务态度,得到同事与学生的认同与肯定;最后在个人发展上,大学护理教师要明确职业发展规划,认同组织价值目标,能够自主接受院校相关培训,能自我学习与提升。因此,有效的大学护理教师发展必然关注个人发展(态度),激发教师参与教师发展项目的积极性、主动性,才能取得成效。

(2)大学、护理学院/系组织结构发展是大学护理教师发展的重要保障。如果说大学护理教师对教学充满热情,在教学过程中教学态度积极主动,愿意接受大学、护理学院/系的师德培训以及和专业技能相关的培训与进修,但没有得到大学、护理学院/系相关的政策、制度及规章程序方面的支持和保障,大学护理教师发展同样只能流于形式,无法取得良好的效果。因此,与教学与专业发展(过程)、大学护理教师发展(态度)一样,大学、护理学院/系组织发展(结构)不但对大学护理教师的发展起着保障作用,而且能促进和加快大学护理教师骨干队伍建设;同时,能通过激发大学护理教师的内动力,提高教师的职业道德水平和教学服务热情,使其教学能力与科研能力不断提升,从而提升大学护理教师发展的整体水平,提高护理学院/系的教育教学水平,促进组织战略发展。

三、基于工作满意度理论视角的激励机制设置

赫兹伯格提出的双因素理论认为,人的工作动机有两种,一种是维持因素,包括工资、福利、工作条件、管理态度、政策等,另一种是激励因素,包括成就、认可、工作本身的挑战性、责任心、职务提升、个人和事业的发展等;维持因素若处理不当,就会引发不满意,即便处理得很好,也只会减轻或消除员工的不满意,而不能提升员工的满意度,不能激励员工更努力、勤奋地工作;激励因素若处理得当,会使员工从工作中获得满足感,激发他们的工作积极性。从对大学护理教师工作满意度状况及影响因素的分析可以看出,管理政策、人际关系等保健因素是影响大学护理教师工作满意度的重要因素,教师发展作为一个重要的激励因素,可以提升大学护理教师的工作满意度,降低离职倾向。从双因素理论视角考虑,可以遵循以下几个原则来设计大学护理教师激励机制:

(一)软硬环境共建原则

工作条件和人际关系是教师工作满意度重要的维持因素。护理学院/系的物质环

境主要包括办公条件、护理实训中心和教室的硬件设施建设、校园园林绿化建设、体育运动设施建设等;其次是软环境,也就是校园的文化环境,主要包括教风、学风、人际关系等。优美舒适的校园外环境以及健康和谐的校园人文环境有助于大学护理教师形成健康积极的心态。

(二)制度化与人性化相结合原则

对大学护理教师的管理应制定一系列适用的规章制度,包括大学护理教师职称晋升制度、大学护理教师薪酬分配制度、教学评价制度、物质精神奖励制度等。在制度设计及实践的过程中,都应当体现对大学护理教师的人文关怀,注重大学护理教师的共性发展,鼓励大学护理教师的个性发挥,让大学护理教师能够真正明白护理教育工作的价值和意义。

(三)物质激励与精神激励并重原则

对大学护理教师的激励不应该只关注物质奖励,如果适当运用精神激励的方法,则可以减少对物质激励的依赖,职称晋升、荣誉等激励方式更能够提高大学护理教师的荣誉感,使其可以在努力工作中获得满足感并实现自身的人生价值,这无疑会大大激发大学护理教师的工作积极性,提高整个教师团队的活力和竞争力。

四、基于教师职业生涯发展理论视角的体系完善

教师职业生涯发展理论的观点认为教师发展是一个循序渐进、持续发展的过程,而且每个教师个体都会经历其职业生涯中的各个发展阶段,在不同的发展阶段,教师会有各自不同的发展水平、需求、心态和信念。从对大学护理教师的质性访谈中可以看出,当下我国大学护理教师缺乏系统的职业生涯规划设计,而且比较关注新教师的发展,对中后期的大学护理教师缺乏足够支持。教师职业生涯理论可以为大学护理教师发展提供以下启示:

(1)教师发展是终身性的。作为一名大学护理教师,其教师发展是一个不断完善的终身学习过程。所以对教师个人来说,首先应该建立终身学习的观念,有计划地规划自己的职业生涯;其次,应能够获得相应的教育和培养,激励和保障应该是全过程的。大学护理教师教育不仅应该包括职前的教师教育阶段,还应该一直延续到大学护理教师专业生涯的最后阶段。本研究访谈资料显示大学护理教师职前教育缺失,职后教育不完善,提示应该建构职前职后一体化的大学护理教师发展新体系。

(2)教师发展是阶段性的。大学护理教师从"新教师"到成熟的"老教师"是一个渐进的发展过程,要经历不同的发展阶段,每个阶段都有其特点和内涵。因为每位老师的教育起点不同,其培养的路径和方法、培训的内容和形式也有所差异。所以,护理学院/系应该针对不同成长阶段的大学护理教师,根据其面临的问题和需求,制订个性化的培养方案,有计划地安排学习和培训。

五、基于教师专业发展评价理论视角的项目设计

Guskey 认为教师专业发展就是增进教师专业知识、技能与态度的过程和活动,可以通过多种形式来提升,是一种有意识、持续和系统的过程。[①] 教师专业发展的主要模式:培训、研究小组、导师指导、观察/评估、参与发展/提升过程、咨询/行动研究以及独立指导活动。为了解教师发展的效果,有必要对教师专业发展模式进行评价,评价指通过获得教师专业发展过程和活动的信息并对这些信息进行价值判断的过程。[②] 可以看出,Guskey 认为教师专业发展可以通过多种模式来提升教师的专业知识、技能和态度,同时也强调了评价的重要性。从本研究对大学护理教师参与教师专业发展模式的数据来看,当下的大学护理教师发展模式比较单一,缺乏统一规划,在过去的 3 年中,大学护理教师参加过的培训课程最多。对教师的进一步的质性访谈也印证了这一点。从教师专业发展评价理论的视角考虑,可以从以下两方面对大学护理教师发展项目进行设计:

(1)建立和完善多样化的教师发展模式。通过各种教师发展模式可以全面提升教师的专业知识、技能和态度。鉴于当下大学护理教师发展模式比较单一的问题,很有必要从大学护理教师发展的特殊性出发,设计一些适合大学护理教师发展的项目。随着信息技术的广泛应用,也可以与时俱进地扩展一些新的教师发展模式,如翻转式教师专业发展模式。而在"翻转式"教师专业发展模式下,教师可以在参加面对面研讨会之前,通过录像、电脑模拟、多媒体或者在线资源来学习知识内容,提前完成"信息传递"过程;而面对面的研讨会就可以为教师们提供更多反思与互动的机会,让教师们基于所学知识创建、实践和修正课堂行为或工具,促进教师进行更为深入的探讨,并基于问题和设计深入学习。[③]

(2)建立开放、多样、科学的大学护理教师发展模式的评价方式。对于教师发展问题,大家比较关注做了什么,但很少关注做得怎么样以及效果怎么样,也就是很少去评价教师发展项目的效果。即便有评价,也只是简单的描述和记录,如教师学了多长时间、听了多少报告、学历提升到了什么层次等一些肤浅的数据,而不能真正反映在实施教师发展项目的过程中存在的问题,也不能有效地指导教师发展实践的提升。Guskey 提出了通过了解学员反应、学员学习、组织支持和变化、学员对新知识和技能的应用以及学员的学习结果 5 个层次,来对教师专业发展模式进行评价。这 5 个层次由简单到复杂,前一层次的成功是后一层次成功的必要条件。同时,他也提出了教师专业发展是否有效的几项基本原则,包括明确关注学习和学习者、强调个体和组织变化、为宏观视野所指导的微小变化以及融入现实的持续专业发展。[④] Guskey 教师发展模式评价为大学护理教师发展模式评价提供了有益的思路和操作策略。

---

① GUSKEY T R.教师专业发展评价[M].方乐,张英,译.北京:中国轻工业出版社,2005.

② 陈霞.教师专业发展效果评价模型评析——以 Guskey 教师专业发展评价模型为例[J].大连教育学院学报,2010,26(01):12-16.

③ 陈柳.美国:教师专业发展模式的"翻转式"探索[J].人民教育,2016(21):78.

④ GUSKEY T R.教师专业发展评价[M].方乐,张英,译.北京:中国轻工业出版社,2005.

第三节 对策建议

大学护理教师受到国家政策、社会环境，以及大学、护理学院/系的影响。在开展各种教师发展活动项目时，首先要根据国家和社会的大环境确定基本方向，其次要基于院校的实际情况有针对性地开展各项教师发展项目，具体设计需要在教学和专业发展过程、组织结构和个人态度 3 个层次上进行系统规划，通过教学和专业发展过程来发展教师的教学、探究、应用和整合的学术能力，正确处理好这 3 个层次之间的关系，三者互动，才能有效促进大学护理教师的发展。

一、国家层面：构建大学护理教师职前、职后一体化发展的新体系和新机制

大学护理教师发展受到国家政策和方针的影响。在国家层面，要重视大学护理教师发展，只有重视教师的培养，才能培养出更多高素质的护理人才，在实现"健康中国"战略目标中发挥护理人的重要作用。国家应该出台相关政策、方针，构建大学护理教师职前、职后一体化发展的新体系和新机制。

在大学护理教师队伍建设中，教师培养、教师培训和教师管理是 3 个相互联系的重要环节。这 3 个环节的目的、时间、方法和作用各不相同。师资培养的目的是准大学护理教师教育，一般应用于准备进行大学护理教师工作岗位的非教师身上，如护理研究生、临床护理工作者等。教师培训针对的是在职大学护理教师，目的是进行提高教师教学和专业能力的继续教育，能够有效弥补教师培养的不足。教师管理的概念和范围较大，是统筹规划、协调安排教师培养和教师培训的重要手段。对大学护理教师的发展来说，这 3 个环节是必不可少的，需要将其紧密联系。

首先，要确立大学护理教师的国家标准，为大学护理教师发展提供依据。我国高等护理教育发展较晚，师资来源多样化，专业素质参差不齐。如果国家层面对大学护理教师制定了统一的标准，则可以参照这个标准来培养和培训新大学护理教师和现有的大学护理教师。然而，我国目前还没有相关标准，没有类似护理教师教学发展中心的平台，也没有开展护理教师资格认证方面的工作。高标准的专业培养、高标准的教师资格准入、强有力的新教师入职培训、有竞争力的报酬、有力的行政支持和持续的专业发展机会是教师专业化的最佳方案。[①] 可以借鉴美国护理教师资格认证制度制定标准，制定护理教师资格证书制度、护理教师资格考核制度、护理教师资格激励制度等，鼓励各护理学院/系建立护理教师教学发展中心，开展护理教师和卓越护理教师教学发展中心认证工作，定期复认证，保障师资和教师教学发展中心质量，提高大学护理教师的专业化程度，促进我国护理教育事业走向卓越。

其次，在全国范围内构建大学护理教师职前、职后一体化教育新体系。目前，教师

---

① 靳希斌.教师教育模式研究[M].北京：北京师范大学出版社，2009：260.

教育是提高护理教师专业素质的有效途径,但我国的护理教师教育体系并不完善。一方面,当前的护理教育体系中没有专门化的护理教育教师培养机构,大学护理教师主要来源于各护理学院培养的护理硕士生和博士生,或医学院校培养的其他专业的医学相关专业的硕士生和博士生。这些硕士或博士接受的都是学术教育,培养计划中的重点是学生的学术研究能力,缺乏教育学方面的知识和实践,这与社会对大学护理师资的专业要求相脱节。另一方面,大学护理教师职前和职后的培训缺乏连续性,尤其是培养机制和体系存在双重隔离。护理研究生的职前培训与大学护理教师的职后工作是分离的。职前培训以学术研究和理论知识传授为主,缺乏教育教学课程和实践,导致大学护理教师就业前的专业素质比较弱。大学护理教师职后发展培训缺乏规划和系统性,制约了大学护理教师关键教学和科研能力的不断提高。因此,需要政府依靠护理专业学会的力量从宏观层面形成院校(教育学院或师范院校/医疗机构/护理学院/护理系)合作、工学结合的职前职后一体化的大学护理教师教育新体系。

最后,建立大学护理教师发展的新管理机制,包括大学护理教师的准入机制、评价机制、经费投入机制、分配机制、激励机制等。目前,我国大学护理教师管理制度尚存在很多不足和缺失,无法完善自身的教师专业化发展管理机制。护理学是一门应用性和实践性很强的学科,从事护理学专业教育的大学护理教师在现行大学"重科研、轻教学、轻应用"的学术倾向下是很难有所突破的。将社会服务纳入应用学术的范畴,这种学术观打破了以往对学术的狭隘理解,扩展了学术活动的范围。博耶的多维学术观为大学护理教师发展提供了新的思路和框架,不仅指出科研、教学具有学术性,同时也充分肯定教师从事社会服务等各类相关活动的价值。教师是可以多元发展的,不同的专业有其专业的特殊性,不同的教师有其专长和个性,不能用同一标准来衡量不同的专业,也不能用一个标准来评价不同的老师。根据多维学术观来重构护理专业的学术意义,有助于构建符合我国实际的大学护理教师评价机制、激励机制等,从国家层面来规范大学护理师资专业化发展管理新机制。

二、社会层面:建立院校合作、工学结合的大学护理教师发展新模式

由于大学高素质护理人才培养要面向地方经济社会发展,面向医疗行业机构,立足于医疗护理技术的革新与发展,仅靠传统的教育方式和教师闭门造车式的人才培养无法满足社会以及医疗服务市场对高素质应用型护理人才的需求,因此,在全社会范围内形成院校(教育学院或师范院校/医疗机构/护理学院/护理系)合作、工学结合的职前职后一体化的大学护理教师培养模式就尤为重要。医疗行业和医疗机构以及师范院校或教育学院参与准大学护理教师(护理硕士生和博士生)和在职大学护理教师的培养,不仅有利于大学护理教师的护理专业知识、专业护理技术能力的提升,还能通过教师这一纽带将医疗机构人才需求与大学护理人才培养有效对接,减少人才供需错位和人才资源浪费。我国可借鉴美国护理学院/系联合师范院校或教育学院开设护理教育研究生证书课程的经验,基于社会力量构建大学护理教师发展新模式,包括院校共同建设、院校共同管理、院校共同分享3个方面。大学护理教师的培养不同于其他学科的教师,护

理学是一门应用型学科,护理本科的教育特点决定了大学护理教师素质的特殊性。根据大学护理本科人才培养的需求,护理师资队伍的建设要充分结合医疗机构、高等教育机构的力量,与医疗机构和高等教育机构形成交流机制。例如,定期指派大学护理教师深入医院、社区、养老机构等医疗机构参与临床实践或挂职锻炼。大学护理教师通过参与临床护理服务、护理产品开发、护理技术服务、护理专科管理、临床护理研究等工作,来提高临床护理专业实践水平、护理实践教学能力和临床护理科研能力。与此同时,通过指派教师到师范院校或教育学院进行进修培训,有效提升大学护理教师的教学理论修养、教育教学研究能力和教学水平。医疗机构可以通过设立护理教育发展基金来参与培养未来护理学术界的领军人才,通过参与培养和留住优秀的护理教师来解决我国大学护理教师的短缺问题。通过这种院校合作、工学结合的大学护理教师发展新模式,培养理论联系实践、持续更新实践知识的"双师型"大学护理师资队伍。

三、院校层面:搭建教师发展平台,全程、全面开展大学护理教师发展

院校层面是可以让大学护理教师发展真正得到落地的地方。护理学院/系可以充分调动自身的资源优势,通过搭建教师发展平台,全程、全面开展大学护理教师发展活动,以提高大学护理教师的整体素质。

首先,搭建大学护理教师教学发展平台。基于双因素理论,工作条件是教师工作满意度的重要维持因素,所以要遵循软硬环境共建原则,打造卓越大学护理教师教学发展平台。在国家层面,要依托护理专业学会搭建国家、省级和地方护理教师发展平台。通过开展大学护理教师培训、护理教师资格认证、卓越护理教师教学发展中心认证、教师交流、护理研究资助等多种形式来促进大学护理教师的培养。除了大学层面的教师教学发展中心,护理学院/系应该建立自己的教师发展平台,如大学护理教师教学发展中心。大学护理教师教学发展平台的建设应该有其自身的特点,应做到3个结合:①结合护理课程教学特点;②结合护理学院/系的文化;③结合护理教育特色。基于这3个结合的平台建设可以重点进行校内护理实验室建设、校内外护理实验实习实训基地建设、护理教学信息化基础设施建设等。

其次,构建全程化的大学护理教师在职培训体系。要大力改革新教师培训制度,建立以新教师为中心的、个性化的、契合新教师需求的新教师适应项目,加强过程管理,做好效果评价以及后续辅导支持。新教师能否尽快融入教学科研团队,其入职培训项目非常重要。完善教师导师制度,目前,新教师导师制度在有的院校还没有开展,制度还不完善,导师和被指导老师的职责、义务和权益尚不明确,缺乏严格的过程管理以及评价制度,导致教师导师制开展不顺利,达不到应有的效果。此外,要加强对中后期老师的支持和提升措施。在我国,针对中后期大学护理教师的发展基本上是空白的,大部分老师依靠自主发展,缺乏相关的政策和制度支持。基于教师职业生涯发展理论的视角,教师个体都会经历其职业生涯中的各个发展阶段,在不同的发展阶段,教师会有各自不同的发展水平、需求、心态和信念。中后期的老师经历了教师初期的迷惑,慢慢掌握了教学规律,开始由一名新手教师发展为一名教学能力较强的老师,但往往在这时,教

师的科研或教学工作得不到进一步提升,就会出现职业倦怠,停滞不前。所以,这个阶段的支持,如提升教师个人自我管理能力,包括时间管理、家庭管理、健康管理、职业规划等显得非常重要。基于双因素理论的观点,若激励因素处理得当,则能使员工从工作中获得满足感,激发他们的工作积极性,所以对中后期的教师要开展进一步的提升或激励项目,如护理教育研究院院士项目,让教师能突破瓶颈,得到更好、更快的发展。

再次,构建全面的大学护理教师发展内容体系。要先明确大学护理教师的发展内容,大学护理教师的发展应该包括个人发展、教学发展、专业发展以及组织发展4个方面,全面发展大学护理教师的教学、探究、应用和整合的学术能力。考虑到护理学作为一门专业性应用型学科,对大学护理教师来说,应该重点发展教学和应用能力。个人发展方面,主要提升个人的自我管理、职业规划以及健康计划能力,还应该包括职业道德方面的培养。这个部分的培养应结合我国的实际情况,结合支部和工会,通过开展丰富多彩的活动来提升教师的个人自我管理能力和素质。教学发展方面,重点培养教学方面的理论和实践知识,包括教学的准备、课堂管理、教学评价、实践教学等,教学的发展可以通过教学工作坊、餐桌讨论、临床实践、合作教学、系列培训、同伴支持、教学指导等活动来进行提升。专业发展方面,重点培养大学护理教师的科研态度、能力,通过研究导师、研究团队、跨学科研究、学术会议等方法来提升其科研水平;其次就是专业知识方面,主要通过学术会议、专题研讨会、网上资源、临床实践等来提升。组织发展方面,主要包括在护理学院/系层面建立大学护理教师教学发展中心,营造良好的组织氛围,让教师在其中开心愉快地工作,提供各种支持措施,如事务性支持,完善各种支持机构如教务部门、科研部门、教学技术部门等机构的服务工作。大学护理教师发展内容涉及如何具体操作的问题。在此,我们将大学护理教师发展划分为个人发展(态度)、专业发展(过程)、教学发展(过程)以及组织发展(结构)4个方面。在具体操作过程中,还应注意需要在教学和专业发展过程、组织结构和个人态度3个层次上进行系统规划。通过教学和专业发展过程来发展教师的教学、探究、应用和整合的学术能力,而个人态度和组织结构为大学护理教师发展多维学术能力提供了内外部的支持和保障。正确处理好这3个层次之间的关系,三者互动,才能有效促进大学护理教师发展(表6-3-1)。另外,要开展丰富多彩、形式多样的大学护理教师发展项目。大学护理教师发展项目,要结合护理专业的特点、教师的需求来开展。活动形式要多样,如新教师培训、工作坊、教师共同体、同伴指导(peer tutoring)、合作研究、行动研究专题教学工作坊、餐桌讨论、临床实践、合作教学、导师制等。随着信息技术的广泛应用,也可以与时俱进地扩展一些新的教师发展模式,如翻转式教师专业发展模式。开展大学护理教师发展项目要做到提前规划、程序明确、职责分明、形式多样、反馈及时。在开展多样化的教师发展项目的同时,还要建立开放、多样、科学的大学护理教师发展模式的评价方式,评价教师发展项目的效果,以便做到质量持续改进。

表 6-3-1 大学护理教师发展内容构想[①]

发展项目	具体内容
个人发展	
人际交往	(1)与学生、同事以及其他人积极交往的能力
	(2)处理紧急事件的能力
	(3)协调人际关系的能力
健康管理	(1)定期体检,形成良好的身体素质
	(2)形成积极、健康的心理状态
职业发展	(1)做好职业生涯规划
	(2)提升大学护理教师职业道德修养
	(3)培养爱岗敬业、奉献、慎独等精神
教学发展	
教学能力发展	(1)掌握医学护理相关的特殊教学方法
	(2)改进护理课程设计
	(3)提升护理教学能力
	(4)提高运用教育技术的能力
	(5)改进学生评价方式
专业发展	
探究能力发展	(1)了解研究领域前沿动态
整合能力发展	(2)提高科学研究能力
	(3)培养实事求是的科研态度
	(4)促进科研成果的技术转化
专业知识发展	(1)掌握护理专业领域基础知识
应用能力发展	(2)了解护理专业领域前沿动态
	(3)了解护理专业领域临床新进展
组织发展	
组织氛围	(1)营造民主、平等的组织环境
	(2)提升对教学组织与学术组织的归属感
	(3)倡导教学讨论、科研合作
	(4)积极为组织的管理、发展建言献策
制度环境	(1)完善人事制度
	(2)制定公平的薪酬制度
	(3)制定合理、有效的教学评价制度
	(4)制定合理、有效的科研评价制度

---

① 解德渤.再概念化:大学教师发展的历史与逻辑[J].教育学术月刊,2015(10).

最后，深化院校合作，开拓国际视野，提高大学护理教师发展项目质量。护理本科教育的人才培养目标，决定了大学护理教师发展项目要具有应用性、开放性，要与国际护理教育前沿接轨，与区域社会经济发展以及医疗行业、医疗机构的结构布局相适应，可以依托政府、机构、个人资本，设立护理教师发展专项资助项目。大学护理教师发展项目应与国际护理前沿接轨，适应区域发展规划，在工学结合一体化的背景下，形成护理专业教学实践能力与护理专业实践能力同步发展的教师成长新局面。

四、教师层面：充分发挥大学护理教师自我发展的积极性和主动性，构建教师学习共同体

从激励源来看，大学护理教师发展的动力主要来自两个方面：一方面是外在动力，如学校、大学、社会、国家政策和指导方针、教育对象等；另一方面是内在动力，即大学护理教师自身的发展需要，也就是说，教师需要成长，这是发展的内因，是提高大学护理教师素质的关键。

首先，要改变传统的教育教学观念。在长期的传统教育思想影响下，一些大学护理教师已经耳濡目染地将传统的教学理念内化，仍然以传统的方式组织教学，或者以传统的方式组织课程教学，这些问题已经成为阻碍大学护理教师发展的绊脚石。为了突破传统的教育理念，使大学护理教师重获与时俱进的发展，有必要改变大学护理教师头脑中的传统教育教学观念。然而，改变大学护理教师的传统教育观念并不容易，需要通过大学护理教师自身的再学习、再理解和再认识来实现。从教师职业发展理论来看，大学护理教师发展是一个循序渐进的、可持续的过程。所以，对大学护理教师个人来说，应该建立终身学习的观念，有计划地规划自己的职业生涯，明确教师发展是一个不断完善的终身学习过程。通过不断学习提升，转变传统教育教学观念，让教学方式、方法与时俱进。

其次，为了提高教师素质，大学护理教师应实现从教育者到学习者的观念转变，不断学习。大学护理教师曾经是一名学习者，但这并不意味着就能自然而然地成为一位好老师，成为一名大学护理教师也不意味着就不需要学习了。因此，作为知识的传播者，大学护理教师需要不断学习来提升自我。此外，大学护理教师要成为主动的研究者。优秀的大学护理教师，不仅要具备良好的职业道德、学科知识、教育和教学能力，还要成为研究者，学会如何反思自己的教学，学会不断探索新的教学方式。实践证明，大学护理教师在研究中的学习是最佳状态的学习，是最有成效的学习。因此，大学护理教师应"在学习中研究，在研究中学习"，成为行动者、研究者。

最后，大学护理教师要培养不断反思的能力。教学反思是大学护理教师以教学活动为反思对象，对自己的行为、决策与结果进行思考和分析的过程。教学反思是培养大学护理教师教育创新能力的重要方式方法，也是大学护理教师教育研究的动力和出发点。大学护理教师只有不断反思自身的教学活动，研究现实中的教育教学情况，才能形成对自我概念、行为、能力和经验的一种理性分析，实现个人概念和能力的重构、生成和提高。

除了提升教师自我发展的主动性和积极性外，还要促进大学护理教师之间的合作，构建教师学习共同体，这是大学护理教师发展是否有效的关键因素。本研究在对国内外大学护理教师的访谈中，多次强调了合作、团队、跨学科交流的重要性。教师学习共同体为教师的专业发展提供了一个平台，教师可以通过参与合作、共同分享、相互交流的方式实现自己的专业发展。① 当前，教师知识管理的新趋向是个人知识到团队知识，当前的教师知识管理不仅重视教师个人知识的形成与积累，还特别关注教师个人知识的共享、交流和创新。② 这表明，教师发展的有效途径就是教师之间的共享、互动与合作，构建教师学习共同体是教师发展的有效途径。也就是说，大学护理教师发展要取得成效，需要充分利用大学教师之间的互动与合作，努力营造一种支持的、安全的、开放的氛围，尽量创造一个能平等地对话与合作、探究与探索、关怀与支持的大学护理教师团队，形成一种诲人不倦、学而不厌、好学力行、好为人师的文化。

综上所述，可以从国家、社会、院校和个人4个层面构建大学护理教师发展框架，通过开展高质量的教师发展项目来增加大学护理教师的工作满意度、幸福感，从而减少大学护理教师的离职率。

本章小结

大学护理教师受到国家政策、社会环境，以及大学、护理学院/系的影响。在针对已有研究中所发现的主要问题，结合理论探索的相关启发，本章节在综合已有调研发现和理论探索成果的基础上，从以下4个方面对在我国应该如何开展大学护理教师发展提出针对性建议和对策：

(1)在国家层面，建立起职前和职后相结合的大学护理教师发展新体制和新机制。首先，制定国家护理教育教师资格标准，为大学护理教师的发展提供依据；其次，在全社会构建职前职后一体化大学护理教师教育新体系；最后，建立护理教育师资队伍专业化发展管理新机制。

(2)在社会层面，建立院校(师范院校或教育学院/医疗机构/护理学院/护理系)合作、工学结合的大学教师发展新模式。

(3)在院校层面，搭建大学护理教师发展平台，构建全程化的大学护理教师在职培训体系和发展内容。大学护理教师发展是一个由大学护理教师个人发展(态度)、教学发展(过程)、专业发展(过程)和组织发展(结构)4个维度组成的动态循环过程。首先要全面发展教师的教学、探究、应用和整合的学术能力；其次要通过开展丰富多彩、形式多样的大学护理教师发展活动和项目，通过深化院校合作、开拓国际视野，来提高大学护理教师发展项目的质量。

---

① 徐敏,陈勤.高校护理教师学习共同体的研究进展[J].中华护理教育,2017,14(12):948-951.
② 姜勇.教师知识管理新趋向:从个人知识到团队知识[J].外国中小学教育,2005(05):67-70.

（4）在教师层面，充分调动大学护理教师自我发展的主动性和积极性，构建教师学习共同体。通过国家支持、社会参与、搭建教师发展平台，全程、全面开展大学护理教师发展活动，高质量的教师发展项目势必会增加大学护理教师的工作满意度、幸福感，减少离职率。

第七章　结　语

前面的 6 个章节基本上已经对本研究的研究目的、具体过程、主要内容、研究结果等方面进行了较为详细的描述和呈现，至此，本研究的主体已经基本完成。在结语部分，研究者主要就本研究的可能创新之处、研究中存在的一些不足以及后续研究的展望提出一些看法。

第一节　研究的主要创新点

创新是研究的根本价值，推进研究创新也是本研究从选题开始就一直在思考的问题。从研究方法与观点方面进行分析，本研究所具有的可能创新之处如下：

一、研究视角创新

本研究综合应用了文献法、问卷调查方法、访谈方法以及数理统计方法来对大学护理教师的工作满意度、离职倾向和教师发展的相关方面进行了深入而全面的理论探索和实证研究，不仅能从宏观上更为全面地把握大学护理教师工作满意度、离职倾向和教师发展的总体概况，还可以从微观上考察大学护理教师发展的现况以及存在的诸多问题。点和面相结合，从工作满意度、离职倾向和教师发展多个角度进行了调查，同时又对三者的内在运行机制进行了探讨。此外，本研究还从多维学术观理论、大学教师发展相关理论、工作满意度理论、教师职业生涯发展理论、教师专业发展评价理论等多个理论视角进行了反思，为大学护理教师发展体系的建构和完善提供了理论支撑。本研究有效弥补了相关研究视角相对单一之不足，为相关问题的发现与分析提供了更具有代表性的一手数据资料，使得研究提出的建议与对策更具有现实基础与针对性。

二、研究内容创新

大学护理教师发展方面的研究在我国才刚刚起步，研究文献和成果比较匮乏。本研究首先通过理论探索和实证研究，尝试性地对大学护理教师的工作满意度、离职倾向和教师发展的运行机制构建理论逻辑模型，并通过数理统计方法验证了该理论逻辑模型的有效性。其次，基于问卷调查和访谈研究结果，借鉴美国大学护理教师发展经验，构建了从国家层面、社会层面、院校层面和教师自身层面的适合我国大学护理教师发展的逻辑体系。本研究的成果将为我国大学护理教师发展方面的研究起到一个抛砖引玉的作用。

第二节　研究所存在的不足

纵然研究者从各个方面对本研究进行了比较周全和科学的设计,在研究过程中也已尽"洪荒之力",但由于本人的研究能力有限,同时受研究时间以及相关资源获取等方面的限制,本研究尚存以下两方面的不足:

一、样本数量不足

对大学护理教师的工作满意度、离职倾向和教师发展现况进行实证研究,应尽可能使得样本能代表我国大学护理教师的总体,这样才能使结果更具有代表性。由于研究者时间、精力有限,同时受各方面社会资源获取相对不足的条件限制,本研究对大学护理教师进行问卷调查的样本量相对较少,238名大学护理教师的样本总量,其代表性还是略显不足。如调查对象能扩大到更多的护理学院/系,增加受访大学护理教师的数量,则研究结果会更具有说服力和代表性。

二、理论提升不足

本研究对大学护理教师工作满意度、离职倾向和教师发展进行了相关理论研究,但在理论回顾、理论模型建构以及应用相关理论对研究中所发现的问题进行阐释等方面还存在一些不足。例如,研究者对大学护理教师工作满意度现况进行分析,理论阐释不深入,以及提出的相应建议与对策所体现的对理论的探索与应用还不足。研究者希望在后续的研究中,在理论方面能有进一步的提升。

第三节　后续相关研究展望

大学护理教师发展是大学教师发展的一个方向,大学护理教师质量关系到护理人才培养质量的高低。本研究为我国大学护理教师发展相关方面的研究提供了一个初略的框架,并希望本研究结果能对相关方面的更多研究起到一个抛砖引玉的作用。就本研究主题而言,研究者认为以下几个相关方面具有进一步研究的重要价值和意义:

一、大学护理教师工作满意度的深入研究

本研究发现,大学护理教师工作满意度受诸多方面的影响,本书对如何提升满意度提出了一些针对性的建议,但对于如何提升大学护理教师工作满意度、什么模式和方法

能有效提升工作满意度,本研究受研究侧重点所限,并没有对其展开充分的理论和实证研究。后续研究可以采用干预措施来进一步展开深入研究。

二、大学护理教师发展的深入研究

本研究就大学护理教师"如何"发展,从国家层面、社会层面、院校层面、教师自身层面提出了一个逻辑框架,但由于篇幅有限,没有展开实证研究。因此在后续相关研究中,可以就某一个层面进行理论探讨、论证调查和干预研究,加强对大学护理教师发展的深入研究。

三、国内外大学护理教师发展的比较研究

大学护理教师发展相关研究在我国才刚刚起步,大学护理教师发展问题也是世界各国护理教育界普遍感到棘手的一个问题。尽管如此,一些欧美国家在其大学护理教师发展方面已经形成了一些相对成熟的做法,并取得了良好成效,可以为我国大学护理教师发展研究提供重要借鉴。国内虽有些文章谈及美国护理院校在大学护理教师发展方面的做法,但介绍往往比较零散,缺乏系统性,对国外的护理卓越教育发展中心、大学护理新教师入职培训、大学护理教师资格认证、护理教师导师制等比较全面、系统的相关研究非常缺乏,对具体案例进行深入研究和比较研究的文献更是稀少。因此,加强对国外大学护理教师发展方面的相关做法进行相对深入、细致、全面的比较研究将是后续研究的一个重点。

附　录

附录 I

知情同意书

尊敬的老师:

您好! 首先感谢您百忙之中参与这次调查! 这是一份学术型问卷。目的是研究大学护理教师对工作的满意程度以及大学本科护理教师发展状况。问卷采用不记名方式填写,回答没有对错之分,所有数据资料仅用于学术研究,请放心作答。衷心地感谢您的支持与合作!

厦门大学医学院护理教师发展研究团队

问卷填写说明:

1.本次调查为匿名调查,您无须填写姓名。

2.我们将会对您的这份问卷进行严格保密。您的填写结果仅用于进行学术上的统计分析与研究,任何答题情况和个人信息都将严格保密,不会泄露给学术研究之外的任何人,请您放心作答。

3.本问卷的目的是了解大学本科护理教师发展方面的情况及影响因素和满意度情况,您的选择没有对错之分,我们只是想比较教师之间观点的差异,请您如实独立作答,请不要和他人讨论。

4.您在填写问卷时,请首先细心阅读各部分的提示语,真实、直接地表达您的感受,无须在每道题目上花费太长时间去思考。

您的意见非常宝贵,请仔细阅读答题说明,然后根据您的实际情况作答。衷心地感谢您的支持与合作!

附录 Ⅱ

一般资料调查表

(请认真阅读以下每个选项,选择您认为合适的选项并在前打"√")

1.您的性别:□ 男　　□ 女

2.您的婚姻状况:□ 已婚　　□ 未婚　　□ 离异

3.您的年龄:□ 20～29　　□ 30～39　　□ 40～49　　□ 50～59　　□ 60 或以上

4.您的教龄:□ 0～4 年　　□ 5～14 年　　□ 15～25 年　　□ 25 年以上

5.您税后月收入情况:□ 5000 以下　　□ 5000～8000　　□ 8000～10000　　□ 10000 以上

6.您的最高学历:□ 大专及以下　　□ 本科　　□ 硕士　　□ 博士或博士在读　　□ 博士后

7.您的职称:□ 无职称　　□ 助教　　□ 助理教授/讲师　　□ 副教授　　□ 教授

8.您的专业:□ 护理学专业　　□ 基础医学专业　　□ 临床医学专业　　□ 其他专业

9.您所教授课程门数:□ 没授课　　□ 1 门及以下　　□ 2 门　　□ 3 门或以上

10.您教授的主要课程类型:□ 没授课□ 公共通识课程□ 专业基础课程□ 护理专业课程

11.您所在的学校类型:□ 综合本科院校　　□ 医学本科院校

12.您是否兼任行政职务:□ 是　　□ 否

13.您所在学校地域属于:□ 东部　　□ 中部　　□ 西部

14.您在学校的任职：□ 全职护理本科教师　　□ 兼职护理本科教师

15.您所在学校属于(多选):□ 985　　□ 211　　□ 一般本科　　□ 地方新建本科

16.近 3 年,您主持的科研课题有(多选):

　　a)□ 无　　□ 国家级科研课题　　□ 省级科研课题　　□ 市级科研课题　　□ 校级科研课题

　　b)□ 国际合作科研课题　　　　□ 其他

17.近 3 年,您主持的教学课题有(多选):

c)□ 无　　□ 国家级教学课题　　□ 省级教学课题　　□ 市级教学课题　　□ 校级教学课题

d)□ 国际合作教学课题　　□ 其他

18.近 3 年,您独立撰写或作为主编/副主编出版的学术专著:

e)□ 0 本　　□ 1～2 本　　□ 3～4 本　　□ 5 本或以上

19.近 3 年,您独立撰写或作为主编/副主编出版的编、译著或教材:

f)□ 0 本　　□ 1～2 本　　□ 3～4 本　　□ 5 本或以上

20.近 3 年,您作为第一作者或通讯作者发表的 SCI/SSCI 论文:

g)□ 0 篇　　□ 1～2 篇　　□ 3～4 篇　　□ 5～9 篇　　□ 10 篇或以上

21.近 3 年,您作为第一或通讯作者发表的 CSSCI/中文核心期刊论文:

h)□ 0 篇　　□ 1～2 篇　　□ 3～4 篇　　□ 5～9 篇　　□ 10 篇或以上

附录 Ⅲ

教师满意度量表

1.我每学期所承担的教学工作量是适当的：
　□非常不符合　　□不太符合　　□一般符合　　□比较符合　　□非常符合

2.学生的能力和素质能够保证教学的顺利完成：
　□非常不符合　　□不太符合　　□一般符合　　□比较符合　　□非常符合

3.我愿意从事学术研究，而不仅仅是出于晋升的需要：
　□非常不符合　　□不太符合　　□一般符合　　□比较符合　　□非常符合

4.学校在教师科研方面给予了足够的资源和经费支持：
　□非常不符合　　□不太符合　　□一般符合　　□比较符合　　□非常符合

5.学校在教师教学方面给予了足够的资源和经费支持：
　□非常不符合　　□不太符合　　□一般符合　　□比较符合　　□非常符合

6.学校为我提供了丰富的进修机会：
　□非常不符合　　□不太符合　　□一般符合　　□比较符合　　□非常符合

7.以往的进修经历给我带来了知识更新，使我能够满足专业方面的新需要：
　□非常不符合　　□不太符合　　□一般符合　　□比较符合　　□非常符合

8.学校的晋升机制是合理的：
　□非常不符合　　□不太符合　　□一般符合　　□比较符合　　□非常符合

9.每位符合晋升条件的教师都有公平的晋升机会：
　□非常不符合　　□不太符合　　□一般符合　　□比较符合　　□非常符合

10.我所在院系的学术气氛是浓厚的：
　□非常不符合　　□不太符合　　□一般符合　　□比较符合　　□非常符合

11.学校的教学设施能够保证我在课堂上顺利教学：
　□非常不符合　　□不太符合　　□一般符合　　□比较符合　　□非常符合

12.学校的图书馆以及电子资源能够满足我的需要：
　□非常不符合　　□不太符合　　□一般符合　　□比较符合　　□非常符合

13.学校的自然环境是舒适的：
　□非常不符合　　□不太符合　　□一般符合　　□比较符合　　□非常符合

14.学校食堂的服务水平是优质的：
　□非常不符合　　□不太符合　　□一般符合　　□比较符合　　□非常符合

15.收入在本校教师之间的分配是公平的：
　□非常不符合　　□不太符合　　□一般符合　　□比较符合　　□非常符合

16.与外校同级教师相比，收入不相上下：
　□非常不符合　　□不太符合　　□一般符合　　□比较符合　　□非常符合

17.我在学校里能够收到应有的尊重：
　　□非常不符合　　□不太符合　　□一般符合　　□比较符合　　□非常符合

18.我在社会上享有较高的社会地位：
　　□非常不符合　　□不太符合　　□一般符合　　□比较符合　　□非常符合

19.学校的管理制度是合理的：
　　□非常不符合　　□不太符合　　□一般符合　　□比较符合　　□非常符合

20.我能够顺畅接触到院系领导以表达我的想法：
　　□非常不符合　　□不太符合　　□一般符合　　□比较符合　　□非常符合

21.我享有自己职权范围内的学术权力：
　　□非常不符合　　□不太符合　　□一般符合　　□比较符合　　□非常符合

22.我认可领导的工作水平：
　　□非常不符合　　□不太符合　　□一般符合　　□比较符合　　□非常符合

23.我与学生的关系融洽：
　　□非常不符合　　□不太符合　　□一般符合　　□比较符合　　□非常符合

24.同事间的关系是诚挚单纯的：
　　□非常不符合　　□不太符合　　□一般符合　　□比较符合　　□非常符合

25.我常常想辞去目前的工作：
　　□非常不符合　　□不太符合　　□一般符合　　□比较符合　　□非常符合

26.我计划在本校有长远的职业发展：
　　□非常不符合　　□不太符合　　□一般符合　　□比较符合　　□非常符合

27.到其他高校任教对我更有利：
　　□非常不符合　　□不太符合　　□一般符合　　□比较符合　　□非常符合

28.如果有机会我更愿意到企业工作：
　　□非常不符合　　□不太符合　　□一般符合　　□比较符合　　□非常符合

29.我对目前的工作总体上感到满意
　　□非常不符合　　□不太符合　　□一般符合　　□比较符合　　□非常符合

附录 Ⅳ

大学护理教师发展状况问卷

1.近 3 年,您参加的专业发展方面的教师发展项目(强化专业知识和提升学术研究能力的项目)的次数:

　　□0 次　　□1～2 次　　□3～4 次　　□5 次或以上

2.近 3 年,您参加的专业发展方面的教师发展项目(强化专业知识和提升学术研究能力的项目),对您的帮助程度:

　　□完全没有帮助　　□帮助很小　　□有些帮助　　□很有帮助　　□不适用

3.近 3 年,您参加的教学发展方面的教师发展项目(关于课程设计与发展、教学技术等与教学有关的项目)的次数:

　　□0 次　　□1～2 次　　□3～4 次　　□5 次或以上

4.近 3 年,您参加的教学发展方面的教师发展项目(关于课程设计与发展、教学技术等与教学有关的项目),对您的帮助程度:

　　□完全没有帮助　　□帮助很小　　□有些帮助　　□很有帮助　　□不适用

5.近 3 年,您参加的组织发展方面的教师发展项目(帮助教师成长和发展的组织机构,如教师教学发展中心开展的活动)的次数:

　　□0 次　　□1～2 次　　□3～4 次　　□5 次或以上

6.近 3 年,您参加的组织发展方面的教学发展项目(帮助教师成长和发展的组织机构,如教师教学发展中心开展的活动),对您的帮助程度:

　　□完全没有帮助　　□帮助很小　　□有些帮助　　□很有帮助　　□不适用

7.近 3 年,您参加的个人发展方面的教师发展项目(人际交往技能、职业发展、人生规划等项目)的次数:

　　□0 次　　□1～2 次　　□3～4 次　　□5 次或以上

8.近 3 年,您参加的个人发展方面的教师发展项目(人际交往技能、职业发展、人生规划等项目),对您的帮助程度:

　　□完全没有帮助　　□帮助很小　　□有些帮助　　□很有帮助　　□不适用

9.近 3 年,您自主学习有关教师发展发面的知识主要有(多选):

　　□无

　　□专业发展:提高拓展专业知识和提升学术研究能力等方面的知识

　　□教学发展:关于课程设计与发展、教学技术等与教学有关的知识

　　□组织发展:了解有关帮助教师成长和发展的组织机构,如教师教学发展中心方面的知识

　　□个人发展:人际交往技能、职业发展、人生规划等方面的知识

　　□其他:

10.近3年,您自主学习有关教师发展方面知识的次数:

□0次　□1~2次　□3~4次　□5次或以上

11.近3年,您自主学习有关教师发展方面的知识,对您的帮助程度:

□完全没有帮助　□帮助很小　□有些帮助　□很有帮助　□不适用

12.近3年,您参加过的具体教师发展项目(培训课程)有(可多选):

□无

□各类专业和学术讲座

□各类专题和培训课程

□其他

13.近3年,您参加过的具体教师发展项目(研究小组)有(可多选):

□无

□教学工作坊

□教研活动

□其他

14.近3年,您参加过的具体教师发展项目(观察与评估)有(可多选):

□无

□听课评课

□教学方法咨询

□督导评教

□其他

15.近3年,您参加过的具体教师发展项目(参与发展和完善过程)有(可多选):

□无

□开发评审新课程

□集体设计新课

□集体讨论新教学法

□微课演练

□其他

16.近3年,您参加过的具体教师发展项目(探究行动研究)有(多选):

□无　□研讨会　□课题组研究　□学术会议

□其他

17.近3年,你参加过的具体教师发展项目(个体指导活动)有(多选):

□无

□在职攻读硕士学位

□在职攻读博士学位

□国内访问学者

□国外访问学者

□导师制

　□网络学习

　□其他

18.学校常有专门针对教师发展的机会吗？

　□没有　　□比较少　　□一般　　□比较多　　□非常多

19.学校的教师发展项目由哪些部门提供？

　□教师教学发展中心　　□教务处　　□人事处师资科　　□其他

20.开放性问题

(1)您参加过哪些大学教师发展相关活动？对您产生了哪些影响？

_____

(2)在教师发展方面,您认为当前大学护理教师群体面临哪些困难和挑战？

_____

(3)在教师发展方面,就您个人而言,目前最大的挑战是什么,如何解决？

_____

附录 V

中文访谈提纲

尊敬的老师：

感谢您百忙之中参与这次访谈！这是一份学术访谈，目的是研究大学本科护理教师发展状况。访谈采用不记名方式，回答没有对错之分，所有数据资料仅用于学术研究，请放心回答。衷心地感谢您的支持与合作！

厦门大学医学院护理教师发展研究团队

1.请介绍一下您作为护理教师的成长经历。您是怎么成为一名护理教师的？为何选择这样一个职业？

2.请谈谈您对教师专业发展概念的理解。

3.您认为优秀的大学护理教师应具备哪些素质（能力），如何养成这些素质（能力）？大学护理教师与其他大学教师相比，应该有什么不一样的素质（能力）？

4.您所在学校和学院对不同职业发展阶段的老师，如新入职助教或讲师、副教授或教授，是否采取了针对性的培养举措？请具体谈谈。

专业发展方面：

5.您通过什么方式拓展专业知识和提升学术研究方面的能力？您是否参加过学术研究方面的培训和学习？有跨学科的培训和学习吗？这些培训或学习对您产生了哪些影响？您是否参与过跨学科的研究项目？这些项目对提升自己的研究能力有何帮助？您所在学校和学院有没有提供专门用于拓展护理教师专业知识和提升学术研究的培训和学习？请具体谈谈。

6.您觉得学校应该如何帮助护理教师拓展专业知识和提升学术研究能力？

教学发展方面：

7.您通过什么方式提升教学能力？请问您接受过教学方面的培训和学习吗？这些培训和学习对您产生了哪些影响？

8.您通过什么方式将教学、研究与实践结合起来？您觉得最佳的方式是什么？

9.学校有没有提供专门针对课程设计与发展、教学技术等与教学有关的培训和学习？请具体谈谈。您觉得学校应该如何帮助教师提升教学能力？

组织发展方面：

10.学校设有专门的帮助教师成长和发展的组织机构（如教师教学发展中心）吗？您参加过这些机构的活动吗，效果如何？您觉得教师教学发展中心应该提供什么样的项目或活动来促进教师发展？

个人发展方面：

11.您有没有制订过自身的职业发展生涯规划？您参加过哪些职业发展规划方面的学习或培训项目？这些项目对您的专业发展有何帮助？

12.学校有没有提供专门针对教师个人人际交往技能、职业发展、人生规划等的培训和学习？如果有，成效如何？您觉得这类培训有用吗？您有何建议？

13.您认为当前大学护理教师群体面临哪些问题和挑战？就您个人而言，目前最大的挑战是什么，如何解决？请谈谈您近期和未来的职业发展规划。

附录 Ⅵ

英文访谈提纲

Nursing Faculty Professional Development Interview

Dear professor,

Hello! First of all thank you for your participation in this interview. This is an academic interview designed to study the Nursing Faculty Professional Development. The interview will be kept anonymous. There is no right or wrong answer. All data are for academic research purposes only. Only the researcher can access the information you provide. We promise to maintain strict confidentiality of the content involved. Please feel free to fill it out.

The participation of this study is entirely voluntary. You can decide whether to participate in the study and have the right to withdraw during the participation process. This will not affect your treatment and care.

We sincerely look forward to your participation! If you agree to participate，please sign the informed consent form.

Thank you for your support!

The researchers have explained to me the purpose and process of this study，and I also know that the study has not harmed me and my family. I have already clarified the relevant research issues. I agree to participate in this study.

Participant's signature：

Date of signature：

我今天主要想了解一下您作为一名护理教师在专业发展方面的经历。

Hi，today I mainly want to know your development as a nursing educator.

1.请您介绍一下您作为护理教师的成长经历。也就是说您怎么成为一名护理教师的？请您谈谈您的经历。

Could you please talk about your development as a nursing educator? How do you become a nursing educator?

2.请您谈谈对教师发展概念的理解。

Could you please talk about your understanding about faculty development?

3.请问您学校和学院有什么样的教师专业发展项目？请问这些项目主要涉及哪些方面？请您针对其中的项目具体谈谈。

Are there any faculty development programs in your nursing school? What is the content of these programs? Could you please specifically talk about some programs?

4.对于新教师,学院将如何进行培养？

How do your school cultivate new faculty?

5.熟悉学校学院架构方面有何措施?

Are there any programs to help the faculty get familiar with the University and Nursing School?

6.如何提高教师的研究能力?

How to improve their research ability?

7.如何提高教师的教学能力?

How to improve their teaching ability? Such as helping them become a good teacher.

8.针对教师个人方面的问题是否有支持?

Is there any support about their personal life? Such as family problems? House and kids?

9.请问您接受过什么样的教师专业发展方面的培训?

What kind of training programs on faculty development have you ever received?

10.请问美国护理教师专业发展有何优势和问题?

What the advantages about nursing faculty development in US?

Are there any problems about nursing faculty development in US?

Thank you so much!

后　记

　　拂晓来临，虽身已疲惫，但心欣欣然。本书经过 4 年时间的资料收集，访谈了 13 位美国护理教师、10 位中国护理教师，历时几个月问卷调查，获得了丰富的量性资料和质性资料。我于美国访学回国后完成了访谈资料的转录、翻译，经过 2 个月的资料分析、6 个月的初稿撰写，后又花费半个月时间进行修改完善，终于成稿，百感交集，尘埃落定！本书的完成过程是我学术进步非常大的时期。在浓郁的学术氛围中，与大师对话，和专家交流，与朋辈探讨，收获良多，使我快速成长，逻辑思维和心智训练都得到了很大的提升。回望这几年时光，冲击之大，收获之多，是一段挣扎与美好、痛苦和快乐共存的时间，有辛酸，有喜悦，有感伤，但更多的是感恩。借此书稿即将付印之际，对给予我关心、帮助的老师、同学、亲友们致以诚挚的感谢！

　　首先，我要衷心感谢亲爱的导师郑若玲教授。从该书的选题、设计、框架的搭建、问卷的修改、初稿修改到最终定稿的每一个环节，无不倾注着若玲教授的心血、智慧。6年期间，若玲教授在学术上给予我悉心指导，在生活方面也给予了无微不至的关怀和照顾。记得 6 年前，承蒙若玲教授不弃，收我入郑门，让我得以进入梦寐以求的教育学领域深造。由于是跨学科学习，对导师的领域一无所知，因此我诚惶诚恐，不知要走向何方，但导师从来不给我压力，总是以"最有利于研究完成"为原则，让我得以自由发挥，在高等教育的知识海洋中自由翱翔。正是导师的放手，让我可以寻找一片自己感兴趣的领域，在其中不知疲倦、不断去追寻知识的滋润。作为护理教师，我对护理教师发展问题很感兴趣，希望尽己微薄之力，为中国大学护理教师的发展问题贡献自己的一点力量，导师也毫不犹豫地支持我的选择。在导师的精心指导下，我自由探索，有问题就向导师求助，老师从来都有求必应，尽心尽力，给予全力支持和帮助。在师门的这几年，不论是学习还是生活，她都无微不至地关心我、照顾我，让我受宠若惊，深感在郑门学习生活是一件多么幸福的事情。老师虽年长不了我几岁，但她的高度我永远无法企及。我是一个"打酱油孢子"，在师门帮不了老师什么，心有余而力不足。虽不能为老师做什么，但老师站在身后永远支持我，让我能自由徜徉在教育学术的海洋！不能为老师在学术上分忧，唯有希望自己不给导师添忧。在书稿完成的最后阶段，导师在周末、晚上还给我阅稿、修稿。老师虽然不太懂我的护理专业，但她在为我修改书稿的过程中却总是切中要害，一针见血，给我最中肯的意见和建议，让我豁然开朗。现在书稿终于完成，在此道一声："老师，辛苦了！"

　　其次，非常感谢尊敬的潘先生，先生不断学习的精诚之心让我敬畏。在早上的学术例会上，先生总是坐在最前面，认真听，仔细记，最后总能聆听到先生深入浅出的分析和高屋建瓴的点评，经常会有茅塞顿开之感。潘先生的"高等教育专题研究"这门课程让我如沐春风，对高等教育研究有了深入的了解。

　　再次，要感谢给予敦敦教诲的各位教育学大家。刘海峰教授、别敦荣教授、王洪才教授、史秋衡教授、张亚群教授、李泽彧教授、郭建鹏副教授、吴薇副教授、徐岚副教授等，老师们开阔的视野、深邃的思想、深刻的见解、严谨求实的学术作风、孜孜不倦的工作态度以及高尚的人格魅力无不时刻影响着我，让我受益终身。此外，还要特别感谢郭建鹏副教授对本书的统计分析方法给予了悉心指导，感谢吴薇副教授和范怡红教授在书稿选题之初给予我诸多启发，对问卷给予修订和指导；同时还要感谢覃红霞教授、杨广云副教授、陈兴德副教授、乔连全副教授、王璞副教授、李国强副教授等老师给予的帮助，以及郑冰冰书记、陈文副书记、吴晓君老师、王玉梅老师、李武静老师、刘胜老师等在生活和学习上提供的帮助；还要特别感谢学院资料室冯波老师和肖娟群老师经常帮忙提供参考资料……还有很多没有提到名字的教育研究院的老师们，谢谢你们！

　　另外，感谢我亲爱的同学们：周琬譽、钟煜茂、罗先锋、石猛、郑育琛、王志军、王婧、陈迎红、岳峰、王毓、赵光峰、雷兰川和黄云碧！感谢台湾生蔡锦城、江明哲、林仲曦和、刘百纯、沈书玉、林虹均等同学！感谢师门的为峰、陈斌、真金、晓琴、欧颖、培培、万圆、刘盾、振伟、石慧、袁未、陈丽、庞颖、陈江、凌磊、郭洁、莉莉、伶兰、李建伟、梦青、陈捷、陈君、谢娟、郭娇娇、罗润锋、东波等同门兄弟姐妹，感谢你们的支持！愿你们前程似锦，永远幸福！

　　我还要感谢在美国访学期间给予我帮助的罗格斯大学的老师，包括 Thomas、Bill、Sue、Yingyu、Peijia 等老师和同学给予的帮助和支持；感谢在美国期间一起生活学习的伙伴，感谢李浩在美期间给予的帮助；感谢王洪宝、梁艳、秦伟平、薛永杰、利君等访问学者，我们一起学习，一起度过了美好的一年访学生活；衷心感谢护理系叶本兰教授、朱杰敏教授、杨金秋副教授、刘洋、陈美琴老师给予我大力支持，特别是我在本书的撰写期间，给了我无私的支持和帮助，让我能安心撰写书稿；感谢我可爱的学生们，柱泽帮忙一起收集资料，整理资料；感谢帮我整理资料的学生，包括在罗格斯大学就读的秋桦，2016级护理班刘奕菲、戴佳苗、洪洁、江平、馨文等所有同学们；感谢我的本科生，也要感谢所有的调查对象、访谈对象，以及所有默默关心和支持我的老师、同学和朋友！

　　最后，我要感谢我的先生姚勇给予我的鼎力支持，虽然他不善言辞，但总是在我身后默默支持我、关心我、爱护我，是我求学路上坚强的后盾；感谢我的女儿，在这个过程中，她一直鼓励我加油、努力，坚持下去。完成书稿的这几年也是她成长的关键期，很遗憾在这个关键期少了很多陪伴，也多了一些焦虑，让这种情绪无形中影响到了她，给她造成了不良的影响，让我十分内疚！希望在未来的日子，我们共同成长、进步！还要感谢我的父母，父母的支持一直是我努力前进的动力，他们总在我最需要的时候给我无私的帮助，让我能全力以赴，静下心来读书、学习，让我能心无旁骛地潜心研究，只要我一声请求，他们便欣然前来帮助我，"可怜天下父母心"；同时要感谢我的兄妹，一直激励我前进;感谢我的公婆,完成书稿的这几年一直是他们陪伴在我的身边,帮助我料理家务,照顾孩子,让我可以静下心来工作和学习,完成书稿。

书稿虽已付梓,但感觉还有很多问题值得进一步探讨和研究。本书撰写的过程中虽然得到诸多老师、同学的指导和帮助,但因本人学识浅薄和悟性不高,本书定有许多谬误之处,期待护理界和教育界的批评和赐教。我在今后的研究中将继续对相关问题进行深入的研究,不断地弥补本书存在的不足。展望未来,我将牢记"自强不息、止于至善",努力做最好的自己,投身于护理高等教育的研究与实践中,致力于高等护理教育事业的发展,尽己所能做出自己应有的贡献。

沈　曲

2021 年 5 月